办好中国的事情，既要靠党和政府，也要靠13亿人民。防治艾滋病是一个复杂的医学问题，也是一个紧迫的民生问题、社会问题，需要全民参与、全力投入、全面预防。要从个人健康、家庭幸福、社会和谐的角度，看待艾滋病防治工作。

——2012年11月30日，习近平在北京市丰台区蒲黄榆社区卫生服务中心石榴园分中心看望艾滋病患者时的讲话

湖北省学术著作出版专项资金
Hubei Special Funds for Academic Publications
玉润基金会
YuRun Foundation

湖北省学术著作出版专项资金资助项目
北京玉润公益基金会出版项目

内蒙古自治区高等学校科学研究项目（NJSY18133）
阶段性成果

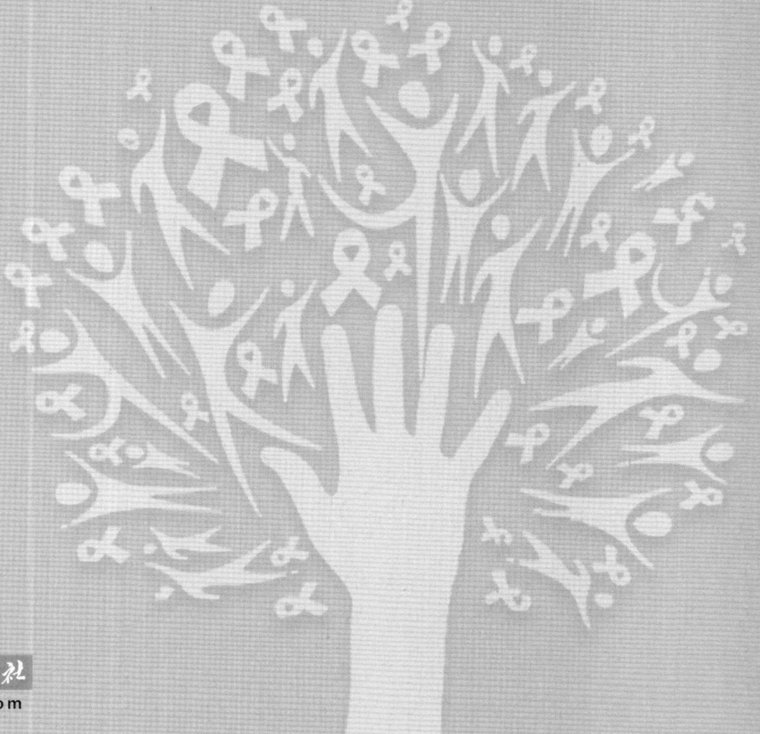

華中科技大學出版社
http://www.hustp.com
中国　武汉

艾滋病社会学研究丛书（第一辑）

主编 潘绥铭 景军

艾滋病人群自身重构研究

侯荣庭◎著

内 容 提 要

本书通过对 A 组织三名个案管理师进行深度访谈，从时空两个维度，提出感染者自身由崩解到重构的螺旋式变化模型与“向死而生”的干预机制。在对感染者自身重构模型的总结中，既专注干预过程中的心理动力因素，又从动力学与发生学的视角看待关系的建构、深化与重构。在“向死而生”干预机制的探索中，将感染者置于全程陪伴的干预关系之中，经由个管师这样一个好的自客体的支持与关怀，整合运用以神入(empathy)为基础的理解、诠释与适度回应等治疗方法，进而改善感染者的生命与生存质量，实现感染者的“向死而生”与社会回归。

图书在版编目(CIP)数据

艾滋病人群自身重构研究/侯荣庭著. —武汉：华中科技大学出版社，2018.2
(艾滋病社会学研究丛书. 第一辑)
ISBN 978-7-5680-3572-9

Ⅰ. ①艾…　Ⅱ. ①侯…　Ⅲ. ①获得性免疫缺陷综合征-社会问题-研究-中国
Ⅳ. ①R512.91　②D669.8

中国版本图书馆 CIP 数据核字(2017)第 313319 号

艾滋病人群自身重构研究　　侯荣庭　著
Aizibing Renqun Zishen Chonggou Yanjiu

总 策 划：姜新祺
策划编辑：张馨芳
责任编辑：李文星
装帧设计：饶　益
责任校对：张会军
责任监印：周治超
出版发行：华中科技大学出版社(中国・武汉)　电话：(027)81321913
武汉市东湖新技术开发区华工科技园　邮编：430223
录　　排：华中科技大学惠友文印中心
印　　刷：湖北新华印务有限公司
开　　本：710mm×1000mm　1/16
印　　张：16　插页：2
字　　数：238 千字
版　　次：2018 年 2 月第 1 版第 1 次印刷
定　　价：88.00 元

潘绥铭教授序

Preface

自从20世纪80年代出现艾滋病以来，人类社会在面对这一挑战的时候，先后出现了四种不良倾向。

第一种倾向是把艾滋病“道德化”了，认为艾滋病是对于“性混乱”的惩罚，艾滋病感染者是“咎由自取”。这种倾向在艾滋病传播的早期非常盛行，到21世纪开始衰亡，目前已经没有多大的市场。

第二种倾向是把艾滋病“社会性别化”，片面地强调男男性行为是艾滋病传播的主要渠道。自21世纪以来，这种倾向在发达国家日渐式微，但是在我国仍然有一定的市场。

第三种倾向是把艾滋病“灾难化”，过度夸大艾滋病传播的速度与规模，因而错误地宣扬：艾滋病传播必定会给国家、经济、社会和人民带来灭顶之灾。这种倾向在20世纪90年代的中国曾经流行，到2010年才逐渐淡化。

第四种倾向是“唯医学化”，认为艾滋病只是一种传染病，仅仅依靠医学和公共卫生手段就足以遏制其传播。这种倾向在防治艾滋病的各个领域中一直表现得很明显。

正是为了消除上述四种倾向所带来的不良影响，社会学者才获得了参与艾滋病防治工作的历史机遇。

早在20世纪末，国际学者、国际组织和具体工作者就发现了这样两个问题。其一，上述的前三种倾向危害较大，但是纯粹医学和公共卫生领域的学者与工作者由于学科所限很难与之抗衡，急需更加专业的人员参与进来。

其二，艾滋病传播者和感染者都是生活在具体的社会情境之中的，医疗与预防的各种工作也开展于其中；但是，同样由于学科所限，医学与公共卫生领域的人员也很难解决这方面出现的各种问题。

于是，国际上开始呼吁社会科学的各个学科积极参与到防治艾滋病的研究与工作中来。在我国，这一进程开始于2000年，当时中国政府与英国政府合作开展中英性病艾滋病防治合作项目。它不仅是当时艾滋病防治领域最大的国际合作项目，而且在我国也是第一次大规模地引进社会科学家参与这样的工作，还设立了专项基金，支持社会科学的研究项目与具体工作。在这样的背景下，由本丛书的主编之一景军教授牵头，2003年召开了第一次社会科学家参与艾滋病防治工作的学术研讨会，其中的主力就是社会学家。

此后，在长期实践中，社会学为防治艾滋病做出了突出贡献，发表的相关论文与出版的书籍已经形成一定的规模。本丛书仅仅是万紫千红之一抹，志在创立"艾滋病社会学"这个新的综合学科。

艾滋病社会学不仅是把社会学简单地运用于防治艾滋病，而且向着跨学科研究的光明前景前进。目前已经获得的成功经验主要表现在四个方面：公共卫生学与社会学的不同世界观与方法论开始擦出了火花，"人"的概念得以拓展，"人的主体性"意识得以推进，出现了发展数据收集方法的可能性。这集中表现为以下几个方面。

第一，艾滋病社会学已经创建出不同于原学科的世界观。因此，公共卫生领域的人员才能深入各种不同的高风险人群，了解他们的知识、态度、信念与行为，而不仅仅是"看病治病"。同样，社会学研究者基于新的世界观，开始积极参与艾滋病毒感染者治疗的实践，而不是"不在其位，不谋其政"。

第二，在思维逻辑上，双方也找到了具有相通之处的元命题：生理状况与行为特征是互相建构的。正是由于双方都接受了这个命题，公共卫生领域的人员才会努力去探讨感染者与高风险人群的求医行为，而社会学研究者也才会不断主张把预防和治疗妇科病纳入"性工作者"预防艾滋病的工作之中。

第三，在价值取向的层次上，公共卫生学与社会学双方已经超越了“关爱生命”这一原生的共同点，深入到新的元命题：生命在于存在，也在于质量。因此，很多公共卫生领域的人员已经“越界”去帮助感染者解决医保或低保问题，而社会学家则深入到感染者用药和治疗情况的探讨。

由此可见，艾滋病社会学这个新的学科正在形成之中，本套丛书的出版必将为它增添新的动力。

潘绥铭

2017 年 6 月 29 日

景军教授序

Preface

这套“艾滋病社会学研究丛书”共包括 8 本专著，当属中国社会学界最近 20 年来研究艾滋病问题的学术著作之集大成。作者们从多种视角深入剖析了艾滋病流行情况和感染者的处境，相关记录和分析有益于国内学界的知识更新，也有益于我国艾滋病防治工作者进一步认识我国艾滋病流行的根源以及艾滋病感染者的艰难处境。

自从 1986 年中国科学院曾毅教授在使用进口血液制品的血友病患者中首次发现 4 人感染艾滋病之后，艾滋病在中国已流行了 30 多年，目前仍然存活的艾滋病感染者大约有 70 万人，其中直到最近坚持接受抗病毒治疗的艾滋病患者达 50 多万人。在人口众多的中国，艾滋病对公民健康的侵害程度虽然尚不及其他一些传染性极强的疾病严重，却引发了社会的高度关注，在公众中存有各种各样的猜疑，可以说是一个最能激发人们想象力和恐慌的疾病。

在这套丛书中，从性社会学入手研究艾滋病问题的潘绥铭教授集中分析的一个问题是艾滋病的政治化。按照潘教授的表述，我国官方的最初反应是艾滋病属于西方人特有，中国人只需防范而已。之后，官方发现艾滋病在中国一部分“有问题”的人群中也流行起来，顿时如临大敌，将艾滋病视为危及国家安全和民族安危的一种流行病，试图用各种方法防止艾滋病从一小部分所谓的高危人群扩散到普通人群。当发现部分感染者其实是经由卖血感染的贫困农民之后，政府及时出台了“四免一关怀”政策，以免费的抗病毒治疗为政策驱动力。

苏春艳女士在这套丛书中特别分析了1990年代中原血液市场对中国艾滋病流行的影响。她认为，对于中原地区为什么会一度出现猖獗的血液市场进而导致当地艾滋病高发的问题，似乎还没有学者给予足够的研究和解释。她通过实地调查收集到的材料，发现由地方官员制定的血浆经济政策是当年农民竞相卖血以求脱贫致富的重要推力。同时，由于那个时代特定背景下一些地方实际存在的高额摊派和超生罚款政策，部分农民走向连续多年卖血的道路。然而，当时被广泛采用的单采浆技术由于缺乏严格使用标准和监督机制，用来分离血浆的器具，如血浆分离器、血液导管、剪刀、枕头等，若不严格消毒，就会导致不断有多人共同感染艾滋病病毒的严重结果。这种情况恰恰出现在当年失控的血浆采集过程之中。苏春艳还提醒我们注意，血液安全和艾滋病风险是个全球问题，她还反思了世界其他国家采供血和艾滋病危机的历史，试图对我国当前“无偿献血-有偿采浆”血液系统的困境做出自己的理解。

王昕对这套丛书的贡献，在于她提出并娴熟地使用了涉及女性高危人群的主体性概念。她认为，客位研究取向——客观和外在的研究范式——仅仅可以解释性工作者面临艾滋病风险的表面现象，因为客位研究取向将风险认知视为预防艾滋病的前提，认为一旦有相关知识储备或恐惧感，性工作者就不会冒险，就不会明知故犯。但其实这是一种无视性工作者生活处境和情感生活的研究取向。主位研究取向——注重人们自己的想法和生活体验的研究范式——将健康问题化为当事人生活世界的一部分，从有距离的研究进入到贴近体验的研究，从而打破科学主义对人文科学研究对象客观化的桎梏。王昕从主体性视角提出了一系列方法论问题和建议，包括质性研究的目的性抽样、深入访谈策略、访谈场景的意义、信息真实性的甄别和挖掘、调查的伦理以及调查者和受访者的关系。她认为，研究者本人的“主体性”有可能影响着受访者的主体陈述，并且影响到研究结果。这就要求在“红灯区”调查中，研究者能持反思精神，观察与思考自己的角色、身份、知识框架、价值观以及与受访者互动关系等因素对受访者主体“陈述”的影响。她同时认为，虽然“纯粹的主体”是不存在的，但这并不意味着研究者就可以随便忽视或篡改受访者的“主体性”表达，而是要让研究者时刻坚持对主体建构视角的运用与反思，将其作为一种思维方式和方法论。

王小平、侯荣庭的研究，主要是关注艾滋病感染者面临的生存问题。获得良好的治疗自然是艾滋病感染者解决生存问题的基本前提，然而尽管获得了免费的抗病毒治疗，但感染者未必就可以得到良好的治疗，因为感染者遭遇了至少三大困境。其一是《艾滋病防治条例》规定的患者属地管理原则。按照属地管理原则，患者应到户籍地领药。医生也经常对就诊的艾滋病感染者说，病人应该到户籍所在地申请国家免费治疗药物。对于在外地打工的感染者来说，定期回家领药对他们的就业和经济生活都会造成负面影响；而对于一些小县城或农村的感染者来说，在户籍地领药会对他们的隐私产生极大威胁。其二是耐药性问题。在我国，免费的抗病毒治疗药物都是一线药，长期使用后会出现耐药问题，需要二线药和三线药，但其十分昂贵，而且难以获得，除非从国外邮购。其三是并发症治疗和手术难问题。艾滋病感染者一旦需要到综合医院看病或做手术，都会受到形式不一的歧视，做手术为最难之事，被拒绝的可能性最大。即便医院表示愿意为艾滋病感染者做手术，也要附带一定的交换条件。例如，这套丛书的一位作者侯荣庭写道，一名感染者希望在某地一家医院做眼科手术，大夫说可以，但要求感染者接受媒体采访，帮助医院做公益宣传，手术全程还要录像。那位感染者怕暴露身份，尤其怕身份暴露之后给自己的孩子带来社会歧视，所以冒着失去一只眼睛的风险拒绝了院方提出的要求。

这套丛书涵盖的感染者研究从不同角度说明，尽管艾滋病感染者遭受广泛的社会歧视，但来自医务工作者的排斥有可能是最大的伤害。我们可以设想，如果连医生都恐惧艾滋病或歧视艾滋病感染者，那么普通人则更会以同样的态度来看待。毕竟在艾滋病问题上，医者的言行定义着艾滋病的社会属性标签，被污名化且附带恐惧的标签如同一个巨大的十字架，周边的人们只不过是一群冷漠的围观者。从世界各地的经验来看，艾滋病感染者能够有尊严生存的前提之一是医者态度的转变。到目前，中国艾滋病感染者能够得到的尊严主要来自病友，而不是医者。在这套丛书中，侯荣庭的研究特别介绍了一个病友组织的成长历程，可以让读者从中看到一丝维系人类悲悯情怀的希望。

姚星亮的研究，更多侧重于呈现不同感染者/患者在感染、检测、就医治疗、社会交往、日常生活等方面的现实多样性，梳理其背后的相关社会位置与问题，以及感染者/患者不同的应对策略、应对实践与其主体建构之间的关联，具体而生动地回应了社会中较为流行的关于感染者/患者的“去人化”“病态化”“日常生活抽离化”等认知倾向和刻板印象。

黄盈盈在这套丛书中就自己从2002年以来对社会性别与艾滋病的交叉研究进行了回顾和反思。她在书中讨论的第一个主题是女性感染者如何生活、如何处理各类关系，包括感染之后对于性、婚姻以及亲密的家庭关系的想象与实践。她希望在性、性别、身体、婚姻、疾病等多重交叉关系中将艾滋病议题从医学空间拉回生活空间，凸显出身体及亲密关系的在场。黄盈盈在书中讨论的第二个主题是人口流动与艾滋病感染风险的关系，具体涉及往返于城乡的男性农民工以及生活于跨境空间的加拿大中国移民。在已有的与艾滋病相关的文献和报道中，男性农民工因为远离家乡、大部分为青年单身或者妻子不在身边，往往被认为更有可能与性工作者接触，且因为其相关知识缺乏，所以具有更高的感染艾滋病的风险。黄盈盈认为，这些论述所依据的生活现实并不可靠，因为研究者往往忽视不同农民工的工地生活（尤其是钱的管理、日常作息、休闲与老乡关系）、如何谈性（不限于，但是包括找“小姐”）以及对于性病、感染艾滋病的风险的看法，因而未能从多样化的声音与谈论细节切入，走近农民工在工地的日常生活，并在他们的生活中理解其对于风险的认知与建构。相较于农民工，加拿大移民在社会阶层、跨境生活以及性实践等方面都有很大的差异。基于差异性的考虑，黄盈盈主要依据一名男性的跨国异性性经历、一名女性的跨裔异性性经历以及一名男性的跨国跨裔同性性经历，纵向地展现受访者对于加拿大生活以及来往于中、加之间的经历的描述，在跨国流动的背景下讨论受访者对艾滋病、性健康方面的认识，进而批判性地检视以往研究对于人口流动与风险的认识框架及其背后的假设与逻辑。

总之，潘绥铭等学者为这套丛书付出了相当多的心血。读者也应该感谢华中科技大学出版社毅然决定出版这套丛书的勇气。没有学者们的付出，这套丛书将难以成形。没有华中科技大学出版社的支持，丛书内容也就只能在有限的学者圈内分享。二者的努力都令人敬佩。

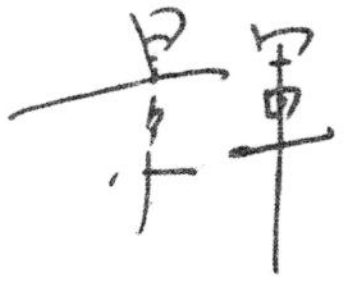

2017年7月28日

言之有物(代序)

Preface

在指导研究生写论文时，我的基本信念为：学生必须先有东西，然后才能写；而动笔写则必须有理论思考来支撑，才写得下去。我要解释这信念里的两个重要概念——“有东西”（有物）和“有理论”（有言）。

学生如果自称是循规蹈矩跟着学制一路读上来的，在课程和功课之外别无其他，这样的学生通常不会被我们的研究所选上。反过来说，选进来的研究生一定有些值得讨论的人生经验——自身的经历，或与他人之间的关系历练。这样就叫“有东西”（有物）。接下来要动手写论文时，要有什么理论(如何言说)？我是个信奉“尽信书不如无书”的读书人，如果在我面前只会读死书，不能进入问题讨论状态，那么这样形成的师徒也不可能长久。我说的“理论”是个动词，能理能论才是能言的本来面目。但在开始理论时，我们一下子就会陷入思想的历史洪流——我们会进入浩瀚无涯的文献世界。

2013 年春，我收到一条信息，说是有位中国人民大学的博士生要来辅仁大学心理系攻读“双联培养博士学位”。我大致了解了他在中国人民大学之前的工作状况，以及在人大入学后的社会学学习状况，先和这名学生通了几次信，经过审慎评估，决定让他来试试。我们的博士生一般都需花五六年的时间才能修完课，加上写论文的时间，博士班读个七八年是很常见的现象。2013 学年的开始是在暑假过后，我见到的这名学生就是侯荣庭。他能用的时间只有两个学年。

他除了像普通博士生那样按规定修课之外，还把我在每一学期内所开的三门课全部当成他要修的课，包括本科生的一门选修课，以及研究所硕士、博士课程各一门。总之，他抓紧一切时间，全面学习，每周会有三次在课堂上碰面的学习。我给各门课开出的指定读物确实包含一些很先进的理论，譬如“关系论的精神分析”，也包含一些很经典（但永不过时）的题材，譬如“精神生活”。读20世纪90年代后在美国兴起的许多学者精深的作品，没有中文译本；读宋代哲学家写下的文字，不可能用白话文。很多学生的学习态度，跟荣庭比起来，我必须承认，要数荣庭最认真。所以，很快地，我发现这是个有东西也愿意有理论的学生。我们抓紧时间开始制订论文写作的计划。

关于这本书，从其结果来做实质的评估，应说其内容包含了社会工作（社工）、心理干预（介预）以及研究者反躬自省的精神分析。“跨学科”是这种研究的通称，对于一位研究者来说，需要通过的过程不在于打破学科领域的藩篱，更重要的是必须在思想上打通任何知识之间的隔阂。论文的议题是关于HIV病毒感染者如何能因一定的干预（协助）而坚定自己活下去的信念，这是个“精神”的议题，而整个心理学并不一定都能面对面来处理这样的问题。我们所讨论的“精神分析”，必须用其来源的西方学术，以及用中文所传递的古今知识来做交叉的理解。

在开始指导荣庭的那一年，我自己的研究计划（不是跟随别人的“项目”）是写一篇结合哲学与心理学的论文——《疗遇时刻：理心术与疗愈的多重文化交叉论述》[①]。我的问题没有“学科界限”，无论是在思考上还是在写作上皆然。我不会要求学生模仿我的研究，但一定程度上，这种做学问的态度就会在指导关系上表现出来。年轻学者若不能以此为其学习的志向，必定会跟得很辛苦。反过来说，忘我的学习很快就会自行产生学问动力，让论文写作成为一种能理能论的工作。

荣庭和我讨论之后，选择了Kohut（科赫特）的self-psychology（自身心理学，也称自体心理学）之中的要义，转化成一种心理干预的方法，并且

① 宋文里．疗遇时刻：理心术与疗愈的多重文化交叉论述［J］．哲学与文化，2014（41）：47-74。

实践于他所要协助的对象，亦即一些 HIV 病毒感染者的身上。从最根本的层面来说，我对此论文写作目标的解释为：以“心理治疗”所引发的“心理动力”来让感染者获得新生。这一根本命题在荣庭的理解中形成一个很有方向性的论述，叫作“与死共存（being-to-death）—向死而生（dying to live)”。

无论这一命题所用的语言是否构成一种“新语症”（neologism），这都是一个很有挑战性的论述命题——对于研究者自身，以及对于干预的工作、干预的对象来说，都是如此。于是，一篇有东西、有理论的论文写作，就在一边修课一边讨论的过程中，没有浪费一刻时间，很有效地一步一步走下来了。这种“抓紧时间”的方式，台湾地区的学生既不会这样做，也多半做不来。

我毋须在此为荣庭写好的论文做摘要，只要交代像这样史无前例的“双联培养博士学位”是如何进行、如何完成的，剩下的就是读者的阅读了。像这样的题目，如果你是个研究生，你要如何开始？如何写下去？如何把经历的实践工作和理论思考结合起来？

在本书写作过程中，有一段具有破冰意味的讨论，后来出现在本书第一章里。荣庭把他的理解，用我讲解的语气，做了像这样的描述（这不完全是文中的文字）：

把“助人专业”（helping profession）做个扼要的解释：这是一套包含着众多学科知识与实践方式的知行合一体系。在人类文明中大致会与“天助自助者”的说法以各种方式接合，但在近代社会中，“天助”的概念逐渐被“社会支持”所取代，而“自助”则是“所有这些社会支持的终极目的”。我们可用“自助”二字来表达“社会工作者”对于支持目的之提示，也可用一句谚语来做同样的表达：“授人以鱼，不如授人以渔。”然而，在助人专业的学术之中，需发展出一套论述体系，譬如像科赫特的自身心理学理论。科赫特要阐明的关键词是他自己所创的“自客体”（selfobject），这在助人专业者和协助对象的共同处理下，无非就是要形成“自助关系”。若将这一过程再经过精密的理论发展，就可能会形成一套绵密繁复的（需动用数十万字才能说清的）知识/实践论述。

当我看到荣庭的写作计划中出现像这样的理解时，我体会到知识的力量已经在他的思考中产生，我也知道这段师徒关系必将能够在有限的时间中从容地发展下去。

我确实只想说明这样的启动方式。也只想说，像我一样，好学者就能让知识“不假外求”地产生。在博士论文的指导关系中，指导者实际的工作只是“催生”，而不是像赶鸭子上架那样逼人进入论文写作。我很庆幸在我的执教生涯中，能在2013年秋季碰上像荣庭这样的学生，并且在2015年暑假之前完成了这场紧凑无比也史无前例的言之有物的工作。

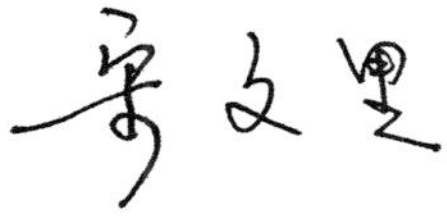

2017年12月23日

目 录
Contents

第一章 研究主体与研究方法

这边是活人之地，那边是死人之地，中间是桥梁的爱，活着是唯一的意义。

——Thornton Wilder①

我觉得人类的各种知识中最有用，而又最不完备的就是关于“人”的知识。事实上，在我们所有关于“人”的知识中最有用而又最不完备的，恐怕还是要数关于“疾病”的认知。

——Jean-Jacques Rousseau②

本无、实相、法性、性空、缘会，一义耳。何则？一切诸法，缘会而生。缘会而生，则未生无有，缘离则灭。

——僧肇③

---

① 美国小说家 Thornton Wilder（1927—1986）《圣路易大桥》（*the Bridge of San Luis Rey*）的最后一句话。

② 出自 Rousseau《论人类不平等的起源和基础》。

③ 本文出自《肇论》，僧肇（384—414）作，东晋僧人。擅长般若学，曾和道融等讲习鸠摩罗什所译三论。

第一节　与艾滋病相关研究的际遇

提笔回想自己为什么会选择艾滋病人群作为研究对象时，笔者才发觉已全然忘却是何时知道艾滋病这个词语的。但仍有两点记忆深刻：第一，这是一种非常可怕的疾病，会传染且感染者死的时候都很可怕，是一种无药可救的传染病；第二，只知道艾滋病是经血液传播的，而且在那个时候，艾滋病还是写作“爱滋病”① 的，并非现在所使用的艾滋病。直到步入大学的第二年，发生在身边的一则公共事件，才让笔者转而开始关注艾滋病。2003 年，内蒙古自治区呼和浩特市防疫人员在流行病学调查中发现 13 人感染了 HIV 病毒②（Human Immunodeficiency Virus，以下简称 HIV 病毒）。致病原因是呼和浩特市清水河县医院在 1998 年 10 月至 2000 年 9 月间非法自行采血，致使这 13 人直接或间接因输血感染 HIV 病毒。这是 1998 年 10 月 1 日《中华人民共和国献血法》实施以来，国内首例因非法采血而造成输血感染 HIV 病毒的重大医疗事故。③ 在中国，艾滋病的早期发展，与世界主要国家的艾滋病人群主要经性传播的情况有所不同。中国最早的艾滋病疫情暴发于西南边陲的静脉注射吸毒人群，之后国家针对艾滋病政策做了许多重大的调整，包括艾滋病的宣传与“四免一关怀”④ 政策的执行。虽然艾滋病的三大传播

---

① AIDS 在中国的《量和单位国家标准 GB3100～3102—93》中审定废止“爱滋病”这一写法，改为“艾滋病”。台湾及港澳地区则继续采用“爱滋病”。在本书中，除非涉及台湾及港澳地区的相关研究文献及机构依然使用爱滋或爱滋病以外，其他均使用艾滋或艾滋病。

② 在中国，人们习惯性地将 Human Immunodeficiency Virus 直接称作 HIV 病毒或艾滋病病毒，因为从本质上不存在所谓的艾滋病病人，自然就不存在艾滋病病毒一说，故本书统一使用 HIV 病毒。

③ http：//news. sina. com. cn/c/2004-12-01/11045089149. shtml.

④ “四免一关怀”是指对农民和城镇经济困难人群中的艾滋病感染者实行免费抗病毒治疗；在艾滋病流行的重点地区实施免费、匿名血液检测，准确掌握疫情；让感染艾滋病的孤儿免费上学，地方政府负责有关费用；对艾滋病综合防治示范区的孕妇实施免费艾滋病咨询、筛查和抗病毒药物治疗，减少母婴传播；将生活困难的艾滋病感染者纳入政府救助范围，给予必要的生活救济，并积极扶持有生产能力的艾滋病感染者参加生产活动。

途径（性接触、血液和母婴）笔者早已耳熟能详，但仅仅停留在知识层面，依旧不明白艾滋病为什么会经性传播，更不明白母婴如何传播艾滋病，对“四免一关怀”政策更是不甚了解。总而言之，艾滋病很可怕，却离笔者很远。

2007 年，笔者参加了国际劳工组织与中华人民共和国劳动保障部（现与人事部合并为人力资源和社会保障部）下设的研究所开展的艾滋病预防项目的定性定量调查，也算是与艾滋病防治结缘的开始。当时接触的都是所谓的高风险人群，如女性性工作者和男客①（主要是卡车司机，民间俗语称十驾（驶员）九流（氓），以及西南地区的矿工，男客也称作嫖客）。笔者对预防艾滋病的理解还仅仅停留在提高安全套的使用率和明确区分艾滋病的感染途径等方面，因为当时防治艾滋病的主流思想是 KABP。② 不想这一次合作，开始了笔者与艾滋病研究的缘分。2009 年，笔者参加了某感染者组织发起的感染者生存状况调查，这是笔者第一次接触到感染者：其中包括因手术输血而感染的人，也有经由母婴传播的孩童，更有经性行为而感染的男性或女性。当然，也是在那时，接触了一些男性同性恋感染者，笔者才知道原来还有经由男“同志”之间的性行为所引起的传染。回想当时，社会普遍存在着对于感染者“有辜”和“无辜”的争论：认为那些经由输血、母婴而感染 HIV 病毒的患者，往往被认为是无辜的；而因生活作风问题、注射毒品或因同性恋等而感染 HIV 病毒的患者，则大有死有余辜之嫌，特别是由男男性行为而感染的，更加备受歧视。感染者的生存状况较现在而言差了许多。在检测、诊断、拿药（感染者俗称上药）、机会性感染及其他疾病的治疗和医疗保险方面还存在着许多困难。因此，在国际社会的推动下，在国内外资金的支持下，在社会力量的积极倡导下，民间先后成立了一大批致力于感染者介入和干预方面的社会组织。而当时笔者的调查之所以得以开始，也正是基于这些民间组织的大力协助。因为有了这些组织，笔者如同找到了关键

① 接受性工作者服务的男性，内地之前称作嫖客，潘绥铭等使用男客，是一个比较中性的称呼。

② 也就是个人的知识水平（knowledge）、具体态度（attitudes）、信念取向（belief）与个人的实践行为（practice）之间存在着显著的相关关系。

人，可以顺利地找到感染者，并获得他们的信任，以完成调查研究之所需。当时国内对艾滋病的研究热情高涨，但关注的重点是艾滋病的预防与治疗。感染者的心理问题从来都是一个几乎被任何一门学科，包括临床医学、公共卫生、流行病学、心理学、社会学、社会工作及其他学科所关注的现象，但它从来都不是一个问题，而是一个常识，起码与严峻的艾滋疫情相比，对于疾病的焦虑、恐惧与担心，是微不足道的。2013 年，时值中国经济持续高速发展，却也是国际社会和国际艾滋病非政府组织对华资金支持的最后一年，以全球基金①和中盖艾滋病项目②为主的国际基金会对中国的最后一轮资金投入为标志而结束，中国的民间感染者组织也面临着许多新的问题。作为对中盖项目的评估之一，我们承接了一个对感染者支持与关怀的研究项目，再一次聚焦于感染者身上，探究包括民间组织在内的各相关组织如何共同实现对感染者的照顾与帮助。

正是基于这次调查研究，笔者对感染者有了更加深入的了解，也总是半开玩笑地说，是在与感染者“同吃同住同劳动”③ 中开展研究。在相处之前，笔者认为，A 组织的感染者应该对疾病充满担忧，一个个悲观、失望、不愿与他人接触，也许有的人还会怨恨社会……可在接触中发现，他们远比我们这些研究者乐观得多，对生活充满着信心，总能听到他们对笔者的叮嘱：“你们要更加注重自己的健康，现在的年轻人，过劳死的有许多，就是太喜欢熬夜，太不小心了。反倒是我们，现在比任何时候都关注自己的健

① 全球基金（The Global Fund to Fight AIDS，Tuberculosis and Malaria）致力于抗击艾滋病、结核病和疟疾，是一个政府与民间合作创办的国际金融机构，总部设在瑞士日内瓦。自 2002 年成立以来，该基金在机构及个人捐款的支持下，在全世界开展抗击最恶性疾病的工作，其业务目前已覆盖 150 多个国家和地区。

② 即中华人民共和国卫生部和国务院防治艾滋病工作委员会办公室（以下简称“国艾办”）与美国比尔及梅琳达·盖茨基金会（以下简称“盖茨基金会”）艾滋病防治合作项目（以下简称“中盖艾滋病项目”），旨在中国项目实施地区降低艾滋病流行率、降低高危人群的新发感染，并通过项目推动中国其他地区采取有效的艾滋病预防策略，是中国艾滋病防治整体规划的一部分。中盖艾滋病项目为期 5 年，自 2007 年 8 月 1 日至 2012 年 7 月 31 日。目标人群主要是中国大中型城市艾滋病传播高危人群，包括男男性行为者、暗娼和静脉吸毒人群。

③ 笔者曾有一段时间在 A 组织调研，并协助 A 组织完成一些力所能及的工作。又因居住在 A 组织办公室附近，故笑称“同吃同住同劳动”。

康。”一旦组织有什么活动，感染者们都积极互助，各司其职，井然有序。而A组织为感染者提供的三居室，俨然就是一个温馨的家。A组织在B市有着较久的历史，从成立之初就投入到对感染者的支持与关怀中，但其身份一直处于民间组织状态，也称作草根组织，因为它并没有获准在政府注册成立。最让笔者好奇的是，这样一个由感染者自发成立的组织，如何存活这么多年，并在感染者群体中获得极好的口碑。最重要的是，包括专科传染病医院和各级疾病预防与控制中心（Centers for Disease Control，以下简称CDC）也对该组织很依赖、很信任。它不仅提高了当地艾滋病人群安全套的使用率，而且提高了艾滋病人群的初筛率、流调率、发现率等与流行病学相关的各项检测数据。更重要的是，正是由于感染者组织的存在，感染者个人不再分散。许多感染者不再需要一个人默默地承受这份因感染而带来的惊恐与无助，用感染者的话说就是“我们找到组织了”。这句话中蕴含感染者对A组织的高度认可，A组织真正能给他们带来希望与改变。

在该项目的定量调查中发现，在对感染者组织、医生与CDC工作人员的认可方面，对感染者组织的认可强于医务工作人员。首先对感染者进行帮助、提供支持，上到寻医问药，下到如何生存与生活，等等，一切都是因为有了感染者组织的存在，一切都发生了改变。这些感染者组织的成员，除了几名正式的全职人员以外，其他均是志愿者，正所谓铁打的组织，流水的志愿者。如果从医学的专业角度来说，他们远不及专业的医务工作者；如果从助人的专业角度来看，他们也不及专业的社会工作者，但他们发挥了重要的作用。中国目前的社会工作正处于发展期，医务社会工作者和精神医疗社会工作者，尤其是涉及与艾滋病人群相关的社会工作者，可谓是凤毛麟角。然而，专业的社会工作人员在从事与感染者相关的事务时，常常很难对感染者进行全面理解，正如有感染者曾经指出：“其实你不懂我的恐惧！”要知道，这样的评价对于一个专业社工而言，是对其专业性的质疑。而这些出身于基层的感染者，在组织的协助下，不仅可以很好地面对自己感染的事实，而且可以为其他新确诊的感染者提供良好的支持与关怀，改善他们的生存生活现状。笔者不禁要问，这其中的支持，就是几次会谈，一些医药信息，几句安慰的话以及类似于“大家都如此”“我理解你的感受”的“同理心”(empathy),这就能起作用吗?

在艾滋病的防治体系之中,长久以来,一直处于医学霸权的时代,特别是艾滋病人群,他们殷切希望通过医疗技术的发展而彻底解决艾滋问题。然而,这必将是一个长久而艰巨的任务。也正因为如此,对于艾滋病的预防与关怀,我们从社会科学的角度,走出了一条去医学化的道路。尽管它才刚刚起步,但已涌现出不少相关的研究,比如从社会资本、社会支持、社会政策等方面给予感染者关怀与照顾等,这其中当然少不了对感染者心理的关注。只是这种关怀,却少有更深入的理解,仅仅将其视作焦虑、压力、恐惧等,归根到底还是疾病与社会因素带来的结果。而这其中,往往缺少心理学特别是精神分析(psychoanalysis)的发声。

一旦提及精神分析,人们往往想到的便是强调力比多的一种过时的理论,然后,这也确实是人们对弗洛伊德和精神分析的百年误解。正如毛泽东思想不是毛泽东一人的思想一样,精神分析也不是弗洛伊德一个人所创造的。作为精神分析的总设计师,弗洛伊德规划着精神分析的蓝图,精神分析自他创立之后,先后经历了自我心理学、客体关系心理学、自身心理学和关系论精神分析(relational psychoanalysis)等流派,并在持续发展中。特别是关系论精神分析的出现,使我们对于关系的研究视野更为开阔。虽然社会学和社会工作从来就没有放弃过对于关系的研究,但对这种关系的研究多偏重于宏观,镜中我(looking glass self)(Cooley,1902)或概化他人(generalized others)(Mead,2010)等理论即是如此。在关系论精神分析的影响之下,一些疑问总是不停地在笔者的脑海中闪现:A组织的成功——感染者如此积极乐观,仅仅是因为A组织为大家提供了一些支持与服务,为大家提供了一个聚在一起畅谈与分享的场所吗?抑或是X(A组织的负责人)的个人魅力所致?这些客观的设施与社会支持是很容易提供的,为什么在B市,在对感染者的帮助中,其他组织,包括医院和CDC,都不能获得感染者如此的信赖?更为重要的是,是什么让感染者能够如此坦然面对疾病,特别是谈“艾”色变的艾滋病?

原来是“心理动力”与“心理治疗”让感染者获得了新生。从一般的认识而言，感染 HIV 病毒往往意味着处于死亡的边缘，死亡如影随形，是一种与死共存（being-to-death）的局面。正如许多感染者认为，感染 HIV 病毒就如同被宣判了死刑，也许下一站就是死亡（感染者 X）。然而，A 组织的介入和干预，改变了感染者应对 HIV 病毒的被动局面，感染者因此获得了生存支持与生命关怀，获得了应对 HIV 病毒的心理动力，而对 HIV 病毒的担心与恐惧等负面情绪也得到了舒缓，实现了一种自身（self）从崩解走向重构的过程。在这个过程中，A 组织的介入和干预工作发挥了重要的助人自助的功能，使感染者走上一条“向死而生”（dying to live）的治愈之道。

而这恰好是我们所熟知的基本概念“助人专业”的基本内涵。这是一套包含着众多学科知识与实践方式的知行合一的体系，在人类文明中大致会与“天助自助者”的说法有相似之处，但在近代社会中，“天助”的概念逐渐被社会支持所取代，而“自助”则是所有这些社会支持的终极目的。我们可用“自助”两字来表达社会工作者对于支持目的的理解，也可用“授之以鱼，不如授之以渔”来做同样的表述。然而，助人专业中甚至可发展出一套须动用数十万字才能说清的论述体系，譬如本书中所讨论的科赫特自身心理学（self sychology）理论。一言以蔽之，科赫特阐明的关键词“自客体”（selfobject）在助人专业者和协助对象的共同处理下，无非会形成普通话中“自助关系”概念之同义语，但经过精密的理论发展，就难免会形成一套绵密繁复的知识与实践论述。

第二节 研究主体

自人类诞生之日起，疾病便如影随形。健康与疾病是一组对应的概念，至今尚无完整的定义，两者间缺乏明确的判断界限。在我国医学学生所熟悉的权威教材中，疾病（disease）是指机体在一定条件下由病因与机体相互作用而产生的一个损伤与抗损伤斗争的有规律过程，体内发生一系列功能、代谢和形态结构的改变，机体与内外环境间的协调产生障碍，从而在临床上表现出不同的症状和体征，使机体对环境的适应能力和劳动能力降低或丧失。简言之，疾病是机体在一定的条件下受病因损害作用后，因机体自稳（homeostasis）调节紊乱而发生的异常生命活动过程。这一概念试图对疾病的本质进行概括，同时指出它随人类对疾病认识水平的不断提高以及疾病本身的发展而变化。（金惠铭，王建枝，2008）

就分类而言，疾病可以分为：传染性疾病和非传染性疾病，突然发作可以治愈的急性病症和需要长期服药的慢性病症，可以治愈的和无法治愈的疾病，等等。纵观艾滋病，可以说它是人类历史上较可怕的病症之一。它是传染性疾病，目前又是不可治愈的，而且是一种需要终身服药的因自身免疫功能缺陷而随时可能发生机会性感染的疾病。死亡的感染者并不是死于艾滋病本身，而是死于机会性感染所引发的其他疾病或并发症。对于这样一种疾病的治疗，我们从一开始就不能将其等同于一般的传统疾病。对于艾滋病人群来说，我们无意去探究他们的病理化，因为无论怎么讲，从生理上，他们已经是不折不扣的病人。从心理上，面对艾滋病的无药可医，面对社会的怕而远之，这是一种谈“艾”色变的恐惧，让他们成为心理上完全健康的人，多少有些异想天开。在参与的访谈和笔者的观察过程中，有许多人谈到得知自己 HIV 检测呈阳性以后，夜不能寝、噩梦不断、食之无味，总会想到死。对于艾滋病人群，他们经历了其他一切疾病所共有的，却也有着其他疾病所未有的体验。然而，他们能够在这样的环境中生存，能很好地生活下去，并且还将艾滋病当作生命的礼物。他们当中有许多人是男性同性恋者，在他们身上又多了这么一种异样的存在。此处的异样并不是对他们的歧视，而是对他们的褒奖，他们能将如此众多的污名、病症集于一身，并且勇敢地活下去，从事各种各样的工作。笔者反倒认为，分析他们的精神与生活，具有更重要的意义。他们都是一个个平凡的人，却又如此坚强地活下去、走出来，并且活得更好。这其中最重要的方面在于，找到他们积极生存、生活的机制，特别是来自心理动力学的机制，可以更好地服务于如此众多的备受 HIV 病毒困扰的人们，毕竟能够坦然面对的人实在是太少。虽然目前中国广泛推行的艾滋病防治政策为艾滋病人群的就医提供了一定的保障，也存在着遍及各地的各类感染者组织，都在探索针对感染者的介入和干预工作，但从心理动力学视角来看，特别是应用精神分析的治疗方法为感染者提供介入、干预和治疗，帮助其实现自身重构的理论研究相对较少。而民间的介入和干预实践是一种个人经验的发挥，往往缺少理论的指导与经验的提升。因此，探索感染者的心理与自身重构机制，有助于扩展理论研究的适用范围，提升民间组织的介入与支持能力，将丰富针对感染者的实务指导，提高感染者的生命质量和改善感染者的生存状态。

与传统的专业精神分析不同，本研究无法像精神分析临床工作那样关注感染者的全部人生经历，更不去关注他们同性恋者的身份，而仅仅关注由 HIV 病毒所带来的变化。因此，本研究应属一种受精神分析理论启发的质性研究（psychoanalytically-informed research）。毫无疑问的是，他们的生命历程因为感染 HIV 病毒而改变。那么，是什么让他们去面对这个“上帝的礼物”？是什么样的心理动力支撑着他们、引导着他们？他们如何在这种情况下去寻找、解构、重构自身？这些都是本研究亟待解决的问题。

他们承认这一病症在医学上的“真实性”，同时也认为这一疾病有着更丰富的精神上的含义：对于感染者而言，HIV 病毒是一个强大的主人，寄居于他们体内，但同时也是一个忠诚的奴仆，这更是一种辩证式的存在。对于感染者自身而言，该疾病破坏了他们的免疫系统，因而使个体无法抵御其他病毒的入侵而引发疾病，医学上称其为机会性感染。特别是像卡波西肉瘤等病症，普通人很少发病，但其并发症的表现也往往令人不寒而栗。自身免疫系统的缺陷使感染者经常发病，而且其治疗效果也不明显。因此，感染者首先要处理、要面对的就是自身与感染 HIV 病毒的关系。其次，这种疾病的传染，是一种经由“关系”的传染。也就是说，萍水相逢擦肩而过的两个人是不会发生感染关系的。HIV 病毒真正冲击的是个体的重要他人(significant other)，最容易感染的是自己的爱人或性伴侣以及孩子。更进一步说，这种疾病在感染之后，首先遭受冲击的便是感染者最亲密的关系群体。尔后，经由最亲密关系向外逐步破裂，伴随着社会大众的歧视与恐惧，他们逐渐失去了自己的各种关系。由于社会大众的歧视与恐惧，由于 HIV 病毒的传染性与致死性，感染 HIV 病毒成了感染者一个不能言说的秘密，同时感染者还要在内心默默承受因病毒引发的担心、忧虑与悲伤。

所以，每一个感染者都有着对疾病无意识的利用，其中心目的就是要解决艾滋病所造成的内心之中各种关系的冲突，以一种替代的形式达成自己的愿望。无论何时何地，他们都必须面对这种真实，用勇气去承担他们所做的一切及所有的后果。

本书将关注点聚焦于关系论①视角下艾滋病人群的自身重构，之所以称之为自身重构，是因为对于我们而言，谈论生命、谈论死亡多少会显得有些空洞。对于艾滋病人群却并非如此，自从被确诊感染之后，死亡便如影随形，“你也许永远不知道，下一站，就是死亡”（感染者 X)。然而，在与死亡相伴的日子里，许多感染者因此获得了重生。之所以称之为关系论视角，是因为感染者的每一次疾病、每一次成长，都是在处理与自身、与他者（包括 HIV 病毒、医生与个案管理师（以下简称个管师）等）以及彼此相关的各种关系的冲突，特别是在与治疗师的互动治疗中，获得对生活、对自我的感悟。而这一切，都必须建立在对“艾滋病”的真正理解，在与 HIV 病毒的共存关系中，体会着关系的改变所带来的身心发展，而这最终会是有益的。

---

① 关系论精神分析与心理治疗的相关脉络将在下文再做详细阐述。

因此，本书试图去分析他们这种“向死而生”的介入和干预机制；试图去探究在获知确诊之后，他们的内心真正经历了怎样的解构与建构，是什么因素支撑着他们走下去、走出来，并走得更远；试图去发现、解释这其中的治愈之道，期待更多的感染者能够减轻心理压力。本书更试图提升他们生活的动力，促进他们积极乐观地“活到抗病毒药物的研发成功”（感染者 X）。

第三节　研究方法

本研究所探讨的是艾滋病人群“向死而生”的过程，是面对感染 HIV 病毒这一内心体验和心路历程，是自身与疾病、自身与周遭关系的存在与呈现；是一种人在极主观情况下对情绪、认知与行为方面的综合表现；是个体与感染者组织成员在社会脉络下互动且建构的一种主观体验和现象。它强调彼此间的交流，是一种互为主体性意义上的，具有创造性的发现，强调双方彼此的主观建构。因此，本研究采用质性研究方法中的深度访谈方法和参与观察法，强调研究者能够从一种特定的立场来理解事物，能探究由个人与社会的互动与建构所呈现出来的所谓真实。

从研究方法上来看，质性研究有着众多的研究方向，如扎根理论、民族志、述说研究、现象学、诠释学、行动研究等。其中，现象学是质性研究的基础，也是关系论精神分析的一块重要基石，重视人的主体性及互为主体性的存在，对于个人而言，关注其现实体验的结构与本质。因此，笔者作为主观参与者，在与被研究者的共同建构及不断自我反省中激荡，以一种参与、平等互动的方式来理解研究对象的主观意图。

在具体操作方法上，因为笔者的研究内容是艾滋病人群“向死而生”的自身重构机制，研究对象必然会涉及感染者和相关的工作人员。由于艾滋病所带来的歧视，作为研究对象的感染者，他们具有一定的隐蔽性和特殊性，如果没有重要知情人的带领和引荐，寻找他们将会异常艰难。同时，他们对于“圈外人”包括医生都存在着不信任与排斥，要想获得他们的配合，首先必须获得他们的信任。因此，笔者通过 A 组织的创始人 X 进入感染者组织，一方面帮助组织从事相应的文书工作，另一方面也为组织和感染者个体提供一些其他力所能及的帮助，进而获得了感染者的信任。这恰好符合质性研究的要求，也为获得真实详尽的资料提供了保障。

一、 对象选择

在选择深度访谈对象时，考虑到本书的主旨是对艾滋病人群介入和干预机制的研究，在研究对象的选择上，有几个必须考虑的方面。

首先，要选择一个成功的组织。我国自 2002 年以来，先后成立了众多防治艾滋病的草根组织，但各组织的发展与介入方式各不相同。之所以选择 A 组织，是因为 A 组织是 B 市最大的草根组织，成立时间较长，组织经历过两次转型，对感染者的介入和干预能力较强，组织负责人热衷于相关研究。除此之外，笔者与该组织有过多次良好的合作经历，也便于进入和开展工作。

其次，笔者一方面采取简单易行的方式，以避免给 A 组织和感染者个人带来不必要的麻烦；另一方面本着先无害后受益的原则对访谈人员进行选择。

基于此，首先选择的是 A 组织负责人 X。他与 HIV 病毒斗争了十余年，其间因感染 HIV 病毒被父母逐出了家门；在 YD 医院的太平间隔壁经历过向死而生的三个月；又因机会性感染体验了九死一生的身心折磨；更曾经因恐惧与担心引发手抖并导致药物依赖。他在医护人员、个管师 Y 及众多感染者的支持与关怀下，最终从崩解走向重构。他目前依然健康如初，更坦然表示“要活到抗病毒药物的研制成功”。X 从自身经历出发，提出“向死而生”的生命理念，其与 Y 共同创立 A 组织，在“摸着石头过河”中，与 Y 共同提出针对感染者的生命支持与生存关怀的介入和干预模式。在与艾滋病的抗争中，他不仅改变了自己的命运，并且用生命影响着他人的生命。

第二个选择对象是该组织的个管师 Y，他在 A 组织中有多年的工作经历。Y 与 X 共同创立了 A 组织，他自己并非感染者，却从一开始就加入了对感染者的关怀与介入，他的第一个关怀对象就是 X。也许正是基于这样一种经历，更基于一种非感染者的身份，他有更多的时间和精力为感染者提供服务。这也打破了非感染者无法真正理解、支持感染者的怪圈，真正实现对感染者的支持与关怀之道。Y 目前所支持与关怀的各类感染者就有 40 多人，不同的感染者都有着不一样的经历，个管师 Y 则有着相当丰富的工作经验，也在组织中和大家共同探索出了一套被感染者所接受的介入和干预模型及个人感悟。

选择的最后一个访谈对象是一位感染者 Z。Z 是 2012 年 3 月在 A 组织的初筛中呈阳性反应，之后因为对艾滋病产生畏惧之情，一度与 X 和 A 组织失联。又因不堪忍受艾滋病的身心折磨而选择自杀，在被救后的万般无奈之下承认了自己感染 HIV 病毒的事实，却因此遭到医院的变向推诿与手术拒诊。最终在 X 的引导下在 YD 医院进行手术，获得成功，并与 X 建立了专业关系，重新接受了 X 的支持与关怀。目前 CD4[①] 值维持在 540 左右，业已成为 A 组织的一名志愿者，支持关怀着五名感染者。除了这三个人之外，笔者还进一步参与的观察[②]了 A 组织的日常工作，在参与中聆听他们的言谈，感受他们的内心世界。

二、 资料搜集与分析

在资料搜集方面，本研究主要采用访谈和参与的观察两种方法，因为这些方法比较适用于本研究的访谈对象（感染者 /个管师）。前面已经提过，基于访谈对象的特殊性，笔者只有与他们建立起基本的信任和一定的感情，才能降低他们的防御心理，才有可能使他们敞开心扉，打开话匣子，获得关于他们的真实情况和想法，这也是笔者调查的初衷。访谈采用半结构式，为了避免遗漏，提纲仅仅列出调查需要了解的主要方面和范围。访谈更强调一种

---

① CD4 细胞：人体免疫系统中的一种重要免疫细胞。

② 参与的观察：戈尔德（Gold）提出参与观察者角色可以排列成一个涉人和疏离于社会背景中成员程度的连续体，即完全参与者、作为参与者的观察者、作为观察者的参与者以及完全的观察者（戈尔德，1958）。在本研究中，笔者强调参与式观察之中的参与的观察，即努力作为完全的参与者或者起码是作为参与者的观察者。

谈的过程，就是以访谈对象的陈述为主，围绕着提纲“聊天”并伴随着笔者的追问。因为涉及访谈对象的隐私，在单独封闭的房间内，笔者向访谈对象详细说明自己的身份和调查目的等情况，在征得访谈对象口头知情同意和录音许可后进行访谈。访谈结束后，为了表达对访谈对象的感谢及对所占用时间的补偿，笔者赠予相应的礼物作为酬谢。

参与的观察法是研究者直接观察处于自然状态下的研究对象及其所处的组织环境，获得的往往是最直接、最具体、最生动的感性认识。在本次研究中，笔者在A组织实习了一个半月，并参与他们的日常工作，其中不乏开会、日常工作的协助，帮忙起草相关档案、去街道办事处和相关部门办事等。通过观察、体验，详细记录他们的生活情况、组织环境以及他们的交往互动，获取感性资料。并通过旁听、聊天等方式获得社区其他人员对他们的认知与感受。笔者回到居住地后，迅速记录观察到的现象和个人感悟，并对录音进行整理。

资料的搜集可谓多种多样，既有现场观察获得的资料和信息，也有通过访谈得到的记录，还有一些随笔式的感想和日记，以及在现场得到的其他相关资料。这就需要对其进行分类、归纳、比较、整理，并尽量按原话单独整理出来，建立档案，以用于质性分析。整理之后，对于诸多案例，需要将其拆分成不同的部分，根据研究设计的需要，形成概念、编码，进而发现它们的内在联系，总结出相应的规律性问题。

在数据分析方面，本研究借用QSR NVivo 8.0对访谈资料进行辅助分析。NVivo是由QSR公司开发的质性分析软件，目前通用版本为8.0。软件全名为NUDIST Vivo，其中NUDIST为Non-numerical Unstructured Data by techniques of Indexing Searching and Theorizing的简称，意指可作为非数值、非结构性资料的索引搜寻系统及协助形塑理论的辅助工具。它是国际主流的质性分析软件，对于需要处理大量原始资料的质性研究而言，辅助软件的应用可以大大缩短研究周期，有助于研究者在浩瀚的文字中快速筛选信息和有效思考。

本研究采用深度访谈和参与的观察作为研究方法，在田野中记录了大量访谈内容和田野观察的所思所感，而使用 NVivo 软件可以对原始资料进行整理，在仔细研读访谈资料的基础上，可以对访谈资料与田野笔记的内容进行编码、译码和批注等操作。因为软件结合了计算机强大的索引搜寻及协助形塑理论能力。所以，笔者可以随时将资料按需进行提取、重组，协助分析潜藏理论模型和资料间的关系。再者，NVivo 结合了目前许多新兴的功能，如超本文（hyper text），也可将 Excel、Word、Adobe 公司的 PDF 等数据整合进系统中，使数据的表现方式更加多元化。此外，NVivo 也用于本书的文献综述方面，通过对不同文献内容的编码，可以统一提取出这些文献之间的相同或独特之处，可以有效提高归纳总结的能力和效率。

第四节　研究伦理

在国际上，对于社会调查中研究伦理的关注是从 20 世纪中期开始的，以“塔斯克基梅毒实验”① 为一个关键性的事件。从 1932 年起，美国政府资助的塔斯克基梅毒实验在持续 40 余年的研究中，对黑人进行梅毒试验、检验却不给予治疗。这一实验使美国政府臭名昭著，也成为医学伦理史上的一个负面例子。这之后，国际上开始了对研究伦理问题的关注，其中尊重、受益、公平被定为三个基本的研究伦理准则。

对于艾滋病的研究更是如此，且不论社会大众对艾滋病的“谈艾色变”与“避而远之”，单就感染者自身而言，由于艾滋病的污名化和传染性，感染者往往隐匿自己的真实身份，而且许多感染者也因此而处于社会的底层或边缘，其所处的边缘地位以及道德上的受歧视不仅使他们处于社会意义上的弱势地位，而且在研究者与被研究者的关系中也处于明显的弱势地位。因此，为了“自我保护”，他们对于任何“调查”的抵触与敷衍态度也就显而易见了。这种情况促使笔者在做研究的时候不得不随时注意和反思研究方法和研究伦理的相关问题。

本研究关注被研究者在感染之后的生病历程与情感呈现，往往会涉及感染者的诸多个人信息，尽管在本书的写作中可以隐去感染者姓名等特征，但感染者圈内之人往往可能会根据其生病历程及个人表现进行推断与猜测，这样会引起感染者对真实陈述的担忧。这也促使笔者在与感染者交谈的过程中要时时思考如何让感染者开口，如何获取比较真实的信息，如何让感染者减轻心理负担，如何落实保密准则，以及如何努力化解社会学调查过程中的“隐私屏障”。

这些特殊的因素也恰恰促使笔者不得不靠自己的力量，通过平等的互动

① Tuskegee Syphilis Study，美国卫生教育福利部：《贝尔蒙报告》，1991 年。

和交换与被感染者打交道。通过关键人的带领进入感染者组织，在同吃、同住、同劳动中获得感染者的信任，在平等互换基础之上，运用同理心去感受、去理解感染者的生存境遇与情感变化，最终完成了对访谈资料的收集、整理与分析呈现。

一、 知情同意

知情同意是指在以人为研究对象的任何科研领域，研究者必须获得研究对象或参与者的同意。具体来说就是：在潜在研究对象或参与者获得了关于该项研究所有的必要信息，并充分理解了这些信息后，在没有强迫、不正当压力和引诱的情况下，自愿做出是否参与科研，以及在科研过程中是否退出的决定。

在本研究中，笔者在调查开始之初即向参与生病讲述的感染者详细告知本研究的主要目的和研究方法，让感染者清楚访谈相关资料在研究报告中的呈现形式，以及感染者拥有要求改变研究方式和退出研究的权利。此外，笔者还向感染者陈述自己所开展过的研究以及接受过的伦理教育和对研究伦理的遵从，以获得感染者的信任与重视，从而保证资料的真实性与后续可能的回访。由于涉及感染者的个人隐私，本研究没有与感染者签署正式的知情同意书，而是采取口头知情同意的形式，并强调感染者可以随时中断访谈。

二、 先无害后受益

因为本研究涉及感染者的个人经历与情感变化，不仅会占用感染者大量时间和精力，而且还可能引起感染者对于暴露身份的担心。因此对于本研究来说，首要的和根本的“无伤害”就是保密，即不泄漏被访者的信息，包括文字描述和录音资料。在文字描述方面，笔者不会询问感染者的名字，仅以

DCYJ××（××代表感染者访谈顺序）的形式出现，在资料中不出现能够辨别被访者的个人信息。因为访谈需要录音，笔者在感染者许可的情况下进行录音，并承诺录音资料只供研究者使用并且在使用后会及时销毁（目前已销毁）。

此外，因为访谈涉及感染者的个人生活与情感表达，并且耽误了感染者一定的时间，所以，本研究更体现了让感染者在调查中受益的原则。笔者在访谈过程中，一方面运用同理心去理解感染者的情感体验，使感染者感受到笔者的支持与关怀；另一方面尽可能做到与感染者在信息与情感上的交换，不仅谈“他们的世界”，也要谈“我们的世界”，这是最基本的人际互动准则，而不是一味地要求感染者合作。并在访谈结束之后，给予感染者一定的礼物以示感谢。上述先无害后受益的原则，能使感染者真切地感受到笔者对他们生活的关心和生命价值的尊重，并能为他们带来一定程度的回报。

三、 调查的严谨性

社会科学的调查研究不仅要向接受调查的研究参与者负责，也要向其他社会科学研究者负责。本研究在访谈调研过程中高度重视这一原则，对于有出入的信息，努力通过多种渠道相互验证资料的准确性；在资料调查与分析阶段也严格遵守相关规范，在书中尽量模糊感染者的个人信息，以防他人“对号入座”，对于一些不得不引用的访谈内容和材料做了必要的技术处理；在研究内容的呈现方面，努力将最完整和精确的信息呈现在同行面前。在笔者看来，准确真实地呈现调查资料不仅是研究者专业水平的体现，而且是对学术规范和研究道德的遵守，更是向感染者表达最诚挚的感谢。

第五节 理论指导

为了进一步说明上文的"彼此间交流"亦"是一种互为主体性意义上的，具有创造性的发现，强调彼此双方的主体建构"，这个方法论概念实为通过心理治疗（psychotherapy）的专业协助，来对心理问题进行心理和身体治疗的方法统称，它通常要求治疗师与服务对象（client）以互相配合的关系（而非一般的"医病关系"）来实践。这种心理治疗的适用对象包括精神病患者、精神官能症患者和所有感觉到心理遭受痛苦和困扰的人们（Karl Jaspers，1963）。"心理治疗"在本书中就是专指这样的治疗关系，以建立一种独特的人际关系来协助治疗师处理心理问题、减轻主观痛苦经验、医治精神疾病从而促进个体的心理健康与成长发展的过程。心理治疗一般是基于心理治疗理论及相关临床研究（主要是心理咨询、临床心理学和精神病学）而建立的治疗系统，以建立关系、对话、沟通、深度自我探索、行为改变等技巧来达到治疗目标，如改善受助者的心理健康或减轻精神疾病症状等。

到目前为止，一般的"心理治疗"有许多不同学派，而且在不断发展中。大致而言，主流的心理治疗学方法有精神分析（包括荣格的分析心理学、阿德勒精神分析、动力取向心理治疗、客体关系精神分析、自身心理学取向的精神分析等）、行为治疗、认知行为治疗、案主中心治疗、团体心理治疗、完形治疗、心理剧、语言治疗、家族治疗、性治疗和艺术治疗等，几乎有上百种治疗法①，不同学派之间对方法之划分也颇有歧义，即使有经验的治疗师也无法通晓所有学派的治疗方式。美国著名的精神科经典教材（*Synopsis of Psychiatry*）和英国牛津出版社的精神科教科书也没有一致的分类法（Bateman，Brown & Pedder，2000）。因此，本书对于研究行动中

① Richie Herink 于 1980 年编写的 *The Psychotherapy Handbook* 所收录的心理治疗方法就有将近两百种。

必须涉及的心理治疗也需要进行特定的选择。如上文所言，本书采用的“心理治疗”是科赫特的自身心理学及其后续发展，而可概称为“关系论的精神分析疗法”(relational psychoanalytic therapy)。

本书中A组织对感染者的心理治疗是包括在介入和干预工作之中的，是A组织的主要工作之一。因为其组织负责人X在感染HIV之后，曾一度因压力与恐惧而无法正常工作与生活，并产生严重的焦虑、无法入睡、手抖等症状，还接受过精神科医生的药物治疗，并因此形成了药物依赖。X后来发现，其实大多数感染者也都面临着与他相类似的心理情况，感染者的心理状态不容小觑。因此，组织在成立之初，就将改善感染者的心理状态定为组织的主要目标之一。X的心理治疗是一种摸着石头过河的自身体会，缺乏一定的理论指导，却取得了一定的治疗效果。在A组织的介入和干预中，多数的感染者往往有着相同或相似的经历，更能自发地使用神入（empathy）[①]和情感体验进行治疗。通过分享各自求医问药的经历，彼此支持着、关怀着也治疗着，个管师与感染者之间形成了一种因感染而紧密相连的互动关系。而这种方式，恰好不同于被普遍滥用、错用的同理心（empathy）[②]，也确实不同于传统权威治疗方式与医病关系。

所以，本研究聚焦的心理治疗法发端于美国著名精神分析学家科赫特，遵循古典精神分析，是在20世纪50年代至60年代开展而形成的一种独特的精神分析研究。科赫特长期从事自恋人格障碍者（narcissistic personality disorder）临床治疗和研究，至其去世前，已经在传统精神分析理论的基础上，系统建构了自身心理学（self psychology）体系。在科赫特去世后，学者们在其原有单一理论基础上又逐次发展出内部包含多种取向的当代精神分

① 在本书中，涉及精神分析相关主题时，统一将empathy译作“神入”，以区别于用于社会工作的“同理心”和部分学者在美学中使用的“移情”（empathy）以及同一译名“移情”(transference）用在精神分析上所带来的概念混乱。有关科赫特及自身心理学对于“神入”的问题，将在第三章做进一步探讨。

② 在我国，“同理心”(empathy）是社会工作者必备的技能之一，但往往有太过形式化之嫌，缺乏对empathy的真正理解与运用，往往表现为略施口惠，形成一定的滥用、错用等局面。

析流派。30 多年来，自身心理学在理论上远远超越了科赫特自身心理学的单一理论框架，形成了多元性、关系性和后现代性等主要理论特点，因此便和其他类似的主张合流，从而形成一种关系论的精神分析。

本书在理论上，仍聚焦于自身心理学对精神分析方法论所进行的新探索，对自身与自身体验提出新阐释，并在研究实践上引入适度的新观点。在实践上，将治疗目光更多地投向心理疾病和心理健康，希望能由此拓展自身心理学的治疗范围和治疗内容。这种治疗实践主要体现在：以分析师（analyst）和分析人（analysand）[①] 的互为主体性为本，进行带有分析诠释的治疗。本书在性心理问题的治疗方面，探讨了科赫特理论中的关键概念，即自客体（selfobject）之失败与性别认同的关系、性欲化问题、性别创伤与自身病理，以及分析师的性别对精神分析治疗的影响等相关重要问题；在同性恋治疗方面，探讨了同性恋的性别认同问题、性别对同性恋的意义、女性同性恋问题，以及同性恋的孪生移情关系（twinship transference）；在成瘾问题治疗方面，利用互为主体性理论提出了独具特色的治疗观念和方法；在自杀问题治疗方面，提出自恋型自杀的新概念，探讨了自杀与创伤性去理想化的关系，效能需要与自杀治疗的关系；在哀伤治疗方面，提出一个崭新的临床哀伤理论模型；在精神病治疗方面，探讨了精神病与个体认知发展失败的关系，并提出了互为主体性精神病治疗的基本框架，等等。然而，到目前为止，鲜有将自身心理学的理论用于感染者的实务指导，因此，本书试图对此做一定的尝试，以扩大其应用领域，以期更好地指导实践。

对于艾滋病人群，无论学术界还是社会大众，首先想到的便是医学的治愈，其次想到的便是它的感染途径。学术界可能会关注感染者被歧视、社会支持、社会资本等宏观的社会关系，但对于感染者的心理，大家的认识都偏于常识化，只知道他们都会有对疾病的担忧、对死亡的恐惧、对治疗的焦虑

① 对于 analysand，有学者译作“患者”，有学者译作“分析人”或“被分析者”等；学者将 analyst 译作“分析师”。在本书中，笔者强调 analysand 和 analyst 是一种互为主体的关系，并不存在医师与患者、分析与被分析的差别，重视两者的共同建构。因此，将 analysand 统一译作“分析人”，将 analyst 译作“分析师”。

等。而现存的心理学相关研究，则更多地集中于艾滋病人群的生存状况。艾滋病人群的生存质量明显低于普通人，艾滋病人群存在着一些心理问题：常常会担心发病、害怕曝光、就医被拒、不敢求职、没钱看病、家人不接纳、不敢向伴侣告知、不知何时要开始服药、因副作用太大而自行停药、性需求无处发泄、没有地方可住、被邻里亲友排斥、看不起自己、自我孤立、不知未来在哪里、想自杀找不到方法、想活下去又找不到理由、想配合治疗却吞不下药丸等窘境。对于他们因感染 HIV 病毒所引起的担忧与心理问题，相应的介入和干预措施，无非是提供一些心理支持与心理辅导，情况严重者会服用由精神科医生开具的一些药物进行治疗。几乎很少有人从精神分析的角度，来看待感染者从获知感染、面对感染一路走来的过程和自身体验的变化历程。在目前众多的心理治疗与心理咨询理论中，本书试图从关系论的视角，以自身心理学及其发展为指导，分析感染者面对 HIV 病毒的过程，从自身崩解到自身重建，获得重新站起来的信心与勇气。“此刻虽然不能通过药物杀死 HIV 病毒，却可以在与 HIV 病毒的共生中，获得新生，在助人与自助的过程中静候医学治愈的佳音”（感染者 X），实现艾滋病人群的自身重构之道。

然而，国内外现存的研究并没有专门将感染者的心理问题纳入自身心理学的治疗范围。从自身心理学的角度分析感染者自身，目前还处于相对空白的状态。但自身心理学从最初针对自恋患者的治疗扩展到目前各领域的百花齐放，也证明了自身心理学从创立之初，就突破了所谓“不可分析”的可能性。特别是 George Hagman 关于哀伤的理论模型，将哀伤过程分为休克阶段、寻找阶段、心理解体、心理重组和新的认同五个阶段（Hagman，1995），为艾滋病人群的自身重建提供了指导。

艾滋病目前是不可治愈且具有感染性的，感染者在确诊之后，面临的便是自身与疾病（病毒）的对抗和因其感染性所带来的关系的丧失，当然也包括心理关系。笔者自 2007 年以来便与感染者有所接触，每当提及首次获知感染 HIV 病毒时，感染者往往处于一种震惊、怀疑和麻木的状态。感染者首先想到的是艾滋病的无药可医，自己很快就会死亡，而且还会死得很痛苦。即使通过服用抗病毒药物，也仅仅可以延长时日，无法达到彻底治愈的效果，自己还将背负着各种压力。在这个阶段，“我当时就像五雷轰顶一般，脑子里一片空白，我怎么会感染，怎么会传给我，是谁传给我的，我马上就要死了吗，而且会死得很惨吗？之后这些念头飞快地在我的脑海里闪过”（感染者X）。自身体验到了一种被忧虑、担心以及恐惧所支配的无助感。艾滋病人群往往还表现出对检测结果的怀疑与“为什么是我”的疑问，他们并不能平静地面对和接受现实，而是怀有些许侥幸心理，譬如会不会是医院检测的哪个环节出了差错。“我仔细地把化验单看了好几遍，包括名字和阳性反应等，你知道，这可不是闹着玩的。后来，我又去省CDC（当时叫防疫站）重新做了检查”（感染者X）。一般而言，许多感染者此时尚未发病，仅仅是HIV病毒的携带者，他们往往抱有一种依靠自身努力，应对HIV病毒的幻想。他们了解艾滋病是一种自身免疫功能缺陷的疾病，更期望通过自身的努力，如加强锻炼，服用提高免疫力的保健药品，注意饮食与休息等，与HIV病毒进行对抗。当然，由于HIV病毒也有自身的潜伏期以及感染者所付出的努力，感染者还是收到了一定的效果。但是，当感染者体内CD4的数量降到一定的程度时，往往会并发机会性感染。而此时感染者不仅承受着内心的恐惧，更体验着自身努力失败的打击与自客体需求的无法满足，再加上机会性感染的病痛折磨，往往会造成自身体验的不稳定并最终导致崩解。

自身的崩解（self-fragmentation）是指每一个人在其生命中的某个时刻所体验到的“我要支离破碎了”的感觉。科赫特在其著作和发表的文章（1959，1966，1971，1977，1984）中，以临床体验建立了自身引起焦虑的、惊吓的以及无法动弹的崩解，可能发生于导致个体自身的任何情境中。虽然科赫特提出的自身和自客体主要应用于心理缺陷的人，但科赫特也曾提出，自身和自客体伴随着个体一生。在此，笔者并非认为所有的艾滋病感染者都存在着心理病态，诚然，他们当中有不少人对于感染HIV病毒存在着一定的焦虑，但正如科赫特所指出的，人格的特定经验是落在一条光谱上的，焦虑与担忧是光谱上的一点，会随着各种压力情境而变动。自身和自客体也会在这个变动中发生变化，从而影响着个体的发展。因此，本书试图运用自身心理学及其后继者的发展为理论焦点，以关系论的取向作为治疗架构，将自身和自客体作为心理动力的解释项，在分析师与分析人的介入和干预关系中，关注感染者在面临自身崩解之后，如何在感染者组织的帮助之下，共同面对困难、解决问题、摆脱困扰，完成自身由崩解到重建的历程，实现“关系论”和“自身心理学”的治愈之道。

第二章 艾滋治理与在地行动

防治艾滋病是一个复杂的医学问题，也是一个紧迫的民生问题、社会问题，需要全民参与、全力投入、全面预防。要从个人健康、家庭幸福、社会和谐的角度，看待艾滋病防治工作。按照政府组织领导、部门各负其责、全社会共同参与的“三位一体”工作机制，坚持预防为主、防治结合、综合治理，扎扎实实做好艾滋病防治工作。防治艾滋，有治无类。要让每一个艾滋病感染者和病人都能感受到党和政府的关怀、感受到社会的温暖。

——习近平①

当一个人由于预防失败而感染了 HIV 病毒时，摆在他面前的生活将从此改变。尽管这样的生活充满挑战，但是这并不意味着世界的末日。如果你有足够强的毅力，并且有能力去寻求支持，那么你完全有希望过一种积极的生活。

——Abhimanyu Singh②

① http：//news. xinhuanet. com/politics/2012-11/30/c _ 113867865 _ 2. html.

② Abhimanyu Singh，现任联合国教科文组织驻华代表。

第一节　艾滋及艾滋疫情

艾滋病，被喻为20世纪最严重的公共卫生问题，因其传染性与高致死率，素有“20世纪黑死病”之称，而其疫情则已延伸至21世纪，且未有减缓的趋势。艾滋病的全称为获得性免疫缺陷综合征或称后天免疫缺乏综合征(Acquired Immune Deficiency Syndrome，AIDS)，艾滋病是同音而译，是一种由人类免疫缺陷病毒（Human Immunodeficiency Virus，HIV）的反转录病毒感染后，它感染人类免疫系统细胞，摧毁或损害其功能。感染初期并没有什么症状。但是，随着感染的发展，免疫系统开始变弱，感染者更加容易遭受所谓的机会性感染。促成多种临床症状的一种综合病症，而并非单纯的一种疾病。[①] 因为HIV病毒自身的体积非常小，现有的检测方法并不能确定HIV病毒的存在，只有人体在感染了HIV病毒并经过一段时间之后，血液中才会产生相应的HIV病毒抗体，此时检测就会呈现我们所说的阳性反应。但个体产生抗体的时间又因人而异，一般认为是感染后的6～12周，在临床上最久的报告为12个月。这个时期通常被称为窗口期。但随着检验方式的进步，目前窗口期已经缩短到1～2个星期。与其他病毒所不同的是，感染HIV病毒并不会立即出现临床上的症状反应，相反，它在人体内会有一个潜伏期，快则半年，慢则长达十余年。当个体尚处于潜伏期时，传统上将其称作感染者或是携带者（people living with HIV)；而一旦发生机会性感染，或依据医学诊断标准，比如感染者的CD4小于350[②]，则建议服用抗病毒的药物，过去称之为艾滋病病人（people living with AIDS)。但随着人们对艾

① http：//www. who. int/topics/hiv _ aids/zh/.

② CD4细胞是人体免疫系统中的一种重要免疫细胞。由于艾滋病病毒攻击对象是CD4细胞，所以其检测结果对艾滋病治疗效果的判断和对患者免疫功能的判断有着重要作用。正常成人的CD4细胞在每立方毫米500个到1600个，艾滋病病毒感染者的CD4细胞出现进行性或不规则性下降，标志着免疫系统受到严重损害，当CD4细胞小于每立方毫米350个时，可能发生多种机会性感染或肿瘤。

滋病的进一步认识，认为事实上并不存在“艾滋病”这样一种病症，故对HIV病毒携带者和艾滋病病人，在本书中统一对其个体称为感染者（people living with HIV/AIDS，PLWHA），而其群体则使用艾滋病人群代之。HIV病毒的生命力相对比较脆弱，暴露在空气中几分钟后便会死亡，故其传播途径主要是通过直接接触黏膜组织的口腔、生殖器、肛门等或带有病毒的血液、精液、阴道分泌液、乳汁而传染。因此，各种性行为、输血、共享针具、毒品的静脉注射都是已知的传染途径。另外，所有带有创伤性（如洗牙和补牙）的和需要进入人体内部的医疗检查（如肠镜和胃镜），如果医疗器械消毒不彻底，则都有病毒交叉感染的可能。

世界最早关于艾滋病的报道始于美国，1981年6月，美国疾病控制与预防中心通报全球首个HIV病毒感染案例。因为感染者为一名男性同性恋者，在随后的许多年里，艾滋病一直被视作同性恋者特别是男性同性恋者的疾病，更存在着将同性恋与艾滋病画等号的局面。自艾滋病发现之日起，人类便开始了与艾滋病的抗争。然而，早期医学对艾滋病往往束手无策，以致许多感染者备受病痛折磨而死，艾滋病也因此蒙上了一层恐怖的阴影。直至1996年华裔科学家何大一博士首创了鸡尾酒疗法，才有效地控制了HIV病毒在体内的复制，延缓了大多数感染者的发病时间，使感染者的死亡率开始大幅下降。但时至今日，世界各国科学家仍在进行大量研究与临床实验，希望尽快找出能根治的方法。

但艾滋病自其确诊以来，便不仅仅是一个疾病问题，在过去三十多年的时间里，已造成数千万人死亡。依据联合国艾滋病规划署（Joint United Nations Programme on HIV/AIDS，UNAIDS）2016年的报告显示，全球共有HIV病毒感染者（以下简称“感染者”）3670万（3080万～4290万）人，其中有3450万（2880万～4020万）为成年人，210万（170万～260万）名儿童（年龄小于15岁），仅2016年新增感染者180万（160万～210万）人。[①] 时至今日，艾滋病已经成为一个世界性综合难题，不仅给感染者自身

---

① http：//www. unaids. org/en/resources/fact-sheet.

带来病痛、恐惧乃至死亡，还严重影响着国家的稳定与经济社会的发展。

更为严重的是，因为 HIV 病毒自身的窗口期、潜伏期及社会大众对其的污名化等因素，使得有近半数的感染者并不知道自己患病或是因此而拒绝检查[①]，这更加剧了 HIV 病毒的传播风险。此外，HIV 病毒正通过性传播由具有高风险行为的人群（男同性恋、共同针具注射毒品者、性工作者及嫖客）向一般人群扩散，且同性之间经性行为传播的感染率上升速度明显（汪宁，2005）。

艾滋病并不像普通疾病一般，仅仅通过医学或生物学领域的研究便可实现治愈。由于 HIV 病毒经血液、性行为等途径传播及其自诞生之初便相伴随的污名化，使得艾滋病更表现为一个严峻的社会问题。现如今，艾滋病在中国的传播已经由高风险人群向普通人群扩散，更在社会上形成了一种“谈艾（滋病）色变”的恐惧心理。这并非由于艾滋病的无药可治（愈），因为单就疾病而言，艾滋病本身是不致死的，而且可以通过持续服用抗病毒药物实现对 HIV 病毒的有效控制。而单就其传染性而言，HIV 病毒在空气中停留几秒钟到几分钟便会死亡，其传染途径也仅仅限于经血液和体液等有限的几种传播方式，其传染性根本不及 SARS 病毒、肝炎病毒、肺结核病毒等诸多病毒。然而，艾滋病却成为当今社会最令人害怕的疾病，也由最初的纯医学问题逐渐演变成影响社会安全稳定的重大公共问题与社会问题。

首先，艾滋病的传播途径中包括人类最隐晦的经由性行为的传播（肝炎病毒也会经由性行为传播，却没有如艾滋病这样的污名），这便使艾滋病人群带上了一种不洁的刻板印象，甚至比梅毒更加污秽。加之艾滋病与毒品、同性恋、性工作者及多伴侣性行为等有所联系，艾滋病便成了污名的众矢之的，感染者也因此而蒙羞。

其次，由于该疾病破坏的是人体的免疫系统，使个体遭受因免疫系统缺陷而感染其他疾病。对于感染者自身，该疾病破坏了他们的免疫系统，使得个体无法抵御其他病毒的入侵从而引发疾病，医学上称其为机会性感染。这

① http：//www.anfone.com/info/ZGAZBXZ/2014-12/1219247.html. 中国艾滋病人数 2014 年和 2015 年最新数据。

种被称作机会性感染的疾病在普通人群中极少发作，如卡波西肉瘤、卡氏肺孢子虫（Pneumocystis，PC）和巨细胞病毒感染引发的肺炎等，其病发症状（特别是对感染者骨瘦如柴及浑身溃烂的报道）也往往令人不寒而栗。

再次，因为自身免疫系统的问题，感染者的病情极易复发，且在治疗方面效果并不明显，素有“像癌症一样入侵”之称。因而带给感染者诸多的担忧与恐惧，而且这些问题同 HIV 病毒一样，它们往往与感染者共生共存，长伴左右，成为感染者生命与情感中不能承受之重。

最后，艾滋病的传播已经转向普通大众，变为一种经由关系的传染与情感的隔离。也就是说，萍水相逢擦肩而过的两个人通常是不会产生任何关系与情感的，也就不会被感染。艾滋病冲击的是人类最核心的圈子，特别对中国人而言。如果用费孝通先生的差序格局来形容中国人的人际关系的话，被感染这一事实，恰好如投入湖中的石子，不仅在感染者的生活中激起了千层浪，更为重要的是，其波及范围主要从最内部向外蔓延，最容易感染的恰是自己的爱人或是性伴侣等最亲密人群。最先造成感染恐惧与污名化的便是感染者及其伴侣与家人。更进一步说，这种疾病在感染之后，最先遭受冲击的便是中国人自认为最亲密的关系群体或重要他人。尔后，经由最亲密关系逐层向外破裂，伴随着社会大众的污名与避而远之，感染者逐步面临着自身周遭各种关系的断裂与缺失，进而带来情感的跌宕与呈现。

综上所述，对于感染者而言，被感染从此成了一个不能言说的秘密，感染者不仅要对抗 HIV 病毒所导致的身体折磨，更要在内心默默承受因被感染所引发的恐惧、愤怒与悲伤等存有（being）的负性情感（negative affect），更有可能呈现（expression）包括羞愧、内疚和疏离在内的负性情感的综合。对于整个社会而言，更时刻面临感染者负性情感及其鸡尾酒形式①的集中爆发与呈现，进而影响到社会的和谐与稳定。

① 因为感染者所唤醒与呈现的负性情感包括三种基本情感及其相应生成的情感综合，类似于感染者所接受的鸡尾酒疗法，也是由三种及三种以上的抗病毒药物混合而成，故此处对多种负性情感及其综合呈现称之为情感鸡尾酒。

第二节　艾滋治理在中国

一、 艾滋病人群现状

面对艾滋病在全球肆虐，作为世界人口第一大国的中国更是无法幸免，从艾滋病的流行趋势来看，在过去的三十多年里，中国艾滋病的流行先后经历了传入期（1985—1988 年）、扩散期（1989—1993 年）、快速增长期（1994 年至今）等阶段。1985 年 6 月，来自阿根廷的 1 名感染者在北京协和医院因并发症而死亡。之后在浙江和广东的艾滋病监测工作中，分别发现 4 名使用过进口血液制品的血友病病人和 1 名刚果留学生感染 HIV 病毒。1987 年 2 月，福建省又发现一例艾滋病传入病例。这一系列个别案例，成为艾滋病登陆中国国境的第一波。（王若涛，张有春，2003）1989 年，中缅边境的云南省，在静脉注射吸毒者群体中，首次暴发了大规模的艾滋病疫情。（刘能，2005）伴随着静脉注射毒品这一感染途径逐渐由边境农村地区向都市蔓延，中国 HIV 病毒的传播速度开始明显加快。尤其是自 1994 年后，中国艾滋病的疫情呈快速上升的趋势。当前中国的艾滋病疫情已经波及全国 34 个省、直辖市和自治区（包括香港、澳门和台湾），在艾滋病的强大攻势下，中国的所有省级地区无一幸免。中国成为亚洲艾滋病蔓延最快的国家之一。截止到 2017 年 5 月 31 日，我国累计报告艾滋病病毒（HIV）感染者和艾滋病（AIDS）病人 708158 例，累计报告艾滋病病毒（HIV）感染者死亡 219050 例。现存活艾滋病病毒（HIV）感染者 413369 例，艾滋病（AIDS）病人 294789 例。[①] 因为艾滋病自身的潜伏期及感染者的隐匿化，感染者的实际人数远大于累计报告人数，而且 HIV 病毒正通过性传播由具有

---

① 2017 年 5 月全国艾滋病性病疫情，见《中国艾滋病性病》2017 年第 7 期。

高危性行为的人群向一般人群扩散，同性性传播上升速度明显。

尽管现代医学证实了HIV病毒的传播方式仅限于母婴传播、血液传播和性传播三种极为有限的形式，“四免一关怀”等政策也为感染者提供了药物保障，但药物并不能解决感染者的所有问题。正如当今流行的生理-心理-社会三位一体的视角所示，药物仅仅能解决艾滋病人群自身的病毒性问题，而无法消除由药物所带来的副作用，如由HIV病毒所带来的面临死亡的心理问题。并且在国家主流价值观的影响下，一直存在将艾滋病“妖魔化”的倾向。这其实是与中国几千年来人们的思想观念和伦理道德分不开的。艾滋病在中国的传播往往与儒家传统和社会主流价值观相悖，因而艾滋病人群也被认为是有违主流价值的社会边缘人群或弱势群体。因此，艾滋病问题也由最初的纯医学问题，演变成影响社会公共安全的重大公共问题。学术界对其开展的研究也涵盖医学、流行病学、公共卫生学、生物学、心理学、社会学等各个领域。

二、 艾滋病的预防与治疗

（一）艾滋病的预防

预防，《现代汉语词典》将其解释为预先做好事物发展过程中可能出现偏离主观预期轨道或客观普遍规律的应对措施。① 也就是我们常说的防患于未然。而在医学领域，对疾病的预防先后要经历从针对致病因素的预防、临床前期预防（或症候前期预防）和以治疗为手段的临床预防三个阶段。

目前，中国的艾滋病已经进入快速增长期，艾滋病的流行与传播问题变得更加严峻。在国际上，控制艾滋病由升到降的时间，澳大利亚用了5年，疫情严峻的美国用了14年，经历曲折的泰国用了12年。就医学领域而言，

① 《现代汉语词典》，第6版，商务印书馆。

由于国外艾滋病发现得比较早，科学技术设施相对完善，在预防方面的研究基本上已进入成熟阶段，目前主要集中在艾滋病的治疗与防治疫苗的研发方面。从社会科学及人文科学的角度来看，艾滋病社会预防层面的担子更重。每个国家或地区在应对艾滋病的挑战中都会形成各自的社会预防模型。从全球视野看，艾滋病社会预防比较成功的案例有：改变同性恋或双性恋男子不安全性行为（美国）；开展针具交换和市场营销（澳大利亚）；推广使用避孕套（泰国）；美沙酮替代和脱瘾疗法（中国香港）等。而中国台湾在艾滋病预防方面，于2005年引入“艾滋个案管理师计划”，在艾滋病的预防与感染者的行为改变方面取得了良好的效果。

2003年，中国政府制定了一系列新的决策和重大措施，包括“四免一关怀政策”和“艾滋病综合防治示范区”①。被国际社会视为降低艾滋病危害的有效策略，如安全套的推广使用、针具交换和美沙酮替代疗法，也开始得到国家支持。总体来说，中国对于艾滋病的预防，主要体现在以下两个方面。

1. 针对高风险人群的预防措施

尽管艾滋病的传播途径已经由高风险人群向普通人群转化，但高风险人群的艾滋病预防仍不容小觑，高风险人群主要包括性工作者及男客、同性恋者（主要是男男②）和注射毒品者。

这其中性工作者包括在娱乐场所、社区和街头等地从事性行为的女性和男性。目前，性传播逐渐成为中国艾滋病传播的主要途径。③ 特别是娱乐场所中的性工作者存在着感染和传播性病、艾滋病的许多高危行为：多个性伴侣、频繁更换性伴侣、安全套使用率低、经期性行为以及群交等，都增加了自身感染和传染给他人的危险（赵鹏虹，2001）。因此，性工作者既是艾滋病预防的高危人群，也是艾滋病经性途径向一般人群传播的重要中间人

---

① 艾滋病综合防治示范区，是以县一级政府为单位，开展以国产抗病毒药物为主的治疗、关怀、健康教育、行为干预、阻断母婴传播、自愿咨询与检测等综合防治活动。

② 因为女性同性恋之间感染者极少，而男男同性恋成为中国艾滋病感染人数新的增长点。

③ 国务院防治艾滋病工作委员会办公室，《联合国艾滋病中国专题工作组中国艾滋病防治联合评估报告（2007）》，2007-8-10.

群。针对性工作者开展艾滋病预防工作，全面提高其安全套的使用率，在控制艾滋病流行等方面具有重要作用。（杨海涛，杜亚平，厂建平，等，2005）

在同性恋间的艾滋病传播与感染问题也越来越引起人们的重视，由于男同性恋者采用的性行为方式（MSM，men who have sex with men）。导致剧烈摩擦后的皮肤破损，使 HIV 病毒极易随之侵入。另一方面，调查显示：男同性恋人群中多个性伴侣、安全套使用率极低等现象较为普遍。（Cai，W. D.，Feng，T. J. & Tan，J. G.，2005）因此，男男同性恋在许多国家已成为 HIV 病毒感染的高危人群。（Shao，C. G. & Cao，N. G.，2005）对于同性恋这一艾滋病传播感染方面的特殊高危人群，目前已经有标准化的基于个体认识心理模型的健康教育模型、参与式培训模型、同伴教育模型等等。例如，在全球基金的支持下，中国的许多地方充分发挥非政府组织与 MSM 人群便于沟通的优势，招募同伴教育员，开展同伴健康教育模型。（汪伊娜，刘菁萍，徐群英，等，2011）在实际操作过程中，有学者总结了以下经验：对同性恋建立客观、科学的态度，帮助他们与家人沟通，寻求理解，减少其因为社会压力而与异性结婚的可能；创造宽松的社会环境，改变部分 MSM 人群多性伴侣的情况；帮助同性恋人群建立对艾滋病的正确态度，定期进行 HIV 病毒检测；增强 MSM 使用安全套的意识，针对性地开发适合 MSM 使用的安全套；加强对医务人员的培训，重视门诊性病患者中 MSM 人群，对 MSM 人群进行 HIV 检测并及时提供有效的身心治疗。（简丹，谢红付，易梅，等，2010）

中国最早的艾滋病疫情暴发于云南等地的注射毒品人群，他们往往因为共享注射针具而造成感染。更伴随着吸毒人群与艾滋病感染的并发，引发许多社会问题和个人的身心障碍。许多地区对静脉注射毒品感染者开展服务平台管理及转介工作。工作内容主要包括三大部分：第一，帮助 HIV 病毒感染者树立信心，适应生活环境，对静脉注射毒品人群提供 HIV 病毒检测前和检测后的咨询。宣传艾滋病防治知识和国家政策法规，为咨询者提供包括情感在内的心理支持，消除疑虑和心理压力。第二，开展外展服务，到社区、戒毒所、看守所、监狱、高危人群较集中的场所开展艾滋病知识及艾滋病自愿咨询有关内容的健康教育和宣传活动。第三，做好清洁针具交换工作，通过同伴教育员外展为静脉注射毒品者提供针具交换服务，做好针具、安全套发放和针具回收处理等工作。(张建恩，张建梅，白雪琼，等，2008)

2. 针对全人群的预防措施

目前中国艾滋病的流行已进入快速增长期，疫情开始从高危人群向一般人群扩散。这其中，虽然血液传播只是艾滋病传播的途径之一，但不容忽视的是，血液却是感染概率最高的途径。保证血液产品安全的制度体系也是降低社会易感性的途径之一。经由血液传播 HIV 病毒的方式，也是目前使艾滋病成为中国“国难”的最具威胁的途径。（王德平，叶海辉，叶恒波，2007）在预防方面的相关措施，包括建立健全无偿献血的政策法规体系，进行采血前的 HIV 病毒抗体检查（赵国荣，伍小娟，陈良津，等，2010），严厉打击非法采血供血（权循珍，2004）等保证血液安全的措施。

潘绥铭教授根据“性的社会网络”理论，提出“桥梁人群”是传播艾滋病的主要危险人群，其中“桥梁人群”已不再是所谓的商业性工作者，而是在性的关系网络中的普通男性。(潘绥铭，2007）随着艾滋病由高风险人群向普通人群扩展，开展针对普通人群特别是桥梁人群的健康教育、行为改变就显得更为重要。在具体操作方面，主要针对普通大众开展艾滋病相关的教育，增强对 HIV 病毒流行的知识宣教，降低性行为的易感性，提高安全套的使用率，等等。同时，为了降低青少年的易感性，国家战略的重点集中在加强家庭沟通、为同伴的交流创造安全空间和场合；减少未成年少女的感染概率；加强艾滋病人群的人权保护；开发教育机构的相关课程；建立有益于青年人的健康和福利服务；降低儿童和青年人的脆弱性；降低失业青年的易感性。(Hosain，2012)

除此之外，随着近年来的经济发展，流动人口的数量和流动性日益增加，国家加大了艾滋病知识的宣教力度，并出台了《中国遏制与防治艾滋病行动计划（2001—2005 年)》《中国预防与控制艾滋病中长期规划（1998—

2010年)》《预防艾滋病性病宣传教育原则》《艾滋病防治条例》等一系列法规政策，极大地促进了在社会政策方面对艾滋病的预防控制。

（二）艾滋病的治疗

“治疗”一词通常是指介入或改变特定健康状态的过程，为消除病痛而进行的活动。随着科学技术的进步和对生命及疾病本质认识的深入，19世纪以来，医学所掌握的治疗手段都有了巨大的进步。除了传统的内外科治疗之外，还出现了物理治疗、放射治疗、核医学、心理治疗、体育治疗、生物回馈，器官移植、医学工程等新的治疗手段。（金惠铭，王建枝，2008）新的疗法还在不断涌现，但就其临床选用各种疗法的目的而言，不外乎以下三种情况。

1. 消除病因

又称特效疗法，即治疗目的是消除病因，常可达到根治的目的，被视为较理想的治疗，如用氯霉素治疗伤寒病人和手术矫正畸形等（金惠铭，王建枝，2008)。就艾滋病的特殊性而言，目前并没有相关的医疗方法或药物可以达到根除病因的效果。但国内外学者自从发现HIV病毒开始，就从病原学、流行病学等角度展开研究，投入了大量的精力，探索其发病机制和疫苗研发等并提出了一系列调节免疫系统的治疗方法。在专业杂志发表并收入PubMed的文献已多达百万篇，但其研究的进展远远赶不上艾滋病流行的速度。(张卫红，2007)

2. 对症治疗

对症治疗的目的不在于消除病因，而在于解除某些症状，或称姑息疗法。应当说，许多疾病在病因未被认识时，所采取的治疗措施都属于对症治疗的范围。在现代医学中，虽然有时病因不明或虽已知，但无法消除，或症状本身对生命构成威胁时，对症治疗就是必要的正确的选择。前者如肿瘤的切除，后者如休克的纠正、器官移植等。(金惠铭，王建枝，2008)

在艾滋病的治疗方面，自美国于1981年发现首例艾滋病患者以来，并没有一种药物或疗法可以有效降低死亡率。全球每年因艾滋病而死亡的人数逐年上升，一旦染上便会被人排斥性隔离，只能等待死亡的降临，受尽歧视及病痛。直到 1995 年，出现了突破性进展。美籍华裔科学家何大一博士发明的鸡尾酒疗法，虽然并非根治，却大幅降低死亡率，将发病时间无限期推迟，也使艾滋病人群体内的病毒数可以降低至医学检测近乎为 0 的标准，从而大幅提升艾滋病人群的生存状况。不过鸡尾酒疗法并不能完全消除 HIV 病毒，对有些感染者还有强烈的副作用，医学界均认为艾滋病尚不能称之为可治愈的疾病。值得一提的是，中国传统疗法如中医、中药疗法、中西医结合疗法的研究在对症治疗方面占有相当一部分比例。到目前为止，可以应用的疫苗还没有生产出来，但是中医已经有一些药品可以用于辅助艾滋病病人的治疗，这种治疗是和抗病毒治疗相互补充、相辅相成的。（徐正厚，张鸿儒，2007）

3. 支持治疗

支持治疗的目的既不是消除病因，也不针对某些症状，而是为了改善病人的一般情况，如精神状态、就医保障等。严格地说，一切治疗都必须以支持治疗为基础，但这点容易被医务人员忽略，特别是在精神上对病人的支持和就医环境的改善。（金惠铭，王建枝，2008）

如果说心理学在艾滋病的预防领域只能冷眼旁观的话，那么在治疗的支持方面，恰好是心理学发挥作用的场域。因为虽然通过药物能使感染者长时间保持“健康”状态，血液中的病毒载量也能达到医学检测基本为 0 的情况，却无法完全消灭艾滋病人群体内的 HIV 病毒。因此，过分强调药物治疗已满足不了客观需要，许多学者提出，除了进行药物治疗以外，情感疗法的作用不可忽视。（武英，张福杰，闪雷华，2002）向他们提供心理关怀和情感支持是必要的和人道的，也是促使他们履行义务、保护他人免受感染的必要途径。

有研究表明，艾滋病人群的心理问题主要包括恐惧、压力、消极、报复和麻木等，从最初的应激状态到接受现实，并以积极的态度配合治疗，需要一个漫长的心理转换过程。因此，他们的心理在不同的阶段往往有不同的表现。(苏伟静，李杰，2002）在确诊感染 HIV 病毒之前，就有可能出现与感染相关的心理精神症状，如对疾病过度恐慌而引起的焦虑、抑郁，尤其那些发生高危行为者甚至会伴有强迫症或“假艾滋病综合征”，民间也称其为“恐艾症”。在确诊感染 HIV 病毒后，感染者首先可能会表现出强烈的心理反应，如震惊、否认、自惭、愤怒、恐惧、绝望，有人会在此阶段报复他人或用自杀来逃避现实，抑郁、焦虑是艾滋病人群最为常见的情绪表现。(Jia，H.，Uphold，C. R.，Wu，S.，2004）国内的一项调查发现，25%的感染者达到重度抑郁，中度以上占 60.7%。在艾滋病人群中除了原发性焦虑外，相当多是由于躯体及医疗状况不佳如内分泌紊乱、药物副作用等引起的焦虑情绪（石川，于欣，吴尊友，等，2005)。其次是睡眠障碍，特别是失眠，在艾滋病人群中十分常见，睡眠障碍虽不是严重的精神疾病，却极大地影响着患者的生活质量和自身免疫力。(李幻，石柳春，2012）再次，较为少见的还有与感染者有关的偏执状态。艾滋病晚期患者痴呆的发生率高达 20%。此外，这一时期的感染者，通常都忍受着未得到充分治疗的躯体疼痛或未进行治疗的抑郁所带来的双重痛苦，容易产生自杀念头并付诸行动。(应瑜，2008）也有一些感染者不愿忍受这种委曲求全的生活方式，而选择体面地死去。有文献记载，艾滋病人群的自杀率是非艾滋病人群的 7.4 倍。(向德平，陈琦，2004）国内也有调查发现，在吸毒共享注射器感染的人群中自杀意愿的比例为 31.11%，远高于性传播感染者的 8.57%和血液传播感染者的 3.23%。(武俊青，杨瑛，李文英，等，2004）虽然这些调查受调查样本的限制，研究并不能清晰代表所有感染者的心理态度，但也从一个侧面反映出针对艾滋病人群开展心理支持的必要性和感染者心理状况令人担忧的现状。

学界现有的研究多为量化研究，往往倾向于对感染者出现的心理障碍做归因分析。他们发现：由于 HIV 病毒的传染性、无法治愈和高病死率，同时艾滋病往往被认为与同性恋、吸毒和性生活混乱等不良行为相联系，一旦确诊为感染了 HIV 病毒，就会遭到来自社会、医务人员甚至家人的疏远、躲避和歧视，使感染者从此被社会排斥与孤立。(于欣，2000）加之感染者多为青壮年，难以面对丧失家庭、工作和生命的威胁，极易产生各种负面心理表现。其次是源于药物的治疗：许多与艾滋病治疗有关的药物都有可能造成精神病症，如果患者同时还是酒精或毒品的使用者，药物的相互作用更会加重感染者的心理精神障碍。（马丹英，张碧蓉，2013）再次是因为药物带来的躯体不适，有研究显示：艾滋病导致的躯体不适感和症状越重，越可能增加感染者对疾病的担心、忧虑，从而使原有的情绪问题加重。（陈庆玲，周曾全，温云辉，2004）最后是因为自身形象的改变，尤其在艾滋病病情后期，感染者常会因极度消瘦、皮损而呈现所谓典型的“艾滋病外貌”，自尊心受到伤害。特别是身处农村地区的感染者，往往会因为贫穷和高昂的治疗费用而痛苦不堪。（徐晓军，屈媛媛，2007）此外，感染者的心理问题还与其既往高危行为的发生有密切关系。有研究发现：当问及得知感染情况后最初的心理感受时，经性传播的感染者“拒绝接受”的比例较高，为34.29%；而经血液传播的感染者只是表现为“难以接受和无助”。与以上两者相比，吸毒感染者的心理感受比较激烈，“拒绝接受”“害怕”“孤独”“自杀念头”“痛苦”的比例都很高，而且经性传播的感染者希望自己的感染情况越少人知道越好。（武俊青，杨瑛，李文英，等，2004）

在对艾滋病人群的支持方面，国内外均有研究表明：为感染者提供适当的心理关爱和情感支持，可以减轻精神压力，推迟发病期，延长生存时间，改善生活质量。（J. Leserman，R. di Santostefano，Diana O. Perkins，et al，1994）提高治疗的依从性，使药物的抗病毒作用更持久，从而达到更好的治疗效果。（邓小娥，2005）帮助感染者主动回避高危行为，并采取有效的预防措施，积极保护他人。（周家荣，廉永杰，2008）适当的心理支持还有助于艾滋病人群家庭关系的和谐，为感染者提供心理关怀的可以是他们的家人、朋友、卫生服务人员、社区志愿者、专业社会工作者、非政府组织或其他社会团体，也可以是由艾滋病人群组成的互助小组。（阎正民，翟朝阳，2002）而心理支持的方式也可以针对不同的病人、不同的发展阶段采用多种心理介入和干预方式。

首先是心理咨询，这种不单纯依靠药物的服务已日益成为对艾滋病人群进行整体治疗护理的一个重要部分。国内有研究表明：由心理学家和临床医护人员共同对感染者进行心理咨询，通过倾听与之建立信任，为他们提供心理支持，可以明显减轻心理忧郁和焦虑的程度，改善他们的生活质量和社会支持状况。（邓小娥，2005；武英，张福杰，金水高，2005，2006）而在小组心理治疗方面，感染者可以在一系列体验互动与自助方法的过程中，面对现实、接纳自己、减轻孤独感，从而达到相互支持、重建生活信心、提高生活质量的治疗目的（陈庆龄，周曾全，2002）。其次是在同伴教育方面，Heath 和 Rodway 等人的研究发现，多数女性感染者希望与其他感染者进行交流，因此由一部分各方面状况较好的感染者向其他患者提供心理支持服务，帮助她们接受现实，并提供最符合她们需要的信息，从而达到医务治疗不能达到的良好效果。（Heath，Rodway，1999）

近年来，学术界也越来越认识到，对于感染者的支持与心理关怀，是离不开社区和家庭的全面支持。对感染者的社区支持既包括为患者及家庭提供基本医疗护理，还包括经济、文化和社会交往等方面的内容。（向德平，陈琦，2004）社会支持网络的建立可以改善感染者的抑郁状况，有助于个体对生活事件的预见和应对能力，提高生命质量，疏解负性情绪。（甘开鹏，张河川，2006）有充分社会支持的感染者较那些支持不充分的感染者能更好地适应疾病过程，并减少焦虑、抑郁等负性情绪，适应病后角色，与亲友建立新的关系模型，减少社会隔离感，从而积极地生活。（陈晓，2008）一些发达国家针对感染者开展的社区支持计划始于 20 世纪 80 年代末至 90 年代初，20 多年来逐渐形成体系，在通过社区向感染者提供心理关怀方面积累了不少经验。英国建立了由各种非政府组织和志愿者组成的社区服务网络，除了为感染者提供健康护理外，还向他们及家人提供心理咨询服务，使患者的家庭关系和谐。美国许多地区强调通过社区支持计划向感染者提供长期关怀，开展心理咨询，提供精神和情感支持；帮助本人、配偶及其他家庭成员克服恐惧感和情感挫折，接受现实，降低羞耻感；主动寻求社区关怀与帮助。在澳大利亚的某些社区支持体系中，有许多由社区居民组成的非正式支持群体，为感染者及其家人、朋友提供心理、情感方面的援助，减少感染者与社会的隔绝感，降低他们因感染 HIV 病毒而产生的羞耻感。与此同时，感染者还可以通过情感支持、交流减轻痛苦的经验和应对疾病的自救措施。另外，在艾滋病重灾区乌干达的坎旺卡社区，感染者可以通过医院、艾滋病信息中心和艾滋病支持组织等机构，向资深专家寻求心理咨询；还可以由专家出面协调患者家庭关系；同时宗教组织在社区支持中也起着相当重要的作用，基督教徒在访问患者时，通常会将友谊、理解、支持带至患者家中，使患者获得极大的心理支持。①

家庭是社会的细胞，家庭关怀是由专业和非专业护理人员以及病人家属在家庭中为患者提供的一种护理服务。目的是为感染者提供优质、适当的护理，使感染者能保持独立的生活状态，并最大限度地提高其生存质量。关怀可分为保健、治疗服务、心理恢复、长期维持、家庭压力缓解等形式。（孙东玲，2011）以家庭为基础对感染者实施心理关怀，不仅可以缓解医院、家庭和社区的压力，而且能使感染者获得更好的照顾。（金芳，白立石，李红霞，等，2007）澳大利亚在 20 世纪 90 年代初制订了艾滋病人群家庭关怀计划，其中就包括为艾滋病人群提供心理支持和精神健康服务，通过该计划的实施，改善了感染者的生存状况，满足了感染者的精神需要。法国社区在 20 世纪 90 年代初成立了艾滋病组织，在开展家庭关怀计划的过程中，对护理人员进行特殊技能的培训，为患者提供心理支持与关怀服务。②

然而，包括中国在内的许多发展中国家，大都没有经历过欧美国家针对弱势人群的社会支持与保障的发展过程。因此，适合于中国社会文化背景的感染者社区支持与家庭关怀模型尚未建立。但近年来中国政府在艾滋病关怀方面也做出了很大的努力，并对感染者社区关怀的模型做了一些探索性的研究。（李慧，罗玫，何景琳，等，2004；石作宏，袁飞，胡绍源，等，2004，2006；李红梅，瞿炳生，明永济，等，2006；段松，项丽芬，张保森，等，2006）但综观中国学术界对感染者的研究，从精神分析的角度对感染者的心

① http：//www.chinaaids.cn/zhq/Show Con tent.asp? 1m=071& sn=760.

② http：//www.chinaaids.cn/zhq/Show Con tent.asp? 1m=071& sn=760.

理障碍进行分析却处于一种“集体失声”的状态。对感染者的支持也就因此陷入了一种大家都能做，却往往“其实你不懂我的恐惧”这样一种非专业化、非操作化的模式之中。

三、 与艾滋病相关的政策保障

（一）艾滋病防治措施的相继出台

多年来，为了遏止艾滋病疫情的蔓延，降低艾滋病给个人和社会带来的不利影响，中国政府坚持“预防为主、宣传教育为主、防治结合、标本兼治、综合治理”的原则[①]，积极开展艾滋病的防治工作。卫生主管部门早在1985年就开始着手艾滋病的防治工作。1986年9月，中国成立了全国性的“预防艾滋病工作小组”，随后，全国31个省、自治区、直辖市（港、澳、台地区除外）成立了专门领导小组或协调会议制度。1987年国家制订了艾滋病预防和控制规划。1994年以来，国家进一步加强了艾滋病预防和控制工作，相继颁布了一系列规范性文件，中国首部关于防治艾滋病的地方性法规《云南省艾滋病防治办法》也于2004年3月正式实施。这一系列政策措施和法律法规等文件的颁布，一方面为中国艾滋病防治工作提供了政策和法律保障，为中国的艾滋病防治工作做出了关键性的贡献；另一方面也表明中国政府对待艾滋病防治工作的政治态度，显示了遏制艾滋病流行的坚定决心。

（二）艾滋病医疗服务体系的制度保障

几十年来，中国政府介入和干预艾滋病传播的项目和内容主要围绕以下几个方面来展开。首先是HIV病毒检测，为及早发现感染者，人人均可进行免费自愿咨询检查（VCT）。由各级疾病预防控制机构和其选定的医疗机

---

① http：//news.xinhuanet.com/video/2004-06/29/content_1553171.htm.

构等承担咨询检测工作，涉及的免费范围为艾滋病咨询和初筛检测（对高危人群多次筛查）。对于两次筛查结果呈阳性的人员，建议其做进一步的确认检测。地方政府对本人难以负担的确认检测费用可给予适当补助。

其次是母婴感染，这是艾滋病传播的重要途径之一。为切断该传播途径，中国政府充分发挥三级妇幼保健网络的作用，由承担孕产期保健及助产服务的医疗保健机构，为婚前保健人群及孕产妇提供免费艾滋病咨询；进行危险行为评估；建议并动员婚前保健人群及孕产妇进行免费 HIV 抗体检测。

最后是治疗与关怀。2003 年 12 月 1 日，国务院总理温家宝、副总理吴仪宣布了防治艾滋病的四免一关怀政策。“四免一关怀”主要是指：为农村居民和城镇未参加基本医疗保险等医疗保障制度的经济困难人员中的感染者免费提供抗病毒药物；为自愿接受艾滋病咨询检测的人员免费提供咨询和初筛检测；为感染 HIV 病毒的孕妇提供免费母婴阻断药物及婴儿检测试剂；对感染者的孤儿免收上学费用，将生活困难的艾滋病人纳入政府救助范围，按国家有关规定给予必要的生活救济；积极扶持有生产能力的艾滋病人开展生产活动，增加收入；加强艾滋病防治知识的宣传，消除对艾滋病感染者和病人的歧视。除此以外，国家对疫情较重地区经济困难的艾滋病人群常见机会性感染治疗药品费用也给予适当减免。由于母乳喂养会增加艾滋病母婴传播机会，劳动和社会保障部（现整合更名为人力资源和社会保障部）将齐多夫定（ZDV）胶囊、片剂，司他夫定（Stavudine）胶囊，去羟肌苷（Didanosine）散剂、片剂、咀嚼片和颗粒，拉米夫定（Lamivudine）片剂，以及奈韦拉平（NNRTI）片剂、胶囊等艾滋病治疗药品纳入医保报销范围。

（三）艾滋病政策实施的经费投入

1996 年起，中央财政开始拨付艾滋病防治专项经费，对艾滋病防治工作的投入不断增加。艾滋病免费自愿咨询检测费用，流行严重地区的艾滋病初筛试剂费用由中央政府支付，其他地区艾滋病初筛试剂费用由地方政府负担；咨询室、试剂管理、培训和宣传等其他艾滋病咨询检测相关费用，由地方政府安排。艾滋病常见的机会性感染减免药物治疗费用，流行严重地区艾滋病人群抗病毒治疗的免费药物、母婴阻断的免费药物及婴儿检测试剂费用由中央财政安排。其他地区艾滋病人群抗病毒治疗药物等费用由地方政府负担。卫生部（后更名为国家卫计委）用中央财政补贴为示范区提供部分经费支持，地方各级政府按照中央与地方不低于 1∶1 的比例提供配套经费，由省、地（市）、县三级共同承担，省级配套比例不低于 50%，贫困县的配套经费全部由省级承担。[①]

（四）艾滋病预防、介入和干预的项目配置

国际上普遍认为，深入、持久、科学而正确的宣传教育是预防与控制艾滋病传播的有效措施之一。但是，在中国，宣传教育工作的开展还很不平衡，农村、边远地区及少数民族地区尤为薄弱。中国目前正通过加大媒体宣传力度，增强对农村、学校、羁押、强制管理场所的宣传教育工作，把经营性娱乐场所作为宣传重点，针对青少年、妇女、流动人群、高危人群和脆弱人群的特点开展深入细致宣传，对过往旅客进行宣传，推动城市公益广告牌建设等措施普及艾滋病相关知识，反对歧视，为艾滋病人群营造良好的社会环境。推广安全套是预防和控制艾滋病经性传播的一种低投入、高效益的介入和干预手段。安全套供应以商业营销为主，同时对感染者免费发放。100%安全套使用项目已在海南、四川、湖北等省的娱乐场所推广实施。同时，开展美沙酮维持治疗与清洁针具交换相互配合减少吸毒者共享注射器吸毒的行为（《中国艾滋病防治的政策分析报告》2011）。针对吸毒人群艾滋病的预防工作，原卫生部、公安部、国家食品药品监督管理总局成立了美沙酮社区维持治疗国家工作组，并出台了《国家成瘾性药物治疗指南》，批准并启动了美沙酮社区维持治疗门诊和清洁针具交换点。

① http：//www.moh.gov.cn/mohyzs/pzcxx/200804/32041.shtml.

四、 中国艾滋NGO的发展

NGO是指与公共部门、私人部门相对应的另一个部门，又称非政府组织或者非营利组织。有些公共产品和服务，政府无法提供，或者不便于提供，或者提供的效率很低、成本很高，这时就可以由非政府组织出面完成。世界银行的研究报告认为，如果非政府组织吸纳感染和传播HIV病毒的高危行为者充当工作人员，或是代表这些人士的利益，将使公共项目的效果更为显著（《中国艾滋病防治的政策分析报告》2011）。在实践中，非政府组织在调查边缘人群的行为习惯，帮助高风险人群转变行为方式，通过事实转变人们的错误观念和为政府决策提供参考意见等方面，都发挥了巨大的作用，本部分内容将在下一部分做详细论述。

（一）艾滋NGO在中国的发展

在艾滋病防治工作中，各国经验都表明，与政府相比，非政府组织具有灵活性，容易深入目标人群直接开展介入和干预活动，在艾滋病防治方面具有独特的优势。例如，俄罗斯的经验表明，非政府组织与政府机构之间互相配合，在阻断艾滋病疫情蔓延的过程中发挥着重要的作用（Onishechenko，2007)。泰国HIV病毒感染者网络通过开展各种法律和政策倡导活动，逐步提高了抗病毒药物的可获得性；通过感染者志愿者提供综合性服务，协助进行随访并提高服药依从性。此外，还协助开展为孤儿提供社区支持和减少对艾滋病人群的社会歧视等工作。（Lyttleton，Beesey & Sitthikriengkrai，2007）由于艾滋病防治是一项涉及社会多方面的系统工程，借鉴国外经验，中国也出现了一批迅速发展并在艾滋病防治工作中发挥重要作用的非政府组织。在中国最早从事艾滋病防治的非政府组织，是成立于1988年10月的中国预防性病艾滋病基金会。艾滋治理领域中的NGO主要是在2002年之后快速增加，这一趋势与我国政府在2003年艾滋治理政策的变化有关。艾滋

NGO的组织形式主要包括：有政府背景的注册成立的非政府组织，包括全国范围的如中国性病艾滋病协会，以及在各地方成立的由各级政府主导，但不受中央层级同构型组织管辖的组织，如B市性病艾滋病协会等。除了在政府部门注册成立由国家法律认可的非政府组织外，还有众多的无法在政府部门登记注册成立的三类草根组织[①]（感染者组织、民间组织、基金会），据《2012年中国艾滋病社会组织名录》所收录的数据，非政府组织占80%以上。其中包含近65%的由各地感染群体组成，以改善群体生存困境为目标的感染者支持组织。各种组织数量分布如图2-1所示。

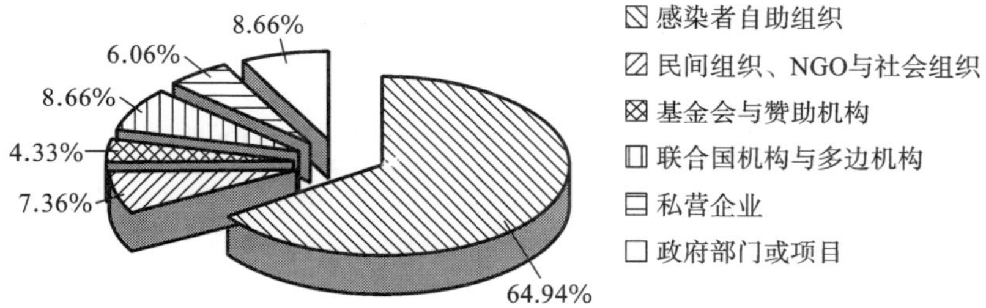

图2-1 中国艾滋病防治组织分布图[②]

这其中的感染者自助组织，均是由感染者自发成立的，而且根本无法获得政府的注册，却长期在基层一线为感染者服务，也得到感染者的认同。但因为各地感染者组织的能力及发展情况不同，组织的工作能力及介入和干预效果也存在着极大的差异。这些草根组织均不同程度地活跃在艾滋病防治工作的第一线，为艾滋病人群、孤儿及其亲属提供关怀与救助，在艾滋病相关知识的宣传、反歧视、生产自救等各方面开展工作。同时，在政府不便介入的敏感人群中，如性工作者、吸毒者以及男男性行为者等群体中，感染者组织也逐步开展工作，并取得了一定的进展。

目前，这些民间组织所开展的主要项目集中在宣传教育、行为介入、关怀救助三个方面。其中，宣传教育方面主要是致力于推动艾滋病防治知识的

---

① 清华大学NGO研究所的王名，以及公共管理学院的牛彩霞等人，在研究中都发现艾滋病防治领域中有超过一半的非政府组织处于未注册的状态。

② 根据《2012年中国艾滋病社会组织名录》编制。

普及和相关的调研、培训、推广等活动。(任学锋，姜亚伟，邵安娜，等，2005；张宁，武沐，2012）行为介入和干预方面主要是针对青少年、妇女、流动人口、吸毒者、同性恋者、娱乐场所服务人员等，开展有针对性的行为介入和干预行动。(都佳，申泰华，黄磊，等，2012；刘玲，梁阳，周志强，2010）关怀救助方面主要包括减少歧视培训、对艾滋病人群提供心理关怀、帮助感染者自助自救、收养艾滋孤儿等。(李宁，2010；王瑞，董丽芳，李恒新，等，2013）根据清华大学 NGO 研究所 2005 年开展的一项调查，在云南、新疆、河南等 24 个省、市、自治区的 157 家致力于艾滋病防治工作的 NGO 中，以宣传、教育、倡导和培训为主要活动的 NGO 数量最多，共有 61 家，占 38.9%；致力于感染者医疗、护理、关怀、救助、咨询、孤儿寄养以及艾滋病人群互助等活动的组织共有 32 家，占 20.4%；从事行为介入和干预的组织共有 8 家，占 5.1%；从事法律援助的组织共有 5 家，占 3.2%；从事资金募集和资助的组织共有 8 家，占 5.1%；进行综合性防治工作的组织共有 43 家，占 27.4%。(王名，刘求实，2006；王名，刘求实，陈旭清，等，2006）然而，并没有一家专门从事感染者心理疏导与情感支持的 NGO，并且缺少相关的专业工作人员与工作模式。

（二）艾滋 NGO 开展的在地治理

在艾滋病防治领域中，有相当一部分 NGO 是为感染者提供支持与关怀服务的，他们有的专门针对感染者，有的仅仅将其作为组织的任务之一。由于感染 HIV 病毒这一共同事实，感染者面临着许多共同的问题与困境，也就有着共同的需要与诉求。因此，他们自发地或在政府及其他组织、个人的支持下成立了组织，但由于运作模式、筹资能力与目标的不同，相关 NGO 为感染者提供的支持内容、支持力度与支持方式也各不相同，但总体来说，这些 NGO 的确为感染者提供了许多宝贵的支持。

首先，帮助艾滋病人群获取政府、基金会与社会的资源。由于艾滋病人群往往难以直接获取这些宝贵的支持资源，作为连接艾滋病人群与各类资源的桥梁，艾滋 NGO 能将感染者聚集在一起，在其核心人物的带领下共同寻找支持资源，拓宽资源渠道，并帮助感染者维护合法的权益。相对于政府而言，NGO 可以填补政府治理的空白，由于直接面对基层，民间组织工作方式灵活、运作成本低、效率高，实际工作效果显著，因此具有官方机构无法替代的工作优势。(韩俊魁，2008)

其次，通过艾滋 NGO 内部成员的互动与互助，创造艾滋病人群的支持网络，并发挥着情感交流、信息共享、资源交换、心理与精神的互助与提升等支持功能。由于艾滋 NGO 的亲民性，因此它们能比较深入地接触政府和一般公众难以触及的特殊社会群体，易取得他们的信任。尤其是许多艾滋 NGO 本身就是由感染者组成，面临着许多共同的困境、需求与利益诉求，因此往往能在情感上引起共鸣，行动上形成合力，资源上实现互补。(管健，李强，2007)

最后，帮助患者修复与改善传统的个体支持网络。一方面，通过将艾滋病人群的亲属纳入工作范围，对其进行反歧视的教育与培训，创造机会与条件增加患者与家人的沟通，从而增加其家人的支持力度；另一方面，积极开展反歧视宣传，改变普通人群、媒体、工作机构的态度与观念，从而为艾滋病人群营造一个宽容和谐的社会环境。(何义林，2007)

(三) 艾滋治理与在地行动的批判与反思

中国在艾滋治理与在地行动方面虽然取得了丰硕的成果，也在一定程度上减缓了艾滋病的流行与蔓延，感染者的生存状况更有所改善。但现有的治理理念与治理行动，往往存在着一定的执行偏差和未被认知与运用的力量，主要体现在以下几个方面。

首先，片面强调对艾滋病的预防，将艾滋病视作洪水猛兽，一方面强调艾滋治理要“御敌于国门之外”，另一方面将治理的重点转向高危人群，一度出现走向人人自危局面的趋势。这种思维路线把公共卫生具体工作中对于行为的划分标准和操作方法，故意扩大为社会分层意义上对于个人和群体的归类和定性，客观上为艾滋病歧视的泛滥成灾提供了理论依据，构成了艾滋病防治不力的主要原因之一。

其次，艾滋病被构建为一个社会问题，虽然“社会问题应该由全社会来共同解决”这样一个基本共识已经传播多年，但具体在执行层面，却存在着偏差。从 20 世纪 90 年代初期开始，艾滋病防治的“多部门合作”主张就一直被作为政府的主导思想。这更被认为是灵丹妙药，实则不过是以往计划经济时期“全能政府”的思想残余，违背了当时已经开始的社会管理分工化与专业化的潮流，反而造成了多部门之间“既然不能‘合’，也就无法‘作’”的尴尬局面。尤其是这种主张主要停留在公权力的层面上，客观上严重束缚了其他社会力量的参与，更阻碍着全社会共同解决艾滋病问题的进程。

再次，21 世纪以来，虽然各种非政府组织如雨后春笋般涌现出来，在艾滋病防治的实际工作中取得日渐显著的成效，但迄今为止，“社群主体”的思想并没有在艾滋病领域得以扩展。从学理上来说，社会治理与社群主体这两种思维路线之间依然存在某种张力，在实践中也确实发生过社群的抗争与冲突。因此，以社群为主体的思想虽然有可能把中国艾滋病防治事业推向更加美好的新阶段，但在实际的在地治理方面往往缺少足够的重视和充分运用，更缺少一种新的整合力量可以引领社会其他方面的发展。

最后，艾滋 NGO 在艾滋病人群的支持与关怀方面，虽然发挥着不可替代的作用，但由于感染者遍布中国各个省、自治区和直辖市，针对感染者服务的草根组织也各不相同，即使取得了一定的成绩，但各个组织的工作方式往往因人而异，因地制宜。此外，虽然各个组织都会关注感染者的心理状态，但却往往被感染者表达出“其实你不懂我的恐惧”这样的感受。总体来说，在中国艾滋病人群的支持与关怀方面，心理动力的支持与帮助并没有受到应有的关注，大家首先想到的依然是对于艾滋病的治疗（医疗）。诚然，关注健康是首要的也是必需的，对社会资源的争取，“解决感染者的生存和生活问题”，这一点本无可厚非，且在帮助艾滋病人群走出困境方面发挥着极大的作用。然而，在艾滋病人群的心理层面，相应的介入和干预却显得力不从心和重视不足，特别是从精神分析与精神治疗方面开展的心理动力与支持治疗，成为众多草根组织心有余而力不足之地。

第三章 关系论精神分析：关系建构与深化的治疗之道

我将申明：精神分析首先是社会批判理论。它并非只展示另一种心理模型或个人发展模型，而要对个人与个人间、个人与社会间的关系展开分析。

——Henk de Berg[①]

由弗洛伊德开创的精神分析既是一种无意识的心理学说，又是一种治疗心理疾病的方法。

——Mitchell

① Henk de Berg（1963—），德国文学与比较文学教授，著有Freud's Theory and Its Use in Literary and Cultural Studies An Introduction，NY：Camden House，2002.

心理治疗，特别是精神分析取向的心理治疗，从其创立之初，就没有摆脱与关系的联结。弗洛伊德早期曾经提出心理问题产生于不健全的关系，哪怕其后期对于个体孤立心灵的内部期望与防御冲突的分析，也要公开强调探讨关系等问题是没有任何意义的。而从20世纪50年代开始，很多心理学家都对关系问题进行了深入的思考。随着对关系问题重视程度的加深，心理治疗理论的基本观点和实践技术也发生了相应的变化。特别是科赫特在1971年首次提出，应该在坚持孤立心灵论和本能驱力论的基础上，借由三种不同的关系类型，实现分析人之前一直渴望但是未得到满足的自客体需求。为了能够准确描述自客体的关系本质，科赫特引入了自客体关系这一概念。科赫特认为，所有人，无论心理健康与否，一生中都需要自客体关系的支持，以保持其自身统合感。科赫特及其后继者同时认为，个体如果想要发展成健康、统合、连续的自身，关系是十分重要的。史托罗楼等学者更是强调，人们对自客体关系的需求也符合人们对情感协调的需求。自客体功能中情感协调的部分就是关系之所以促进自身统合感、自身体验积极化的重要方面(Stolorow，等，1987)。自身心理学与互为主体性理论的一个基本假设是人类都在追求一种健康协调的状态，人们总希望投身于一种新的关系，从这种关系中体验到新的自客体经验，满足自己曾经渴望但是没有实现的心理需求。可见，心理治疗过程中良好的转变到底能否发生，就取决于这个二元的动态系统——关系的建构与深化。

第一节 关系论精神分析的发展脉络

如果说1895年弗洛伊德和布罗伊尔合作出版的《癔症研究》（*Studies of Hysteria*）一书标志着精神分析的兴起，那么，在这之后的一百余年里，精神分析的研究领域不断地经历着发展、修正、调整、转向与变化。弗洛伊德及其后继者在理论与实务方面的不懈努力，带来了精神分析的繁荣。诚如宇宙大爆炸之后呈现的不同星系与世界一般，作为总设计师的弗洛伊德个人的发现勾勒出精神分析的宇宙，奠定了精神分析的基础和框架，描绘了精神分析的宏大蓝图。而他之后的追随者又积极发展出其他的不同方向，形成了多产而又丰富的精神分析思想学派。特别是经由英国兴起的客体关系理论（object relations theory），开始了精神分析的一种新的转向或称作典范转移（paradigm shift），即从驱力模型转移到关系模型，构成情感生活的焦点则从驱力转变为与他人的关系。弗洛伊德的主体（subject）概念也向互为主体性（intersubjectivity）转变，在这个转变过程中，主体和客体为了连接在一起，形成一个主客体的全体（Ogden，1996）。但是互为主体性一词至今尚未被心理学的教科书所收录，且其中文翻译，在互为主体性之外也往往被译作主体间（际）性等，对这一外来词的理解也同样见仁见智。

在本书中，作者试图使用“关系论”一词来扩大互为主体性概念下关系的内涵与外延。首先，在原有关系中引入互为主体性的含义，形成互为主体的辩证统一。其次，它包括了与自身的关系，使自身成为主体与客体的统一。再次，这个词含有一种中国传统文化的积淀，并不完全等同于西方的“relation”，而会在语义中体现如僧肇所说的“缘会”。最后，一方面是为了区别于现代汉语中的人际关系一词，另一方面是为了区别于特指米切尔（Mitchell）等人在20世纪90年代以来所倡议的关系论精神分析（relational psychoanalysis）。为了更好地说明“关系论”一词的含义，本书有必要从精神分析创立之初开始，回顾精神分析的发展脉络，以梳理出本书所使用的

“关系论”的意义。

Mitchell 等人将精神分析的重要流派依其发展先后分成两大阵营：建立在本能驱力基础上的弗洛伊德的驱力模型与强调他人关系重要性的关系模型。驱力模型包括了弗洛伊德所创立的精神分析及其后的自我心理学等体系，关系模型则包含了客体关系理论、科赫特的自身心理学以及新近发展的种种理论流派。(Mitchell & Greenberg，1983；Mitchell，1984；Skolnick & Warshaw，1992；Mitchell & Aron，1999)

一、 以驱力-冲突模型为代表的古典精神分析

（一）精神分析的诞生与驱力模型的发展

精神分析的历史是从一个名为贝莎·帕朋罕（Bertha Pappenheim）的分析人那里开始的。弗洛伊德和他年长的同事兼导师布罗伊尔（Breuer）给她所取的假名为 Anna O.（本书统一使用 Anna O.）。她开始是布罗伊尔而非弗洛伊德的分析人。1880 年 12 月到 1882 年 6 月间，布罗伊尔一直负责对她的治疗，Anna O. 长久以来一直饱受癔症之苦。那时候，在没有任何器质性病变的情况下，分析人表现出诸如斜视、无法移动四肢等一系列症状。当时的医疗诊断将其归因于大脑的疾病，但弗洛伊德和布罗伊尔接手后对此提出了心理学的解释。这个解释的关键来自布罗伊尔对 Anna O. 的医治，在催眠等治疗无效的情况下，布罗伊尔发现，一旦让 Anna O. 开始讲话，特别是 Anna O. 把癔症发生的情形与引发症状的事件联系起来，所产生的情绪得到一种释放，精神压力得到缓解的时候，她的症状就会逐渐消失，Anna O. 本人将这个方法称为“谈话疗法”。布罗伊尔也通过这个方法缓解了她的症状。以此案为基础，布罗伊尔和弗洛伊德于 1895 年发表了《癔症研究》，从此弗洛伊德踏上了精神分析之旅，而 Anna O. 后来不但病愈，而且成为一名社会工作学的先锋。

弗洛伊德从最早与布罗伊尔在被压抑记忆起因上的分歧开始，基于对癔症的研究，提出了心灵的地志学模型的假设，并将其区分为无意识、意识和前意识三个不同的区域；而到了 1923 年，弗洛伊德发现，地志学模型已经不足以了解冲突，渐增的临床经验与渐趋完整的概念，使弗洛伊德推论无意识的愿望与冲动和防卫起了冲突，而非与意识和前意识的冲突。而在这个冲突中，一个新的结构模型的假设变成解释心灵基本组成的必要模型，包括伊底（id）[①]、自我和超我。结构模型把自身的主要成分都放在无意识里，并且重要的界线是位于伊底、自我和超我之间。它们不再是区域之别，而是三种非常不一样的内在行事者（agency）。伊底是一个“充满了沸腾兴奋的大锅”，这些是兴奋、野蛮、没有章法而又冲动的能量；自我是众多管理功能的集合，这些功能能控制伊底的冲动；超我是一套道德的价值观及自我批判的态度，它主要由被内化的父母形象所组成（弗洛伊德，1933）。在这两个假设的基础之上，弗洛伊德的精神分析有两个基本主张：第一个主张宣称心理过程是无意识的；第二个主张宣称性的本能冲动在引起神经性疾病和心理疾病的过程中起着极重要的作用。弗洛伊德的这两个基本主张即后设心理学模型（meta-psychology），基本上涵盖了弗洛伊德经典精神分析的主要思想（车文博，1991），也为精神分析的后续发展奠定了坚实的基础。

（二）自我心理学的理论延伸与学术垄断

弗洛伊德在早期主要关注发掘无意识，确立无意识理论，此后，逻辑上的必然发展是提出伊底、自我和超我的人格结构，开始系统考察自我。因此，弗洛伊德的后期是自我心理学的启蒙时期，这项工作是由安娜·弗洛伊德、海因兹·哈特曼等许多自我心理学家继承与推进的。

作为弗洛伊德的女儿，安娜认为父亲对伊底过分重视，她认为应将理论与治疗焦点放在自我之上，她把分析自我作为解决所有精神分析问题的起

① 国内多使用“本我”，但学术界越来越倾向于直接使用英文 id 或其音译的伊底更接近弗洛伊德所论述的，姑且称之为 id。在本书中，无直接引用的论述外，均使用伊底称之。

点，确立了自我在精神分析研究中的地位。然而，安娜的自我心理学思想并未完全超出其父亲的观点，她认为自我仍然受制于伊底，“在适当的情况下，自我并不反对（本能冲动）这个入侵者，而是使自己的能量受它的支配”。(安娜·弗洛伊德，1968)

虽然安娜给了自我以合法的地位，但她的自我一味抵抗和防御伊底，也就更离不开伊底，而发展自我心理学的关键任务是让自我离开伊底，成为一个独立的结构。这项工作由海因兹·哈特曼继续下去，在弗洛伊德逝世的1939年，哈特曼出版了《自我心理学及其适应问题》（*Ego Psychology and the Problem of Adaptation*）一书，提出了无冲突的自我领域（conflict-free ego sphere)，从而为自我划定了一个独立的研究范围。此外，他还提出了自我的自主性和自我的根本机能——适应的问题。适应是自我试图在心理机制内部维持人和环境之间平衡的结果。适应概念的提出使自我回避了与伊底和超我的冲突，转向了人与外部环境的交互作用。

这些思想标志着精神分析自我心理学的正式建立与发展，但以哈特曼为代表的自我心理学者限制了精神分析的视野，着重于将正常人的自我心理发展也纳入其理论，使精神分析走上了带有保守主义的道路。他们促使了自我心理学的繁荣，但也造成了自我心理学在精神分析里一家独大，使众多相左的理论被逐出精神分析学界，抑制了古典精神分析的百家争鸣、百花齐放局面的产生。

上述驱力模型的核心假设为：性和攻击本能驱力是情感生活的首要的心理单位，心理在本质上是一元的、冲突的。根据这种观点，我们受到那些迫切要求表达的性欲和攻击欲望等本能驱力的驱动，被描述成是这些反社会的身体张力的一种混合物；我们处于本能驱力与社会现实的次要要求所构成的冲突之中；心理是由寻求表达的冲动与用以控制和引导这些冲动的防御之间的复杂折中所构成的；分析询问包含对婴儿本能冲动的揭示。同时，分析师在分析情境中应保持中立、匿名和抑制等态度，反移情被认为是对分析过程的一种干扰，必须得到相应的分析处理。(Greenberg & Mitchell，1983)

二、 以发展-抑制模型为特征的典范转移

（一）精神分析理论的客体关系转向

总体来说，自我心理学在美国的繁荣发展，将精神分析带到了一个过于强调自我与伊底冲突，过分强调先天生物学因素的阶段。在此之前，英国一大批精神分析学者则开始改变古典精神分析的理论基础，转而强调早期母婴关系对儿童心理发展的影响，形成了客体关系理论。客体并不意味着无生命的物体，而是指爱、恨及渴望等带有感情的人性客体。（Milton，Polmear & Fabricius，2004）这个概念最早是弗洛伊德在讨论本能驱力和早期母婴关系的背景中开始使用的；而在客体关系理论家那里，对客体与客体关系的关注超过了对本能欲望的关注，他们对人格形成中关系的影响给予了极大的重视。婴幼儿期对外在关系体验的内化形成了内部客体，这些内部客体反过来又会影响个体对外在关系的体验。也就是说，婴幼儿早期形成的内部客体就像内在的范本，影响个体对以后生活中其他人、事物的感知和反应。客体关系学派重要代表人物包括梅兰妮·克莱恩（Melanie Klein）、威廉·费尔贝恩（William Fairbairn）、哈里·冈特瑞普（Harry Guntrip）、唐纳德·温尼科特（Donald Winnicott）等人，他们认为自己属于精神分析的主流，却在某些重要方面改变了主流；他们提出了不太统一的理论，有些人甚至不得不发展出独立的理论。

克莱恩成为弗洛伊德理论与客体关系理论之间的桥梁，她保留了弗洛伊德对本能的强调，但认为本能与客体有内在的联系，改变了弗洛伊德认为驱力是无客体的看法，认为驱力是表示关系的，天生就是朝向客体的。从生命的开始，本能驱力出现在一个客体关系的背景中，并被客体所调整。（Clair & Wigren，2004）婴儿寻找乳房和食物不仅仅是为了能量的释放，这种对本能驱力和客体关系两方面的强调，与弗洛伊德认为驱力是无目标的观点有

显著不同。在人格的结构问题上，克莱恩与弗洛伊德也有不同看法，克莱恩认为自我在婴儿出生时即已存在，即使是超我也早在生命之初就被建立了起来。(王国芳，2000）她强调了最初的婴儿内部幻想世界的重要性，这是与部分客体相联系的充满了迫害和敌意的危险和焦虑的幻想世界，来自婴儿自己的死的本能。婴儿通过不断地运用投射、内射、分裂等机制去控制强烈的需求、恐惧和焦虑，使自己感到安全，并建立客体关系。她从一个新的角度看待发展，用偏执分裂状态和抑郁状态描述婴儿早期经历的两种基本的精神状态。(Mitchell & Black，1995)

费尔贝恩创造了一个纯粹的客体关系模型，认为人是被寻求客体所驱动的，完全否认弗洛伊德的人被本能驱力所驱动的假定。他认为，人有与他人建立关系的基本倾向，吸吮拇指的儿童不是要获得来自口腔的快感，而是用拇指作为代替物，替代缺乏或不能满足的客体关系。客体不仅是内部的人物或心理的再现，而且是心理活动的机能。他认为，自我有自己的能量，是建立关系的内驱力，他否定了伊底的作用，从根本上改变了自我的含义，并通过自我的多重亚结构理论重塑了自我理论。

温尼科特从未明确地与弗洛伊德学派的传统分裂，但他针对早年发育提出的发人深省的想象，对正统精神分析领域内部与外部都有广泛的影响。此外，温尼科特勾勒出的父母功能，如支持性环境（holding environment)、转渡客体（transitional object）等，也提供思考分析关系与分析程序新的发展隐喻。(Mitchell & Black，1995)

（二）以科赫特为代表的自身心理学的模型转换

自身心理学的创立者和代表人物是科赫特，他把精神分析的研究重点从本能驱力或自我转移到自身，把自身在人格结构中的地位提高到了前所未有的高度。(蔡飞，2004）他把自身看作是一个人精神世界的核心。他认为自身本身就是一个动力源，它是整个人格发展的动力，因此整个人格的发展与本能驱力无关。他通过临床上对自恋型人格障碍者的研究和治疗，在温尼科特等客体关系理论家提出的自身感的基础上前进了一步，把自身、自客体、病理发生学及治疗作为其理论和临床研究的核心。他在客体关系理论的基础上用自身模型取代了驱力模型，并通过客体关系建构自身，形成了在精神分析的内部发展中又一新的理论模型。

科赫特的理论整合在传统驱力模型之外，他的观点大部分来自他对自恋型人格障碍者的精神分析。在人格结构和治疗观上，他背离了驱力模型。首先，在人格结构上，驱力模型把神经症病人看作是有完整结构的人，带有用伊底—自我—超我来理解的结构，具有各种适应性和防御性的功能。驱力模型用压抑、俄狄浦斯冲突等来理解心理病理，而科赫特则把他的研究重点从本能驱力或自我转移到自身，把自身看作是一个人心理世界的核心，本能和自我都是从属于自身这一整体的。(郭本禹，2003)

其次，在精神分析治疗观上，科赫特通过对自恋型人格障碍者的研究和治疗，在客体关系理论家提出的自身感的基础上前进了一步，认为自恋与自身障碍意味着人格的真正中心结构是有缺陷的。也就是说，他认为是自身结构的缺陷而非伊底—自我—超我的冲突导致了许多人患病。弗洛伊德把自恋看作是病理性的且是不能分析治疗的。科赫特则认为，治疗的实质是使病人有缺陷的自身能够继续因早期自客体的创伤性失败而受阻的过程得以发展。(蔡飞，2004) 精神分析治疗的目的在于弥补自身结构中的缺陷，只要自身结构中的缺陷得到弥补，意识和自我的范围就会得到扩展，无意识中的本能冲突也会迎刃而解。

自身心理学是继驱力模型、自我模型、客体关系模型之后精神分析发展中又一新的理论模型。我们可以认为，科赫特对自身的强调是在客体关系理论的基础上对传统精神分析模型的扬弃，用自身模型取代了驱力模型，并通过客体关系建构自身，是精神分析的内部发展中又一新的理论模型。在科赫特之后，许多科赫特的追随者又对自身心理学进行了扩展，特别是形成了互为主体性的分析理念，丰富了关系论精神分析的理论与实务，他们与 Mitchell 等学者形成了精神分析的又一次典范的融合与转移。这部分内容笔者将在下一节做详细论述。

科赫特的自身理论与客体关系理论的关联与融合的有关观点在很多方面与费尔贝恩、温尼科特等客体关系理论家的观点相似，都强调关系的作用（Clair & Wigren，2004）。但是，客体关系理论关注的是客体关系对个体知觉感受方式以及个体同他人关系的影响，而自身心理学一直把自身以及自客体关系作为关注的焦点。而且在客体的用法上，科赫特与客体关系理论家们也有明显的区别，他使用自客体与真实客体等概念来表达客体关系的体验性质量，而不用客体关系理论家们常用的部分客体与完整客体等概念。他提出了一个核心概念——自客体，将其定义为这样一些人或客体：被体验为自身的一部分或为自身提供一种功能而被用于为自身服务的人或客体。（科赫特，1977，1984）科赫特认为，形成自客体移情关系是治疗自身障碍的前提，只有形成自客体移情关系，病人才能在分析情境中继续其童年时期受到阻碍的发展过程，才能发展出弥补自身缺陷的心理结构，才能得到真正的治疗。（科赫特，1977，1984；蔡飞，2004）

与驱力模型不同，关系模型的核心假设是：与他人的关系是情感生活的首要的心理单位，心理在本质上是双人的、互动的。根据这种观点，人类被认为是塑造并且不可避免地植根于与他人关系的机制之中，而不是被描述成各种生理驱力的一种混合物，人们既奋力地维持着与他人的联结，同时也在努力地将自己与他人进行分化；研究的基本单位不是作为一种欲望与外部现实处于激烈冲突的孤立个体，而是一种相互作用的场域，在这种场域中，个体努力去与他人发生联系并表达自己；欲望总是在关系的情境中被体验的，并从这个情境获得意义；心理是由关系构型而成的，人只有在过去与现在的关系情境中才能被理解，分析过程包含了对这些关系及其内部意象的一种参与以及观察、揭示和转化（Mitchell，1988，1993）。分析师不再被要求必须保持一种客观中立的态度，反移情被认为是促进分析性改变的一种有力手段，而不是对分析的干扰。（蔡飞，2008）

三、 以关系论为核心的整合模型

（一）米切尔等人的关系-冲突模型

关系-冲突模型是区别于驱力-冲突模型和发展-抑制模型的第三种选择，该模型认为心理是互动的，其基本成分是关系构型而非驱力及其派生物，同时它也强调了冲突的重要性并用关系的术语来描述冲突。（Greenberg & Mitchell，1983）米切尔（Mitchell）是关系论精神分析的集大成者，关系论精神分析的代表人物还包括刘易斯·阿伦（Lewis Aron）、欧文·霍夫曼（Irwin Hoffman）和丹尼尔·斯特恩（Donnel Stern）等。

米切尔等人的关系模型摒弃了驱力理论和纯粹的关系理论，而在一种具有广泛性和连续性的框架下，聚焦于关系模型内部的各理论流派的整合。为了实现整合的目标，米切尔提出了一个全新的整合性理论工具——关系基质。(Mitchell，1988）米切尔将关系基质当成一种组织原则和解释临床资料的框架（Clair，2004），它是与弗洛伊德驱力模型中的驱力概念相对应的。米切尔以一种典范的角度来使用关系基质概念，它包含着自身、客体以及这两者之间的各种相互作用模式。(Mitchell，1988）根据这种观点，人类心理在本质上是由关系基质所构成的。而且，关系基质这个概念还超越了简单的内外之分，因此使用关系基质来思考人类的心灵，能够帮助人们从一个更加抽象与全面的角度来看待人类个体，从而认为人类个体既接受自我的调节同时又接受关系场域的调节。(蔡志勇，2009)

因此，对米切尔而言，只有在这种同时包含着心理内部与人际关系这两个领域的关系基质中看待心理问题才是最有用的方法，因为它超越了简单的内外对立。米切尔也谈到自身问题。所谓的自身主要是通过与别人对立和建立关系而被定义和体验的。自身模型是一种在互动范畴内的组织模型，充当着与他人联系的通道，或者用于解释联系一旦建立将怎样维持下去。

(Mitchell，1988）因此，用时空的维度去思考自身，会使我们对自己的能力有一种比较丰富的体验。客体关系理论的自身模型重点强调了多重性和不连续性。自身的体验是不连续的，不同的自身组织是围绕不同的自身和客体意象而形成的，并来自不同的关系模型。而个体是这些相互重叠的复杂组织的合成物。（Clair，2003）但在米切尔看来，自身存在感不会随时间而改变，主观体验的连续性是自身感的核心。(Mitchell，1988）总之，米切尔对精神分析的驱力模型和客体关系模型进行了理论整合，对一些重要的精神分析概念进行了重新诠释，将不同的关系模型整合在一起，从而提出了独特而有整合性的关系模型。

除米切尔之外，霍夫曼的理论影响了斯特恩和米切尔，他在《病人作为分析师体验的解释者》(*The Patient as Interpreter of the Analyst's Experience*）一文中认为，有时候分析人可以帮助分析师发现分析师没有意识到的现实性，强调在精神分析过程中对分析关系的时时刻刻的觉知。他认为，精神分析是一种理解体验，能把体验转化为某种特定模式。(Hoffman，1983）但是这些模式是可以有很多种类别的。而在理解人类体验的时候，总是不可避免地带有模糊性和不确定性。因此，在霍夫曼看来，当代精神分析的转向不是从驱力模式向关系模式的转变，而是从实证主义向建构主义的转向，分析师和分析人共同构成分析关系的参与建构者，形成了霍夫曼的建构主义观点。(Hoffman，1991)

而斯特恩理论的关键词是“未陈述的体验”(unformulated experience)。未陈述的体验近似于斯特恩所说的无意识，他认为无意识不是一些主要被压抑的欲望和动机，而是一个未陈述的、没有清晰化的、没有符号化的体验(包括感觉、知觉和思维等广阔的领域)，是从常见的混乱到创造性障碍的过程。而一些未陈述体验的无意识，等待着分析师和分析人共同的体验与建构。在斯特恩看来，分析是随着分析师和分析人逐步的语言建构的过程。分析人的体验并不都是纯粹的过去的体验，也包括了对分析师的体验，连接了情境脉络中对于人际关系的理解与认知心理学中的建构理论，促成了后来关系理论化的发展。(Stern，1983)

阿伦则关注分析人的体验和分析师的主体性。他认为，在分析的过程中，分析人对分析师的好奇，对分析师个人主体性的发现是治疗的一个过程。这个分析过程是由分析双方共同决定的，是一种对于真理相对性与绝对性的共同建构。阿伦借用温尼科特的话，认为这个世界上没有分析人这种东西，分析人总是与分析师相联系的，分析师和分析人之间充满了交互性和互为主体性。因为分析师的主体性对分析人的影响是不可忽视的，所有精神分析的治疗概念（如移情、阻抗、反移情）在阿伦看来都是两个人共同建构、共同决定的。虽然治疗中双方的关系是交互性的，但是交互性不等于对等性，例如母子关系也是交互性的，但不对等。对于阿伦来说，分析的目的不是要达到分析关系的对等性，而是要达到某些特定能力的获得，尤其是在关系中体验到主体性和客体性的能力。(Aron，1991)

此外，尽管托马斯·奥格登（Thomas Ogden）并不认为自己属于关系论的精神分析学派，但他在《分析中的第三者：主体间运作的临床事实》(*The Analytic Third*：*Working with Intersubjective Clinical Facts*）一书中，提出了分析中的第三者这一新的主体概念。作为一个分析的主体，它发生在分析师和分析人作为分离的主体之间，在分析的脉络中，产生一种独特的辩证关系：没有一个分析人能够撇开与分析师的关系，也没有一个分析师能够撇开与分析人的关系，分析师与分析人是彼此相互依存、相互影响的。(Ogden，1994）而这个分析的第三者，在分析中创造出一个分析关系，这个关系有它自己的心理治疗目标、角色界定、价值系统等（Ogden，2004)，并在分析过程中，三者相互影响、相互建构。但分析的第三者是一个不对等的结构，因为它产生于分析关系的脉络中，被分析师和分析人在关系中的角色所定义，是一种被用来作为理解分析人体验的媒介，强调分析中的互为主体性。(Ogden，1994)

关系-冲突模型批判了驱力-冲突模型与发展-抑制模型所持有的心理一元论假设，摒弃了驱力-冲突模型中的驱力，矫正了发展-抑制模型对冲突的忽视的问题。

它既像驱力模型一样，认为人类体验中的首要心理斗争是强烈的欲望、愿望和恐惧之间的冲突；同时，它也像发展-抑制模型一样，认为心理的基本成分是关系构型而非驱力的派生物。在关系-冲突模型中，首要的心理动力冲突中的双方是各种关系构型，是任何单一关系中的不可避免的冲突性激情，是各种不同的重大关系与认同之间的竞争性的、必然会不一致的各种主张。（Mitchell，1988）

关系-冲突模型在本质上是双向的、二元的和互动的，它认为心理是互动的，心理的基本成分是关系构型而不是驱力的派生物，强调了冲突的重要性，并且用关系的术语来描述冲突。正如阿伦为界定关系论精神分析的本质所描述的：关系论精神分析既不是一个统一或整合的思维流派，也不是一种单一的理论观点，而是一组多样的理论，这些理论关注个人的、内心的以及人际的关系。将如此众多的关系流派联合起来的，既不是任何共同的心理玄学（metapsychology），也不是一种共同的对于古典心理玄学的批评，尽管这无疑是许多关系主题文章的一个共同元素。许多关系理论家的共同之处似乎在于，他们都强调精神分析过程中分析人与分析师之间的相互关系和交互性。(Aron，1996)

（二）关系论取向的后科赫特心理学

米切尔在1988年的著作《精神分析中关系概念的一个整合》（*Relational Concepts in Psychoanalysis an Integration*）中，他提出了两点创新：一是发展出了自己独有的整合性理论，即关系-冲突理论，如上文所述；另一项创新就是创造了一种用于容纳关系理论的框架结构，这个框架包括三个维度，即自身、客体与人际互动。不同的关系论思想都可以整合进这个框架之中，使不同的理论家可以用自己的方式将关系概念或关系理论整合进关系论精神分析之中。(Aron & Harris，2005)

关系论自身心理学的理论基础来自霍华德·巴卡尔（Howard Bacal）与肯尼斯·纽曼的思想观点。巴卡尔与纽曼认为，自身心理学实际上是一种客体关系理论。在客体关系理论中遗漏的却暗含的是自身概念，而被自身心理学理论忽略但显而易见的是，它心照不宣地认为一种特殊的客体关系——自身与其自客体之间的关系——在自身发展中占据核心地位（Bacal & Newman，1990）。两位作者坚持认为，自客体及自身，即自客体关系（selfobject relation）暗含着一种特殊的客体关系，它是自身体验的决定因素，是自身发展的媒介。(Bacal & Newman，1990）或者说，他们认为占据核心的应该是自身及其客体。他们指出，当一个客体在一种关系中被内在地体验为提供了功能，唤起、维持或积极地影响了自身感时，它就是一个自客体。通过聚焦于自客体功能和主观体验的重要性，他们主张，科赫特无意中遗漏了提供这种功能的客体。简言之，巴卡尔与纽曼主张，自客体最好被理解为自身的客体。他们的立场在自身心理学中独树一帜，因为客体与自客体之间的重要区别似乎被丢失了，或者至少被遮蔽了，而这一区别对于科赫特自身心理学观点的组织来说又是如此关键。他们还赞同主要客体关系理论家的核心思想，他们认为这些思想更清晰地描述了自身的某些方面。(Bacal & Newman，1990）

科赫特最初设想，自恋具有一条独立发展的路线：独立于已知和被接受的被归于客体爱与恨的路线。随着时间的推移，当他将对自身的研究移到中心位置，当自身及自客体成为所有病理学的基本角色时，他似乎修改了这种二元论。伴随着他对俄狄浦斯自客体的强调，他使这些成为这一发展阶段的中心议题，并且因此将客体爱与恨在移情神经症中降级为次要角色。这样，自身就成为核心的东西，而独立的客体则走向边缘。把一个独立创造中心的客体带回首要位置，的确要求建立自身与客体之间的某种关系模型，巴卡尔与纽曼的观点为这种努力提供了理论基础。对自身与客体之间的关系的强调，导致关系论取向自身心理学理论聚焦于要求人们重视当下、需求以及他人的作用，并将这些因素纳入对成长和发展的评估。传统自身心理学简单地避开了这个领域，而在心理治疗领域中，任何不承认作为一个分离实体的他人的地位的治疗，都不能声称自己是全面的。

关系论取向的自身心理学和关于自身成长、发展的标准观点的另一个领域有所不同，这与一个由科赫特提出的主张有关，那就是适度挫折是心灵的结构化的必要条件。适度挫折观点受到一些人的质疑，首推的就是巴卡尔。巴卡尔倾向于根据“适度满足”（optimal gratification）这一相关概念重新检查这个问题，其目标在于证明后者的重要性。（Bacal，1985）巴卡尔还提出，脱离更有效和包容的适度回应观念，任何关于适度挫折与适度满足概念的讨论都不可避免地卷入无法克服的理论困难和无尽争论。适度回应被界定为分析师的镜映在特定分析人及其疾病的背景下的特殊时刻，具有治疗上最重要的作用。同理心是分析师通过转向其内部世界理解分析人的过程。适度回应则指的是分析师向分析人传达其理解的行动。（Bacal，1985）他将适度回应放在自身心理学治疗概念体系中加以探讨，倾向于一个适度环境的主张，其中暗示着成长发生在没有挫折的生命周期和治疗情境中，显然，这与传统自身心理学的观念迥然不同。（Bacal，1985）

自身心理学关系论取向的另一个发展是建立了互为主体性的理论体系，它主要是由四位长期合作的自身心理学家罗伯特·史托罗楼（Robert Stolorow）、乔治·阿特伍德（George Atwood）、伯纳德·布兰德夏弗特（Bernard Brandchaft）以及唐娜·奥林奇（Donna Orange）的理论所建构而成。

所谓互为主体性，指的是这样一种视角，从这个视角出发，每个个体的体验和行动被视作嵌入于另一个人体验的世界的相互作用之中。Orange（1998）互为主体性理论的建构过程由六个阶段组成，这六个阶段及其主要思想观点可以概括如下：其一，他们通过心理传记学研究证明，各种精神分析理论源自其创立者的个人主观世界，因此精神分析需要的是一种关于主体性本身的理论，需要一种统一架构，它既能解释其他理论所揭示的现象，又能解释这些理论本身。这一阶段的代表作是由阿特伍德与史托罗楼合著的《云雾中的面容：人格理论中的互为主体性》（*Faces in a Cloud: Intersubjectivity in Personality Theory*）。其二，他们引入主体间场域的概念作为这个统一理论架构的基础。主体间场域是由组织结构各异且交互作用的主观世界所构成的系统。这一阶段的代表作是由阿特伍德与史托罗楼合著的《主体性的结构：精神分析现象学探索》（*Structures of Subjectivity:*

Explorations in Psychoanalytic Phenomenology）。其三，他们将互为主体性原则应用于一系列重要临床问题，如移情与阻抗分析、治疗作用、边缘与精神病状态治疗等。这一阶段的代表作是史托罗楼、布兰德夏弗特及阿特伍德合著的《精神分析治疗：一种互为主体性方法》（*Psychoanalytic Treatment：An Intersubjective Approach*）。其四，他们回到精神分析理论的四个支柱性概念——无意识、身心关系、创伤及幻想，从互为主体性视角对其重新进行定位。这个阶段的代表作是由史托罗楼与阿特伍德合著的《存在的脉络：心理生活的互为主体性基础》（*Contexts of Being：The Intersubjective Foundations of Psychological Life*）。其五，致力于探讨精神分析实践基础深厚的哲学理念，他们称之为脉络论。这一阶段的代表作是由奥林奇、阿特伍德与史托罗楼合著的《以互为主体性方式工作：精神分析实践中的脉络论》（*Working Intersubjectively：Contexualism in Psychoanalytic Practice*）。其六，穿透精神分析理论与实践的哲学基础，揭露并解构那些支持传统及诸多当代精神分析思想的假设，这些假设很大程度上是笛卡尔哲学的遗产，同时为植根于互为主体性脉络论的后笛卡儿时代精神分析心理学奠定了基础。这一阶段的代表作是由史托罗楼、阿特伍德和奥林奇合著的《体验的世界：精神分析中交织的哲学与临床维度》（*Worlds of Experience：Interweaving Philosophical and Clinical Dimensions in Psychoanalysis*）。这样，通过长期思索与实践，互为主体性理论被建设成为一种关于精神分析的宏观理论，而不只是一种心理玄学或临床理论。

互为主体性理论并不排除聚焦于心灵内部的精神分析传统，相反，它将内部心灵置于脉络中进行研究。在互为主体性理论家看来，古典理论的问题不在于其聚焦于心灵内部，而在于其没有认识到内心世界深深依赖于脉络，因为这个世界在一个活跃系统中形成和演变。主体间系统的概念既聚焦于个体体验的世界，同时又聚焦于在持续不断的交互作用影响下与其他此类世界的嵌入。这样，内部心理世界与人际关系领域之间的鸿沟得到弥合。（Orange，Atwood & Stolorow，1997）更进一步地说，在互为主体性理论家看来，一人心理学与二人心理学之间的区分已经过时，因为个体及其内心世界均是一个子系统，被包含在一个更具包容性的关系性或互为主体性的上位系统之中。(Ghent，1989) 二人心理学依然体现笛卡儿哲学孤立心灵的理念，是弗洛伊德精神分析思想所固有的。这种观念没有认识到关系在所有体验形成中的基础作用。当代精神分析的诸多纷争都源于一人心理学与二人心理学的区分 (Fosshage，1992)，而互为主体性理论关注内在体验与主体间场域的彼此构成，彻底取消了这种区分，也将诸多争论消弭于无形。

互为主体性理论认为，在精神分析情境中，分析师应该认识到自己和分析人构成一个牢固持久的心理系统，无法在不破坏分析体验完整性的情况下单独研究其中任何一方。此外，互为主体性理论并没有提出一套精神分析的技术规则，它甚至批评精神分析技术这一概念，认为它依赖于这样一个假设，即某个孤立的心灵（分析师）应该对另一个孤立的心灵（分析人）做些什么。实际上，互为主体性理论所界定的并非技术，而是贯穿分析人与分析师之间思维与工作中的敏感性。这种敏感性可以根据某些态度来进行描述。这保证了互为主体性理论观念可以持续向着不断拓宽和包容性的观点发展。(蔡飞，2008)

第二节　自身心理学对心理治疗的特殊见解

一、 作为心理治疗解释项的自身与自客体

（一）自身概念的界定

强调自身体验的中心地位被一些后来的自身心理学家认为是科赫特对精神分析科学的主要贡献之一。（Gedo，1981）但是，自身心理学的创始者科赫特始终没有为自身给出明确的定义，之所以出现这种情况，是因为他认为：

> 自身就像所有的现实——物理现实（我们通过感官所感知的世界的数据）或心理现实（我们通过神入所感知的世界的数据）——一样，在本质上都是不可知的。我们不能经由神入穿透自身本身，自身只有通过被神入地感知而获得心理显现（psychological manifestations）。（Gedo，1981）

科赫特在早期认为，自身是心理装置的一种内容，但并非这种心理装置的成分之一，即并非心理的行事者之一。（科赫特，1971）科赫特在后期才认为，自身是核心的最重要的心理构造，其形成与损毁位于成长与发展的中心。（科赫特，1977）它是一个空间上内聚、时间上连续的单元，是主动性的核心，是影响的接受者。（科赫特，1977）从结构上说，自身是一个包含着三个成分的两极性结构（或双极自身，bipolarself）。一极是志向（ambitions），它促使个体为权力和成功而奋斗；另一极是理想（ideals），它是个体向往和追求的目标。二者之间的领域则由才能和技巧（talents and skills）构成。志向为个体活动提供推动力，理想则引导个体的活动，为其

提供方向，二者构成个体行动的条件。自身两极之间存在的持续心理活动之流，被科赫特称为张力弧（tension arc），即实际的心理活动之永恒流动，建立在自身的两极之间，也就是说，一个人根本追寻的方向在于推动他的志向以及引导他的理想。（科赫特，1977）也就是说，个体在志向的驱动下，在理想的引导下，运用基本的才能和技巧从事一定的活动。（蔡飞，2008）科赫特在其最后一本著作《精神分析治愈之道》（*How Does Analysis Cure?*）中，认为才能和技巧独立于志向和理想，具有独特的发展道路，因此，科赫特虽未明确提出三级自身，但其自身实质上是三级性的，或称之为三级自身（tripolar self）。（White & Weiner，1986）

在科赫特之后，史托楼罗等人对科赫特的"自身"概念提出了意见并阐述了自己的立场。他们认为，在《自身的重建》（*The Restoration of the Self*）之后，遍布自身心理学文献中的一个概念含糊问题就是，术语"自身"既用作指称一个心理结构（体验的一个构造），又用作指称一种既存的力量（行动发起者）。（Stolorow，Brandchaft & Atwood，1987）在《主体性的结构：精神分析现象学探索》（*Structures of Subjectivity: Explorations in Psychoanalytic Phenomenology*）一书中，他们对这个问题做了讨论，认为：

> 自身……是一个心理结构，自身体验通过它获得内聚性和连续性，凭借它，自身体验呈现其特有形态和持续结构……明确区分作为一个心理结构的自身概念与作为一个发动行动的体验主体和力量的人的概念，是很重要的。作为结构的自身正好落在精神分析研究领域之内，而作为力量的人的本体论，在我们看来位于精神分析探究的范围之外。因为，只有前者才是可以通过神入接近的。（Atwood & Stolorow，1984）

为了避免造成混乱与误解，本书所研究的关系论视角下的自身，是指由史托楼罗等人界定的作为一个心理结构的自身，是心理治疗的一个解释项。

（二）自客体理论

科赫特认为，自身的发展与自客体具有密不可分的关系。自客体指的是他人或无生命的客体、抽象概念在心理的再现，它并不被体验为一个分离而实际存在的人，而是被体验为自身需求的扩展。自客体为自身提供重要的功能，在发展过程中经过变形性内化（transmuting internalization）成为自身的结构组成。（科赫特，1977）终其一生，人都具有三种基本自客体需求，即镜映（mirroring）、理想化（idealizing）和孪生（twinship），而自身的发展取决于自客体能否满足个体的自客体需求。（White & Weiner，1986）因此，如果要从精神分析得到治疗，就必须动员所谓的自身-自客体关系（self-selfobject relationships），这对于自身的发展与维持至关重要，人格的发展就是依赖原始的自身-自客体关系走向依赖成熟的自身-自客体关系。（科赫特，1984）

根据自身心理学的基本观点，随着时间的推移，每个人的自身体验通过与他人的相互作用而形成。这些人的行动和响应被体验为自身的一部分（自客体）。自客体是对他人内在的、负荷情感的体验。自客体功能随着时间流逝在自身的修补、维持和调节中的性质和动力是自身心理学研究的领域。当自身成熟时，个体为了维持自身结构而对客体相互作用的依赖逐渐减少。然而，每个人终其一生都始终需要积极的自客体体验。在自身面临危机的情况下，特别是自身与客体的关系出现状况时，会带来自客体联结的破裂，从而打破内在的平衡。约瑟夫·帕隆博（Joseph Palombo）最早从自身心理学角度思考哀伤问题，指出在自身心理学模型中，丧失重要的自客体，被视为一种自客体关系的丧失，它引起自尊的失衡，由此引起如哀伤与心理不适。（Palombo，1981）

此外，史托楼罗等人对自客体概念进行了扩展和改进。他们提出，在所有的生活阶段中，自客体功能从根本上说，属于将情感整合进自身体验构造的范畴，而自客体联结的需求属于对情感状态协调响应的需求。（Stolorow, Brandchaft & Atwood，1987）这种协调体验对自身分化的不间断过程以及巩固一个人自身知觉现实有效性的信念有着至关重要的作用。(Stolorow, Brandchaft & Atwood, 1987) 从临床上来说，自客体功能和自客体移情概念的扩展，使分析师可以对非常原始的边缘型和精神病状态进行精神分析治疗，而这种治疗在此前被很多人（包括科赫特在内）认为是不可能的。史托楼罗等人强调，自客体功能概念的扩大对应于更富于变化和独特的自身结构观念。一贯坚持运用神入模型，将使分析师走向理解自身的多维性，这种多维性源自位于各种心理组织水平上的自客体体验的多样性。(Stolorow, Brandchaft & Atwood, 1987)

（三）自身结构与等级

阿诺德·戈德伯格（Arnold Goldberg）的自身模型纯粹是心理学的，在《精神分析新观》(*A Fresh Look at Psychoanalysis*) 一书中，他运用结构主义概念框架分析自身结构，并描述了这样做能够使人们解释大量心理现象。他尤其强调，自身结构维度随着时间和空间延展，自身被视为一个开放稳定而又能够成长和变更的结构。(Goldberg, 1988) 自身在某个生活阶段是一个稳定构造，并将在成长和发展期间遵循一些规则并发生改变。(Goldberg, 1988)

戈德伯格将自身结构分为三个层次。第一个层次是这个结构的基本成分，或者说是这个结构的建筑材料，他形象地将其比喻为螺栓和螺帽。第二个层次是基本结构或构造。它由科赫特所描述的自客体移情构成，主要在调节和维持自尊方面发挥特殊作用。(Goldberg, 1988) 第三个层次是大量可观察的活动或表现，它与前两者相比，并非结构的运转或运行本身，但非常重要。基本上，戈德伯格将自身描述为一个结构，由一端的形式和另一端的特殊内容组成。主要病理与形式或自身的模型有关，而次要病理与其内容和意义有关。实际上，戈德伯格认为自身心理学之前的精神分析过于专注于次要病理，也就是说，过于关注由自身结构产生的内容或意义，如关注俄狄浦斯冲突存在的种种方式。戈德伯格认为，这种对内容的关注是不合时宜的，值得我们注意的是形式或模型，也就是与自身的整合性有关的主要病理的关系。戈德伯格提供了一个边缘型分析人的例子，该分析人在治疗中表面上从边缘型病理向自恋人格障碍、向俄狄浦斯冲突前进，但是一旦治疗结束，分析人就恢复到最初的边缘型运作。戈德伯格尖锐地评论道，这可能就是在治疗中过多地关注内容，即次要病理，而对主要病理，即自身系统构造的形式或模型关注不足的结果。他认为自身的整体形式才是自身结构的实质，它由各种自身-自客体关系所构成。(Shane, 1991)

二、 神入-内省：从分析到治疗的功能转化

（一）科赫特神入-内省的精神分析方法论

科赫特一生坚持神入-内省（empathic-introspective）的精神分析方法论。早在正式创立自身心理学之前，他就已经确立了神入-内省方法在心理学以及精神分析中的地位。他在 1959 年发表的论文《内省、神入与精神分析：对观察模型与理论之间的关系的考察》（*Introspection, Empathy, and Psychoanalysis: An Examination of the Relationship Between Modes of Observation and Theory*）中提出：神入（empathy）就是替代的内省(vicarious introspection)，是我们得以了解另一个人内部体验的方法。他指出，一种体验或行动，只有当其在经由内省和神入获得观察的情况下，才可被视为心理学范畴，而任何其他观察模型都属于物理学范畴。他以此界定心理学研究的合法领域。此外，他还强调，内省与神入是精神分析调查研究的基本成分。(科赫特，1959)

随着自身心理学的创立与发展，科赫特不断完善对神入-内省方法论的理解和诠释。在《自身的重建》一书中，他明确提出，精神分析的内容是由观察者的神入与内省的态度所决定的。或者说是可以通过内省与神入获得的那部分现实。(科赫特，1977）在他看来，神入与内省体现了精神分析的实

质，是区别精神分析与其他研究人性的科学的标志。因为，在研究人性的科学中，精神分析是唯一在基本活动中将神入与接近体验（experience-near）及远离体验（experience-distant）的理论结合起来的科学。换句话说，精神分析是一门独特的科学，因为它始终以通过内省与神入获得的资料为基础（科赫特，1977）。科赫特之后的一些自身心理学家从各自的理论立场出发，对神入-内省的方法论进行了发展。有的扩展其应用，有的进一步提出新的见解，也有的站在反对者的角度提出意见。这些都从不同方面丰富了自身心理学的方法，并认为神入不仅仅是一种研究心理的方法，更是一种治疗的支持。（蔡飞，2008）

（二）神入功能的分析

欧内斯特·沃尔夫（Ernest Wolf）同样强烈认同科赫特的神入-内省立场，在临床情境中将自己限制于这个视角中，而不是依赖治疗组合之外的其他资源获得灵感或指导。（Wolf，1988）他认为，在分析过程中，作为参与者的分析师，需要把自己放入分析人内部，重点应放在试图获得理解分析人的主观体验上。为了实现这一点，分析师除了要通过外部观察获得的所有资料外，还要分析自身对分析人的替代内省，这就是神入的立场。

沃尔夫分析阐述了神入的三种功能：第一种是界定功能。心理学中两种类型的资料——外部观察资料与内省资料，通过不同的观察领域获得。外部观察资料来自外在于观察者的领域，内省资料来自内在于观察者的领域，即来自内部。大多数科学与学院心理学涉及外在于观察者的领域，类似于自然科学。内在于观察者的领域，被界定为深蕴心理学的领域，资料在其中通过内省和神入获得。精神分析是最卓越的深蕴心理学，同样由其资料搜集方法决定。不过，沃尔夫也指出，这并不意味着精神分析可以没有外部观察资料，他认为精神分析是结合外部观察资料与源自内省与神入资料的深蕴心理科学。但是，没有神入，就没有精神分析资料，也就没有精神分析科学，因此神入在建构精神分析理论过程中具有界定功能。（Wolf，1998）

第二种是加工功能。神入的加工功能是其获得精神分析所特有的资料的过程。与其他心理学类似，精神分析运用有关分析人各种类型的资料或信息。这种资料可以包括直接观察，其中包括行为，尤其是言语行为，还有其他有关分析人的如个人史、家庭史、分析史等相关资料。不过，尽管为精神分析所用的这些资料严格说来并非精神分析资料，因为它们仅仅属于分析师对一个客体的观察，精神分析涉及个体内部体验，所以基本的精神分析资料必须归于个体的私人体验，但是接近私人体验只有通过自身的内省。对于分析师来说，想要拥有一些关于分析人内部体验的观念，他就必须把自己放到另一个人的体验中来感觉它，也就是通过替代内省。(Wolf，1998)

第三种是自身支持功能。日常生活中，我们都会体会到，被另一人理解的感觉很好。意识到该内部体验并响应以积极的温暖情感，将促进一个人的自身发展。通过尝试神入倾听，努力通过替代内省获得与对方的协调，从分析人那里获得资料。作为这种倾听活动的副产品，分析师将增强分析人的自身内聚性，增加分析人的自尊和幸福感。神入倾听具有有益效果，不管所获得资料的内容如何，也不管分析师在正确掌握分析人体验过程中是否会犯错误。(Wolf，1998)

分析人在开始治疗时通常会心烦、焦虑或抑郁。在多数情况下，人们会注意到，当分析师注意倾听而不打断时（除了偶尔澄清问题)，他们会有一种比较好的感觉。一般的情况是，治疗的最初阻抗阶段往往伴随着一个和谐的自客体关系阶段，此时分析人感觉相对良好，症状有某种程度的减轻，最初的紧张似乎从关系中被排除了。这并不表示分析人情况有任何改善，分析人的情况取决于分析人体验到一个与神入调谐的自客体（分析师）关系。这种现象过去曾被称为“移情治愈”或良好治疗同盟的证明。从自身心理学角度来说，这种神入使分析人自身将分析师作为一个自客体，将其体验为自身结构的一部分。分析人的自身由此得到增强，伴随日益增加的幸福感，体验到自身更具内聚性，尽管神入的治疗在精神分析治疗中的作用最开始仅仅是一个副产品，却越来越成为心理治疗的一个关键，发挥着不可替代的作用。其表现在：首先，经由神入拉近了分析师与分析人的关系，同样，分析师获得了分析人更多的信任；其次，经由神入分析师可以更好地理解分析人的处境；最后，经由神入的治疗，在形式上，是对一种关系的治疗，在内容上，对分析人起到了良好的支持作用。

（三）神入与互为主体性的分析与治疗

互为主体性理论的代表人物史托罗楼、布兰德夏弗特和阿特伍德等学者，他们明确支持科赫特的观点，认为任何总体上无法为神入和内省所理解的东西，都不在精神分析研究的范围之内。实际上，他们将神入-内省方法的运用作为科赫特自身心理学的三个基本贡献之一。这三个基本贡献密切相关：①坚定应用神入-内省探究模型界定和限定精神分析探索的领域；②重视自身体验的首要地位；③自客体功能。这三条原则构成自身心理学的理论基础结构，使自身心理学可以矗立其上。(Stolorow，Brandchaft & Atwood，1987)

互为主体性理论家认为，神入-内省探究模型指的是，尝试从自身主观参照框架之内而不是之外的视角理解人的表现。他们指出，科赫特在提出探究模型界定和限制精神分析的领域时，并没有充分意识到其重要意义，那就是科赫特朝着把精神分析重构为一门人类体验的自主科学，向人类主体性的深蕴心理学迈出了巨大的一步。他们还指出，科赫特的典范性贡献得到了同时代其他精神分析学者的认可，这些人尝试将临床精神分析的现象学洞察从唯物主义、决定论和机械论的普洛克路斯忒斯之床上解放出来。(Guntrip，1967；Schafer，1976)

互为主体性理论家认为，他们完全接受科赫特的主张，即神入-内省模型界定了精神分析事业的性质。他们认为，主体间场域的概念是一个与神入-内省探究方法论精确匹配的理论构造。他们的互为主体性方法是这一立场的自然和始终如一的应用，并致使他们得出理论结论。他们认为，精神分析是互为主体性的科学，聚焦于分析人与分析师的主观世界的相互作用。(Shane，M. & Shane，E.，1993) 由此可见，由于这些作者所采取的观察立场始终坚持在所谓的互为主体性领域之中而不是之外，内省和神入的核心地位得到了保证。也就是说，移情之外和关系之外的信息对分析师来说变得无关紧要，甚至不相干。此外，互为主体性理论家运用这一视角的意图在于高度聚焦和专门集中于分析师及分析人交互作用的效果，他们相信分析师采取这一视角就能够以一种决定性方式影响分析人的自身构造。而病理本身被理解为一种二人事件，是分析人与分析师双方的作用。互为主体性理论家认为，分析人确实是带着特殊的自客体需求和特殊的自身病理进入治疗的，但是这些需求在互为主体性精神分析场域中如何得到满足和响应，以至可以显著影响病理的严重性以及治疗的过程与结果。对互为主体性理论家来说，每一次诊断和治疗过程都只能在一个场域中被理解，该场域由两个彼此相互作用的个体主观内心世界构成，它们由互为主体性的神入-内省立场连接在一起。(蔡飞，2008)

在治疗方面，神入立场以一种完全不同的方向决定性地塑造了治疗对话。分析师的持续神入探究有助于一种互为主体性系统的形成，分析人在这个系统中日益相信其最深刻的情绪状态和需要可以得到神入理解。反过来，这又鼓励分析人发展和拓展自我反思能力，并且同时坚持明确表达其主观生活中更脆弱和隐蔽的区域。同样重要的是，分析人逐渐将分析师确立为一种理解性存在，通过分析发现，夭折的发展趋势得到恢复……持续神入探究的态度在建立、维持和不断增强与分析师的自客体纽带——构成治疗改变的心理转变的一个基本成分——在过程中具有核心地位。(Stolorow，Brandchaft & Atwood，1987）这表明，以前被认为体现了治疗工作的东西，可以根据特殊的纽带获得理解，这种纽带由于分析人的体验和期待得到的理解而确立。一般来说，随着治疗的进行，分析人与分析师之间建立共同目标并真诚合作成为可能。

互为主体性理论家后来又对其神入立场的治疗做了进一步诠释和说明。他们指出，这种探究寻求诠释分析人体验的无意识组织原则（神入），分析师体验的无意识组织原则（内省），以及二者之间相互作用所创造的波动性心理领域（互为主体性）。与中立态度不同，神入-内省探究立场并不寻求避免、最小化，或者否认分析师的心理构造对分析人体验的影响。相反，它承认这种影响是分析对话深刻的互为主体性性质中所固有的，并始终如一地寻求对其进行分析。(Orange，1991；Atwood & Stolorow，1991) 他们强调，神入-内省探究立场就像中立立场一样，可以被用于各种各样的精神治疗，并在分析治疗过程中不间断地自我反思。他们还强调，在神入-内省探究立场中，并不提倡否定或模糊分析人-分析师关系中不对称性的东西。这种不对称性的意义将得到研究，而不是被遮蔽。(蔡飞，2008)

(四) 精神分析神入治疗的治疗方法与治愈标准

科赫特认为神入具有广义的治疗作用。所谓神入的治疗作用，实际上就是指神入能为精神分析治疗营造一个良好的治疗氛围。但真正起到治疗作用的，是以神入为基础的，由分析师产生的理解与诠释。而神入必须贯穿整个治疗过程，唯有如此，精神分析治疗才能取得成功。

理解和诠释作为分析师治疗活动的两个步骤，它们是治疗的精华，构成治疗的基本单元。(科赫特，1984) 理解和诠释相互关联。一方面，理解是诠释的前提，诠释是理解的深化。另一方面，在精神分析治疗中，理解和诠释并未截然分开，通常相互结合，交错进行。分析师时而理解，时而诠释，交替之快，几乎难以区分。正是分析师的理解和诠释，使分析人遭受适度挫折，促使其通过变形性内化，把分析师发挥的自客体功能内化为自身结构及其功能。(科赫特，1984) 巴卡尔在适度挫折的基础上，提出适度回应的概念，认为分析人以这种适当的方式获得需求的满足，而这个过程本身就是具有治疗性的。在巴卡尔看来，这个共同治愈的因素就是分析人对分析师适度回应的体验，是一种被深深理解的感受，是一种减轻挫折与紧张的感受，更是变得丰富和获得满足的感受；而此刻治疗关系的质量使分析师确认他的回应对分析人来说是可用的，从而建立或恢复了和谐的自客体关系，满足了个体的自客体需求。(巴卡尔，1985) 巴卡尔认为，这也是所有心理治疗（无论是否为精神分析治疗）努力基础的内隐假定。(巴卡尔，1985)

而精神分析的治愈标准，其实就是心理健康的标准。自身心理学家认为，心理健康的人，其人格结构至少有一个部分已经确立，志向、技巧和才能以及理想化目标，构成功能正常的完整连续统一体。(科赫特，1978) 由此可知，自身心理学从结构和功能两个方面界定心理健康。就结构而言，自身结构要完整，其中的缺陷得到弥补；就功能而言，自身能充分发挥作用，具有活力。自身结构完整、缺陷得到弥补是因，自身功能正常、具有活力是果。

自身心理学认为，只要自身的三个成分有两个健全，自身就能正常发挥作用，因此，精神分析治疗如果使自身结构中两个成分的缺陷得到弥补，另一个成分即使存在缺陷，自身的功能也能恢复正常，自身障碍也能得到治愈。一般来说，得到弥补和巩固的是自身结构中缺陷较轻的那个成分，形成的心理结构就是补偿结构。

在精神分析治疗过程中，心理结构的形成机制同正常发展过程一样，充当自客体的分析师，如果能够运用神入、准确理解并接受病人的自客体需求，并做出恰当诠释，分析师理解、诠释和适度回应这三个步骤不断重复，把分析师所发挥的自客体功能转变成相应的自身结构，使自身结构的缺陷得到弥补，自身的功能得到恢复。实现了分析人最终从早期原始自身-自客体联结走向与成人生活正常联系的更高形式的自身-自客体关系。

三、 自身心理学对心理治疗的贡献

如果说心理学有一个长久的过去，短暂的现在，以及一个不确定的未来。那么，相对于精神分析而言，自身心理学也有一个长长的过去，而这个长长的过去，几乎每一步都融入了精神分析的历史。而这个短短的现在，也是在近二三十年来才有所体现，特别是科赫特及其后继者对自身及自客体的广泛发展，对神入与内省的深入探索，对关系的进一步考虑，以及对互为主体性的持续关注，才逐渐进入了人们的视野，极大地扩展了心理治疗的理论与实践疆域。

（一）丰富了心理治疗的理论视角

在基础理论方面，自身心理学家从各自理论立场出发，对科赫特提出的神入-内省方法论进行了发展。有的扩展其应用，有的进一步提出新的理解，也有的站在反对的角度提出意见，从不同方面丰富了心理治疗的理论与模型。例如，海格曼（Hagman）关于哀伤的理论模型，既补充了心理治疗在哀伤研究领域的理论指导，同时也为心理治疗提供了看待生命与死亡的新视角。而史托罗楼等人从互为主体性的立场出发，认为精神分析的心理治疗是在主体间相互作用中形成的，在这种相互作用中，分析师与分析人都做出了显著贡献。分析师通过持续的神入探究，使分析人感到被深刻理解。分析人从其自身主体世界深处出发，把这种被理解的体验编织进其独特的被动员起来的自客体需求之中，使遭到挫败的自客体发展过程得到恢复。分析师所发挥的这些自客体功能促进分析人的内聚性和情感与体验的整合，在分析人与分析师的互为主体性场域中共同构建，在治疗过程中得到治疗双方的深入探讨，以便更充分地发挥心理治疗的作用。此外，自身心理学家在科赫特关于自身、自客体、自身-自客体关系观点的基础上，采取批判的态度进行理论探索，进一步扩展了自客体概念，提出自身的结构与等级模型，并从关系论取向提出自身心理学的新理解。由此可知，自身心理学在一定程度上体现了其理论的多取向性、后现代性的特点，不仅丰富了心理治疗的理论体系，同时也为当代精神分析临床治疗实践提供了具有启发性的理论资源。

（二）扩展了心理治疗的实践疆域

临床治疗实践是心理治疗的灵魂，每一种具有影响的心理治疗理论流派或取向，都需要在临床方面证明自己，以此获得其他流派或取向的尊重和认可，自身心理学也不例外。在临床实践方面，自身心理学在心理治疗实践的基础上，将治疗目光投向更多的心理病症，积极探索，极大地扩展了治疗实践范围，丰富了心理治疗的内容。例如，将自身心理学应用于性心理问题、成瘾性问题和自杀问题等方面的治疗。而在治疗形式上，自身心理学并不拘泥于传统治疗形式，有夫妻治疗、家庭治疗、团体治疗、短程治疗等当代心理治疗常用形式，还被运用于精神分析师训练督导。此外，自身心理学的发展并没有完全局限于心理治疗内部，更从心理治疗外部吸取能量并向外延伸。自身心理学对医学、教育、社工、护工等职业的渗透，使许多助人工作者，包括医务人员、教师、咨询者、社会工作者等都可以将自身心理学的理论与实务中的内容运用到对工作对象问题的解决中，并发展为普通民众可以借以了解自己、分析他人、适应日趋复杂的社会人际关系、提高生活水平和质量的有力工具。

（三）深化了心理治疗对关系的理解

越来越多的自身心理学家发现，自己面对着一种日益复杂的心理治疗情境。在这个情境中，人类个体的各种主观体验，包括产生这种体验的自身，都分布于一个巨大的关系网络中，而我们每一个人都是这一关系的组成部分。因此，自身心理学需要把握的是，如何在这个动态的、关系性的主体间网络中阐释主体体验的意义，从而建构一幅新的心理治疗的图景。从理论上来看，自身心理学强调在关系中的理解与体悟，聚焦于关系中自身及自客体的崩解、恢复与重构。在实践治疗方面，自身心理学早已超越科赫特时代关注自恋人格障碍治疗的单一范畴和对象，而是越来越广泛地应用于对关系的构建与互为主体性的发展。自身心理学已经从单体心理学向多体心理学转变，形成一种一人心理学与两人心理学的统合体，它明确将自身、自客体和自身-自客体关系放在关系论的核心位置，注重在关系的存有下关注人们对意识到的当下需求以及他人的作用，强调从互为主体性的角度看待分析师对分析人神入的分析、适度回应与治疗，并始终在关系中将自身及自客体体验放在分析（临床）思考的核心位置。

第四章

从疑无路到又一村：用生命影响生命的征程

科赫特说，一个人是由理想为向导，而为雄心所推动，这有两个清晰的位置，一前一后。在后期，科赫特实际上添加了第三个位置，或左或右，同行、陪伴的位置，即与技能相关的第三极……我们终生都在寻找三个朋友：一个在前，一个在后，一个在左右。换个说法，我们都在这三个位置互相滋养，这是我对科赫特自（体）客体的研究狭隘的理解……科赫特会说，你会拥有这样的朋友，同时拥有自己。

——吴和鸣

自客体的需求，是一个人从出生到死亡的生命过程中都必定需要的……若一个人在其生命中，要体验自己在时空中一个完整而又和谐的个体，既可与其过去联系，又有意义地朝向具有创造力及生产力的未来，则在生命的每个阶段里，他必须体验到人性环境中有某些表征能对他产生愉悦的反应，对他提供理想化的力量及平静，能够喜欢他而默默地存在，且能正确地掌握他的内在生活，对其需求有同调地响应并在需要的时候给予适当的支持。

——科赫特

第一节 “向死而生”的生病历程

在中国的感染者中，X可以说是一个传奇人物，这不仅仅因为他一直在为中国草根NGO的“艾滋”事业奔波奋斗，更因为他的经历富有戏剧性。我们常常笑谈：据不完全统计，X可说是国内感染者中活得最长久的一个，而不是之一。诚然，这是一句玩笑，却体现着他作为一名感染者，在与艾滋病的抗争中，不仅改变了自己的命运，而且用生命影响着他人的生命。

我是在1997年确诊的，那个时候，除了恐惧，大家对艾滋病根本没有什么了解。我也一样，当时就如同五雷轰顶一般，脑子里一片空白：我怎么会感染，怎么会传给我，是谁传染给我的，我马上就要死了吗，而且会死得很可怕？之后这些念头飞快地在我脑海里闪过。想到马上就要死了，我开始担心会不会传染给我的家人。因为当时也没有什么网络，也无从获取相关信息，就连艾滋病是什么，都没有几个人说得清楚。大家只是隐约地知道，有这么一种病，人会很快死去，而且传染性很强。再有就是这种病与同性恋有关，那时叫“爱滋病”，爱情的“爱”。我又仔细地把化验单看了好几遍，包括名字和阳性反应等，你知道，这可不是闹着玩的。后来，我又去省CDC（当时叫防疫站）重新做了检查。（感染者X）

X说，他怎么也想不到，自己会感染这种病，只记得脑子一片空白。因为那时候，艾滋病还不像现在被认为是一种可控制的慢性疾病，而是一种宣判了死刑的传染病，说不定哪一天就被执行了“枪决”，并且具有极强的污名化。正是出于这样一种担心，正是想到自己马上就要死去，正是在污名化的阴影之下，X选择了告知家人，他的家人十分震惊，X连晚饭都没吃，就被父母赶了出来。

X认为，即使自己马上死亡，也不能给家人蒙羞。被赶出家门之后，他连夜离开家乡，坐上了前往B市的火车。当时，全国没有一家医院有专门收治艾滋病感染者的病房，包括YD医院也是如此。后来，因为有感染者需要接受住院治疗，在YD医院的安排下，感染者住进了医院太平间的隔壁，那里也就成了感染科的临时病房。

> 现在想想，那才叫真正的向死而生①，我在太平间的隔壁一住就是三个月。几乎每到晚上，总会看到有人在太平间里为去世的人美容化妆，天不亮的时候，就被推出去火化了。反观自身，伴随着病痛的折磨，我感受到死亡是那样的临近。特别是在晚上，孤零零地躺在太平间（隔壁），感受着异常的孤独与寒冷。整夜辗转反侧，无法入睡，已分不清是身体在痛，还是心在滴血。真希望能够以死来释放所有的痛楚，数不清多少个夜里，我都是抱着棉被哭着睡着。却因为一直伴随的发热、疼痛，不时从咳嗽和冷意中醒来，我感受到一种亲临死亡的无助与恐惧。（感染者X）

X起初对艾滋病也只有模糊的认识，认为得了这个病就会周身腐烂，体内长有许多瘤子，很快就会死亡。不仅没有药物医治，而且有着极强的传染性，让人心生恐惧。就这样，X独自一人忍受着恐惧、失落、自我羞愧和死亡压力的摧残。面对着死亡、疾病与周遭关系的破裂，他深刻地感觉到，比艾滋病更可怕的，不是死亡，是无人聆听与帮助的孤寂，是无处了解艾滋病相关信息的无奈，更是面对人言可畏的自责与恐慌。他突然觉得，自己也许不会等到病死，就已经被艾滋病吓死。

那三个月，是X向死而生的开始。他开始思考：是努力活下去，还是选择死亡。其实不是没有想过自杀，他试了好多次，刚好一个人在B市，就想着，死了（liǎo）死了（liǎo），一死百了（liǎo）。当时准备过跳楼，只是站上去就害怕，没有跳下去的勇气；也设想过卧轨，可看着地铁一趟趟地经过，还是退缩了回来；也尝试过在病痛中自生自灭，可连续三天的昏迷之

① “向死而生”这一用语第一次出现，就是在这次访谈中。笔者由于意识到受访者（亦即分析人）本来就具有某种自觉或不自觉的“理论”能力，因而特别记住他所用的这个词汇，后来整个研究过程证明了X实在是一位好理论家，虽然他自己从未以此为豪。

后，他又奇迹般地醒了过来。当时就想，既然没有死的勇气，那就努力好好地活下去，活一天赚一天。恰好此时得知美籍华人何大一博士研发了鸡尾酒疗法，他就想，一定要活下去。因为之前一直做生意，还有一些积蓄和资产。于是，为了生存，他卖掉了自己的房子，去黑市换美元，再从国外买药回来。由于服用的药物具有很强的副作用，X 出现了皮疹，并伴随着发痒、发热和上吐下泻，身上好像有许多小虫子在爬，肚里也好像有什么在燃烧。

当时医生和护士对我还是十分关心的，这也让我的内心有了些许安慰，虽然他们并不了解我的痛处，但没有放弃对我的治疗。此外，在护士的建议下，我们几个感染者相互帮助，因为我的皮肤发痒，又为了防止我抓破皮肤引起感染，几个感染者就轻轻地擦着我的身体。而我，则跟他们讲自己的故事，讲我所了解的艾滋病，讲国外如何治疗艾滋病，等等。为了加强营养，增强免疫力，我们共同配制了符合自己饮食结构的饭菜。在医生护士和感染者的精心照料下，我的疹子退去了，又服用了一些中药，也不发热了。虽然就这样度过了危险期，但我深知，花费巨额资金从国外买来的药物，并不能真正治愈艾滋病，也仅仅是对 HIV 病毒的一种控制，抑制其生长，我还是逃不出死亡的牢笼。

回头想想，艾滋病彻底改变了我的人生。因为艾滋病，家人不再接纳我，朋友突然消失，那个时候虽然没有像现在这样的网络、手机什么的，但是消息传得特别快，一下子身边的人都知道我感染的事了。那个时候，我处于一种有病毒没朋友，有恐惧没安慰，有歧视没支持的境地。（感染者 X）

在服用抗病毒药物一段时间之后，X 的病情得到了一定的控制，也渐渐适应了药物所带来的副作用，他开始重新思考自己要如何活下去。那个时候药品是从国外买的，特别贵，而且副作用极大。他当时就想，既然艾滋病是免疫系统的疾病，那么，是否可以通过提高自身的免疫力来对抗 HIV 病毒呢？

为了提高自身免疫力，我在饮食上特别注意，感染以前，我在家是基本不做饭的，而现在，我很少吃外面的东西，还烧得一手好菜。为了提高自身免疫力，我调整了自己的饮食结构，戒烟戒酒，减少影响身体健康的食物和行为，再想吃也会努力克制。为了提高自身免疫力，我每天还加强锻炼：跑步、打球、练太极等。我几乎是按着计划吃每一天的饭，做每一天的事。同时，出门都会戴口罩，开始人们认为我是怕被别人认出，其实不然，我就是为了避免感染，保护自己。此外，我还参加了一些抗病毒药品的试验，吃那个唐草片。① 总之，每天按时作息，生活也格外规律，尽自己最大的努力，提高免疫力，与 HIV 病毒对抗。我一度认为，这样小心翼翼地生活着，总可以吧。(感染者 X)

但是，那个时候的药物并没有现在这么便利和有效，自身的努力虽然起到一定的作用，但仅仅依靠自身的努力，仍无法与 HIV 病毒的复制生长相抗衡。而且，X 不仅面临着缺医少药的局面，还要为了药物而奔波筹钱，更缺朋少友，任何事情都要独自面对，一个人承受着孤独。在持续了大约一年之后，X 又一次住院了。

尽管这一年间，我的身体也会三天两头地出现一些不舒服，但凭借自己的努力，终究还是挺了过来。而这一次，是真的差点“见了阎王”。由于精神不佳，在医院住院期间，也许是药物的作用，我的脸总是泛着黑色。每当有人问及，我的心就砰砰发抖，心想：这下完了，药物是不管用的，自己的努力也是不管用的，我马上要死了，病毒已经侵入皮肤。我一直记着“讳疾忌医”这个成语里提到的，病是先从肌肤到体内，而艾滋病应该也是如此，而我越是这样（恐惧），身体状态越是不好，体重骤减，人越发消瘦了。(感染者 X)

---

① 我国自主研发的一种提高人体免疫力的药物，清热解毒、活血益气。用于艾滋病毒感染者以及艾滋病患者（CD4 淋巴细胞在 100～400 个/mm^3 之间），有提高 CD4 淋巴细胞计数作用，可改善乏力、脱发、食欲减退和腹泻等症状，改善活动功能状况。

那一次X病得很严重，身体多处并发机会性感染，一天有12个小时在不停地打着点滴，人也昏昏沉沉，分不清是黑夜还是白天。也许是药物的作用，抑或是机会性感染的原因，他感觉根本无法控制自己，整天瘫在床上，连大小便都不能自理。医院也曾两度下达了病危通知书，他对自己是那样的绝望。因为一直坚持不告诉家人，也就没有家人的照顾，但在住院期间，YD医院的医生、护士和一些病友，他们的精心照顾和细心呵护，让X再一次获得了重生。

那一次，我真的以为自己要死了。而且死在异乡，死于这个丢人的艾滋病。尽管后来药物还是控制住了我的病情，但我依然需要住院治疗。每天躺在病床上，想着自己这一年多来的努力，却始终无法与HIV病毒对抗。反而，身体有一丝的不适，我就变得异常紧张，整天摸摸这，摸摸那，心惊胆战地活着。一方面，缺乏对艾滋病的了解，一有风吹草动就惊恐不已；另一方面，实在是没有几个人能够帮助自己。住院期间，除了医生护士和几个病友之外，其他一切都要靠自己。不过，现在回想起来，要不是这几个病友，可能我也活不到现在。那个时候，病友照顾我的生活起居，为我精心准备饭菜。担心外面的饭菜不干净、营养跟不上，他们就自己做饭，就是感染科楼下，用小煤炉自己做饭、煲粥。特别是病重的那些天，连去卫生间都要他们的帮助。你不知道，我入院的时候，骨瘦如柴，是被抬着去的医院，在大家的精心照顾下，一个半月后，我活了过来，还长胖了许多。（感染者X）

那些时日，X的内疚和恐惧感时常出现，并不时地伴随着噩梦。有一次，X梦见自己将感染HIV病毒的事情告诉了一位好友，将自己的病因、感觉和身体状况全部告诉了这位好友。结果，一传十、十传百，成了公开的秘密，好像整个世界都知道他感染HIV病毒了。

那个时候，总是噩梦不断：人们都在追赶我，不让我停下来，我就一直跑啊跑啊。眼看就要跑到家了，突然间，天空下起了大雨，顿时，所有追我的人都消失了。不知怎么，家就在眼前，我爸、我妈、我弟都在，只是家里的雨下得更大。我怎么努力也回不去，就像电影里的鬼打墙，只能远远地看着。眼看房子就要倒了，我喊破了嗓子他们也听不见，更看不见我，看着房子快要在雨中塌陷，父母亲人都消失了。我一惊，醒了。醒来之后，头上全是汗，心在不停地呼呼乱跳。这样类似的梦出现了好多次，梦会重复，之前我都不信，而且，有时候醒了还能接上。我记得一个病友说，梦都是反着的，让我不要担心。可我觉得，那个梦里讲的，就是我的现状：有家不能回，遭世人唾弃。（感染者 X）

X 认为，住院期间，与病友的聊天和互助是最开心的，因为大家对艾滋病的了解都很少，不像现在，各种信息满天飞。由于彼此缺乏艾滋病的相关知识，想找些专业信息都很难，反倒是大家之间的分享及时而有用，也让大家彼此熟悉对方，获得来自病友的宽慰与理解。在彼此的帮助与分享下，X 对艾滋病及其相关的内容有了更多的了解，也确实舒缓了他对疾病的压力和恐惧，不再觉得全世界只有自己一个人是这样，内疚与罪恶感也因此减轻。而病友之间的彼此帮助，着实像一根根救命稻草，将他从无助的深渊中拽了出来。

X 终于又一次在与 HIV 病毒的抗争中活了下来，他之后总是对第二次的死里逃生念念不忘。因为在他最困难的时日里，不仅是医生精湛的医术，更是病友们的照顾、体贴、关怀、理解与认可，让他在经历了九死一生后还有重新活下来的勇气和希望。

此次病愈之后，X 深切地体会到，对于艾滋病的治疗，一方面亟须改变缺医少药的现状，另一方面要加强对感染者的支持与关怀。X 常说，这就像我们的两条腿走路一般，缺一不可。可在 2000 年之前，既没有有效抗病毒药物的投入，也没有同伴的帮助与理解，感染者就像坐在轮椅上，一条腿都没有，在与艾滋病的抗争中，处于能滑到哪里算哪里的状态。于是，他便下定决心投身艾滋病介入和干预领域，开展针对感染者的支持与关怀服务。

也就在之后不久的 2001 年，X 结识了 Y。一个能给予他真正理解、支持与帮助的人。Y 并不是感染者，他最初也只是想帮助 X，特别是在 X 倍感无助的时候。X 说，有段时间，他每天都要给 Y 打完电话才能平静入睡，他可以向 Y 说出自己所有的苦闷与心酸。Y 也会认真地聆听，让 X 感受到，这个世界上，Y 是最了解自己的，好像比自己更了解自己一般。对于同性恋的苦楚，对于艾滋病的愤恨，对于周遭世界的偏见，他都能感同身受。在 Y 面前，他可以把自己的情感直接宣泄，更能得到 Y 的响应与支持，那种感觉，让他很是依恋，也很满足。X 说，结识 Y 十多年了，他们不分彼此地支持关怀着，特别是在自己身体有诸多不适的时候，Y 的存在，给予他的照顾与宽慰，是他一次次战胜病毒、勇敢面对的原动力。X 笑着说："Y 总是说，在他面前，我就像小孩。"（感染者 X）

要说 Y 吧，还有许多你不知道的事情，可以说，是他治好了我手抖的问题。有那么一段时间，我发现自己不喜欢出门，整天待在家里，我开始觉得头痛、胸闷。起初症状十分轻微，但随着时间的推移慢慢严重起来，疼痛时，我甚至要揉着胸口和头部。伴随着这些疼痛，我变得越来越忧郁，头痛与胸闷更加严重。后来，还出现了手抖的情况。一开始以为是身体虚弱所致，可后来这种病症并没有减轻，往往一想到艾滋病，或者是身体出现任何异样，哪怕是一个小小的红点，我的手都会不由自主地颤抖。而且越是想要控制，越是做不到。一个人的时候还好，如果还有别人在场的话，连杯水都拿不住，药也吃不到嘴里。我以为，这一切都是 HIV 病毒的结果，是由 HIV 病毒造成的。有一晚，我觉得自己快要走了，我有一种要崩溃了的感觉，脑海里不停地出现死亡的信息，手颤抖得更加剧烈。后来，Y 发现了我手抖的问题，建议我去看看心理医生，并且告知我这不是因为 HIV 病毒造成的，是我的压力太大所致。Y 告诉我，他在紧张的时候，也会出现手抖腿抖的问题。当听到 Y 的这一番话的时候，我感觉自己一下子解脱了，知道原来这不是死亡的前兆，手抖也就奇迹般不那么剧烈了。为了治好手抖，我还去L医院[①]看了心理医生，我没有说自己是感染者的身份，医生给开了些药片，要求一日服用两次。因为害怕再次手抖，我每过几个小时就吃一次药，为了抑制手抖，我最后对药物产生了严重依赖，人也变得更加封闭，不再愿意与外界联系，所经营的生意也损失惨重，最终不得不转让给他人。应该说，那个时候是我人生的最低谷，身体发病，心理困扰，生意受挫，药物依赖与冲突。[②] Y注意到我的状态不好，知道我为了抑制手抖而对药物产生的依赖，更因为手抖而不愿意与别人见面。他了解我的担心，他说："我明白，你想为感染者服务，帮助他们，却又担心自己的手抖会影响大家对你的理解与信任，你是要给大家树立一个榜样，而不是一个被艾滋病吓得手抖的人。"他的话似乎又一次点醒我了，他说："你就是一个感染者，还是一个公开身份的感染者，那你为什么就不能担心害怕呢，你为什么就不能向世人展示你的忧郁呢？"（感染者X）

Y认为X的手抖是心理压力所致，虽然起源于对艾滋病的恐惧，但更多地表现为一种对自己不够好的担心，担心手抖会影响自己在社会中特别是在感染者中的形象。因而，X选择了一种逃避的方法，要么用药，要么选择自我封闭。在Y看来，X的逃避行为正是最有害的。虽然逃避一时避免了这一次手抖的发生，但为这一次与下一次之间的手抖问题的恶性循环提供了持续性的动力。因此，Y建议X用平常心对待手抖，当出现手抖等症状时，不与症状作对，不努力对自己说要让手抖停下来；相反，倒是要包容它，"抖就抖吧，怂恿它，你抖啊，你抖得厉害点，看你能把我抖成什么样"。并坦然地面对手抖，公开承认艾滋病所带来的心理压力。这样，既有效地从心理上打破精神交互的作用，进而防止手抖的恶性循环，又可以引起众多感染者对心理压力的重视，注重心理支持，这也成为A组织日后关注的焦点之一。

① 精神疾病的专科医院。

② 因为X没有向精神科医师袒露自己感染HIV病毒的事实，而他服用的精神类药物又与抗病毒药物有所冲突，最终导致X产生各种不适。

后来，在Y的精心照顾下，X从Y那里得到了更多的支持与关爱，比如出现手抖时，Y会鼓励X做自己擅长的菜，一方面缓解了手抖的问题，另一方面也让生活充满了欢乐。在公众与感染者面前，他坦承了自己手抖的问题，总是半开玩笑地说："HIV病毒没什么了不起，它攻击不了我的身体，就开始攻击我的心理，一度把我吓得手抖了，可它是吓不死我的。再看你们，没一个手抖的吧，你们个个都比我强。"（感染者X）

在Y的陪伴下，X还坚持每日锻炼，他的身体开始康复，而且手也渐渐变得不那么抖了，这又让X重拾了自信，手抖问题也渐渐消失。正是在Y的支持鼓励下，他们共同创建了A组织，又建立了为感染者提供临时住所的爱心家园。[①] A组织的发展，离不开他们俩的并肩战斗与不分彼此的通力合作。

> 我们创办A组织的目的其实很简单，就是想帮助那些当年像我一样的人们。因为对艾滋病的不了解，加上对艾滋病的恐惧，感染者们往往自我封闭，不与人接触，更有甚者拒绝上药。说白了，好多感染者是被自己吓死的，或是被自己的无知给耽误了。最简单的一点，你跟感染者说，艾滋病是一种慢性病，别说你说，就是大夫说了，许多人也不信，但是，我们说了，他们就信。为什么？因为你们知识分子只会讲大道理，我们却给他们解释，我就是活生生的例子。我拿我生病的经历跟大家讲，向大家解释。有的时候，他们还没张嘴问，我就知道他们想问什么。所以，他们特别相信我们，依赖我们。有的感染者，没有我们的陪同，连医院都不去。像C，整天就在我们这儿，帮我们做饭，比上班都准时。有时候我说，我们也没能力给你开工资，你这么辛苦，不用天天来。C说，我就是爱来这，爱听你们聊，听你跟他们讲你的生活，怎么理解艾滋病，怎样活下去，活得更好。其实从我们组织的角度来看，简单地

---

① 为了做好对A机构的保护工作，故使用一个在艾滋病组织中非常常见的名字，又可以体现他们在组织名称方面所体现的用心。

说，对感染者的关怀可以分为关注他们的生命和生存两个方面，也就是说，对感染者的关怀，不是一个临时性的工作，也不是仅仅让他们按时吃药、组织大家沟通交流就可以完成的。在我们看来，这更是一种全程照顾的理念。其实在服务中我们发现，如果从感染者首次确诊开始接受我们的干预，那么工作的开展会容易得多。因为，首先我们是从阳性告知方面着手开展的，因为确诊报告都是要经过确诊试验室的，而在此期间，感染者往往异常焦虑。一般来说，感染者在医院采血初阳（初筛阳性）之后，往往经历的就是简单一句"回去等结果吧"这样的答复。我们的经验发现，这个时候，如果能够做好感染者的工作，真正地给予他支持，他就会变得特别信任你、依赖你，也能帮助他较好地度过这一周的时间，更为开展此后的工作打下了基础。其实，我们最头疼的，往往是由别的组织或是自己去采血初筛，或是在医院采血后，自己一个人煎熬了一周。一周之后，突然接到医院或是 CDC 的通知，来取结果吧，结果却是阳性。那个时候，感染者往往一下子就崩溃了。这样的例子我们见了许多，当他感到天崩地裂之后，或者又过了许久之后，听说 A 组织可以为他们提供支持关怀时，对这样的感染者开展关怀工作就会比较困难。当然，不是说这样的感染者我们就没办法关怀，只是他的反抗性更强烈，更不容易信任我们。（感染者 X）

对感染者的治疗不应当只是寻求修复损伤和恢复生命的平衡，更要提高感染者的生存和生命质量，帮助感染者克服无望感和无助感。而后者，往往是在医院所不能获得的。感染者组织恰好可以发挥他们的专长，为感染者提供支持与关怀，帮助他们解决生命、生存与生活问题，帮助感染者重新站起来。他们与感染者共同形成一个对抗 HIV 病毒的结合体，共同迎接艾滋病的挑战。正如 X 所说："在我们组织，我们没有讲那么多的大道理，有的就是真诚和耐心。我们能够想他们之所想，与他们结成共同体，在互帮互助中实现助人自助。"（感染者 X）

在我看来，"向死而生"这个说法真的很给力。在与艾滋病的抗争过程中，永远没有那么一帆风顺的，每个人都要经历几次大的起伏转折。而在这个时候，能有他人很好的支持与关怀，也许就因此而成长。我没太高的文化水平，只是根据自己的生病历程，给大家讲我是怎么活下来的，怎么活了这么久。当然，这其中，少不了药物的作用，但是，人不能整天期盼着药物，我手抖就是最好的例子，光靠药物的结果就是药物依赖，艾滋病也是如此。也许艾滋病没把你怎么样，治疗艾滋病的药物首先把你给整死了。所以，我告诉感染者，首先要有自信，相信自己一定能够战胜 HIV 病毒。要提高自身的免疫力，用自己的身体去对抗 HIV 病毒，对抗因服用抗病毒药物带来的损伤。我们常说，身体是革命的本钱，而我之所以能这样活下去，就是因为相信自己，相信 HIV 病毒还不能够带我去见阎王，如有坚定的信心，加强身体锻炼，提高免疫力，合理饮食与改善睡眠质量，包括按时吃药等等。别看这些都是小事，却关乎感染者的生命与战胜 HIV 病毒的决心。因此，在对感染者的干预过程中，首先要做的就是，要让感染者相信自己，相信靠自己的努力，可以在一定程度上抑制 HIV 病毒。要让感染者认识到，人的信念是巨大的，个人的潜力是无穷的。同时，你还可以加入到我们助人的队伍之中，因为只有在这个过程中，你才能获得别人的认可，实现自己的价值。其次，就是要让感染者相信我们和我们的组织。你也知道，现在的组织很多，特别是伴随着全球基金和中盖项目的发展，涌现了许多感染者组织，有的组织就一到两个人，也要从中分一杯羹。当然，他们拿项目我们管不了，但是，因为有着太多的组织为了项目而争破头，就使得感染者总有一种被利用与被欺骗的感觉。许多组织就是把大家叫到一起，登记、吃饭和拍照，还有的是发钱。这样一来，反而破坏了原本针对感染者的服务。让感染者对许多组织产生不信任感。我们也常说，这几年，组织工作越来越难做，原因就在这里。因此，可以说，我们是尽自己最大的努力，来让感染者相信我们组织，相信他自己的个管师。所以，我们采用一种全程陪伴的终生干预模式，既关注感染者的生命安危，又关怀感染者的生存问题，为感染者提供他所需要的各种支持与关怀，努力成为感染者最值得依靠信赖的人。我们的每位个管师最多管理四十名感染者。而且，只要个管师不离开，这个感染者一直由他负责。像我和Y，经由我们支持与关怀的感染者，累计有几百人了，现在还联系的也有近一百人。这其中，有许多感染者自己也成了个管师，或是别的小组的重要人员乃至负责人，并将我们的干预模式传承下去。

在A组织实习期间，我第一次见到了感染者的确诊报告，上面写着HIV抗体检测结果：阳性。下面对应一行英文：Testing result of HIV antibodies：Positive. positive一词，在艾滋病领域，指的是阳性反应，也就是我们常说的“阳了”，即确诊感染了HIV病毒。从某种意义上说，对于许多感染者，这意味着对他们宣判了死刑，不仅是身体上的死亡，更是心灵上的死亡，人际关系上的死亡，情感生活上的死亡。奇妙的是，这个英文单词也蕴含着积极、进取、勇敢面对的意思。为了帮助感染者积极进取、勇敢地面对艾滋病及其相关影响，Y与X在实践中总结出了针对感染者生命支持与生存关怀的介入和干预之道，从而解决了感染者与自身，与他人，特别是与个管师和A组织之间的关系，通过关系的改变，重塑自身。

第二节　自身从崩解到重构的心理动力分析

一、 自身发展的断裂

自身心理学的方法敏锐地聚焦于个人自身，认为自身是个人体验与其发展可能性的决定中心，这便是科赫特理论取向的精华。虽然科赫特一直没有为自身提供一个明确的定义，但在人格结构观方面，自身是在空间上内聚、在时间上持久，是积极的核心，是影响的接受者。（科赫特，1977）在人格发展观方面，自身的发展变化是人格发展的主轴，自身的发展变化取决于自客体环境能否满足个体的自客体需求；在人格动力观方面，自身是一个三极结构[①]，即志向（ambition）、理想（ideas）以及介于这两者之间的才能（talents）和技巧（skills）的中间区域。自身的三极之间具有动力作用，志向与理想之间存在张力梯度（tension gradient）和张力弧（tension arc），志向为个体活动提供推动力，理想为其提供方向。个体在志向的驱动下，在理想的引导下，运用基本的才能和技巧从事一定的活动，从而实现人格的发展。(科赫特，1977)

在心理病理观方面，虽然科赫特提出的自身概念主要应用于心理缺陷的人，但他也曾提出，自身伴随着个体的一生。当个体在面临危险的情况下，特别是自身与客体的关系出现危机时，会带来自身结构的断裂与崩解，进而打破自身内在的平衡性，引起自尊的失衡，由此促发心理不适与心理障碍。(Palombo，1981）科赫特同样认为心理不适与心理障碍实际上是自身发展的障碍，是自身在遭受到创伤性挫折后，个体无法实现变形性内化，所引起的

---

① 科赫特在《精神分析治愈之道》一书中，又将孪生分离出来，认为自身是一种三级结构，但并未对这个三级结构做进一步的说明。

自身崩解，其实质是自身结构的缺陷。(科赫特，1977) 在心理治疗观方面，科赫特认为，治疗的实质是为分析人提供一系列机会，通过自客体需求的满足而弥补其存在缺陷的自身。(White & Weiner，1986)

再来回观 X 的生病与生命历程，1997 年他晴天霹雳般地获知感染 HIV 病毒，由于自己和家人对艾滋病除了恐惧一无所知，他因此被父母赶出了家门，从此开始了独自一人的漂泊生活。由于当时全国尚没有一家医院可以专门收治艾滋病感染者，他在 YD 医院的太平间隔壁经历了向死而生的三个月。由于艾滋病所带来的身心折磨，他曾多次尝试以自杀来结束与 HIV 病毒的共存共生。由于缺医少药和没有必要的支持与关怀，他再次因机会性感染入院且经历了九死一生的身心折磨。又由于对艾滋病及其污名化的担心，最终导致他因为手抖而自我封闭且形成药物依赖。由此可见，我们确实可用自身心理学的术语来说：自身在这样的重重危机中，体验了从自客体纽带的断裂到自身的崩解的历程。

(一) 自客体纽带的断裂

自身的崩解通常并不是一蹴而就的，它往往经历由自客体纽带的断裂到自身的崩解这样一个过程。分析人可能很快便感受到由自身崩解所带来的那种“支离破碎感”，但也可能迁延时日乃至数年，这个长度取决于个体自身的发展和自客体需求的满足程度。

自客体纽带的断裂表现为一种震惊、怀疑和恐惧的状态。(Hagman，1995) 1997 年，X 在没有任何心理准备的情境中，在对艾滋病一无所知的情况下，突然被告知感染了 HIV 病毒。“我当时就像五雷轰顶一般，脑子里一片空白，我怎么会感染？怎么会传染给我？是谁传染给我的？我马上就要死了吗？会死得很可怕？之后这些念头飞快地在我的脑海里闪过。”(感染者 X) 此时，X 所表现出的五雷轰顶般的感受与震惊，在笔者看来，一方面，是他根本对艾滋病没有任何了解，只是在告知他的医务人员那里有了只言片语的认识；另一方面，更是对这样一个突如其来的异域绝症感到诧异和担心，从心理上一时还难以接受。当然除了震惊之外，自身还体验到一种忧虑和怀疑。X 表现出对检测结果的怀疑与“为什么是我”的疑问，他并不能平静地面对和接受现实，而是怀有些许的侥幸心理，譬如会不会是医院检测的哪个环节出了差错。“我仔细地把化验单看了好几遍，包括名字和阳性反应等。你知道，这可不是闹着玩的。后来，我又去省 CDC（当时叫防疫站）重新做了检查。”（感染者 X）笔者在 A 组织调研的那段时间里，也常常听到、见到这种情况，虽然感染者的反应可能各不相同，但这是个体在获知感染之后通常要面对的情况，只是有的感染者可能像 X 一样质疑检测结果，更有的多次在不同的 CDC 进行确诊；也有的彻底否认，甚至由此引发暴怒；还有的只是默默地承受着感染 HIV 病毒的事实，或是失联，或是接受进一步的介入和干预。但在这个时候，如果用自身心理学的观点来分析的话，包括 X 在内的艾滋病人群其自身的解体和分裂尚未发生。而当一切尘埃落定之后，恐惧才接踵而至。比如出于对艾滋病、死亡和传染的恐惧，X 在告知父母的当晚便被逐出了家门，从此踏上了漂泊之路。在 YD 医院太平间的隔壁，他不仅经历着病痛的折磨，更体验着死亡来临前的无助与深度恐惧。

> 特别是在晚上，孤零零地躺在太平间（隔壁），感受着异常的孤独与寒冷。整夜辗转反侧，无法入睡，已分不清是身体在痛，还是心在滴血。真希望能够以死来释放所有的痛楚，数不清多少个夜里，我都是抱着棉被哭着睡着。却因为一直伴随的发热、疼痛，不时从咳嗽和冷意中醒来，我感受到一种临近死亡的无助与恐惧。（感染者 X）

显然，X 不仅经受着生理的病痛，更承受着心理的巨大压力。试问，迄今为止，罹患哪种疾病的患者会被安排在太平间隔壁？这不仅是因为艾滋病的传染性，更是因为，在当时看来，感染 HIV 病毒，离死亡仅一步之遥，人们不仅对其爱莫能助，更是对他们避而远之。

这个时候，自身的内部平衡被冻结了，自身的体验被忧虑、急性的非特异性焦虑以及恐惧所支配。（科赫特，1982）X 与健康联结的纽带纷纷断裂，周遭的关系逐一解体。他失去了对生活的积极投入，呈现出抑郁甚至自杀的念头与行为。为了应对这种焦虑，摆脱日夜为恐惧所笼罩的局面，X 选择了以自杀来结束这种非人的生活。正如我们常说的，死了（liǎo）死了（liǎo），一死百了（liǎo），显然，X便是以此来响应这种紧急创伤。笔者在A组织调研期间发现，在获知感染之后，许多感染者都曾想过自杀，选择以死亡来应对HIV病毒。因为在他们看来，与其经历HIV病毒相伴左右这种生不如死的感受，还不如通过死亡来解决所有问题，一死百了（liǎo）。可在接触了A组织之后，他们的生存目标则改变为“健康地活到抗病毒药物的研发成功”。(感染者X)

庆幸的是，X的几次自杀尝试均没有成功，更由于获悉何大一博士的鸡尾酒疗法可以有效抑制HIV病毒，才使X有了向死而生的决心、勇气与行动。X自身体验因此出现了一种增强的组织感和集中感，与健康的联结体验也得到了强化，进而有能力去处理许多实际事务：X为此变卖了自己名下的房产，以购买抗病毒药物；X忍受着抗病毒药物强烈副作用的侵蚀，顽强地对抗着HIV病毒；X更坚持每日锻炼与合理饮食，以提高自身的免疫力。

总体来说，由于艾滋病是一种令所有人感到模糊的病症，因此，X此刻也处于一种懵懂的状态。在意识到可能死亡与尚存救治希望的信念（鸡尾酒疗法和自我调节）之间，往往还存在一种被防御性发动的分裂。正如弗洛伊德所言，反对（放弃客体）可能如此强烈，以至于对现实感到厌恶。有些时候，对丧失现实的否定可能有力而顽固。这一阶段的自身状态被描述为自身为响应对其完整性攻击的反身强化。（弗洛伊德，1933）因此，在我看来，X一方面服用高价从美国购买的抗病毒药物，另一方面加强自身的锻炼，希望以此来努力唤起对健康自身的习惯性响应，以维持自身的完整性。

（二）自身的崩解

自身的崩解是每个个体在人生的某个时刻都会体验到的“我要崩溃了”的感觉。(White & Weiner，1986）其范围从轻微的尴尬开始，正如笔者在路上与一位老友不期而遇，当要把他介绍给我的妻子时却发现自己忘记了他的姓名；或是令人感到无地自容的羞耻感，如一位博士研究生在他的论文答辩会上因为无法回答某个关键性问题而产生的羞愧感；更可能的是体验到折磨人的恐惧和威胁，如感染者对艾滋病的恐惧和因机会性感染带来的死亡威胁。

科赫特在其著作和论文（1959，1966，1971，1977，1979，1982，1984）中曾有临床记录，那令人焦虑的、恐怖的、完全令人动弹不得的自身崩解可能出现在任何一个对个体自尊产生侮辱的情景中，甚至包括在心理治疗的情景中。怀特（White）和韦纳（Weiner）通过他们十多年来以自身心理学模式开展工作的体验声明："我们可以证实，科赫特对自身崩解现象广泛的体验并不是他独有的。"（White & Weiner，1986）

感染者所经历的自身的崩解，用 X 的话来说，那是一种"我要支离破碎了"的感觉。X 凭借自己的努力，有过一年多的相对健康，之后，再次因机会性感染入院。住院期间，他感觉根本无法控制自己的身体，整天瘫在床上，有时大小便都不能自理。他曾对自己异常绝望，医院也两度下达了病危通知。事后，X 用九死一生来形容这次住院。此时，他的自身被体验为耗竭和空虚，他的自客体需求也因此不能得到满足，其维持自身的能力已经丧失。他已没有办法也不愿意通知家人，身边能够给予自己支持与关怀的人又寥寥无几。在这种情况下，X 常常噩梦不断，总是会梦到自己因为艾滋病而众叛亲离。"人们都在追赶我，不让我停下来，我就一直跑啊跑啊。好不容易快到家了，却像'鬼打墙'一样，有家不能回，遭世人唾弃。"（感染者 X）此外，由于对自己努力的否定，X 体验着沮丧、弥散性焦虑、失眠、疑病、困惑等状态。

那一次，我真的以为自己要死了，而且死在异乡，死于这个丢人的艾滋病。尽管后来药物还是控制住了我的病情，但我依然需要住院治疗。每天躺在病床上，想着自己这一年多来的努力，却始终无法与 HIV 病毒对抗。反而，身体有一丝的不适，我就变得异常紧张，整天摸摸这，摸摸那，心惊胆战地活着。一方面，缺乏对艾滋病的了解，一有风吹草动就惊恐不已；另一方面，实在是没有几个人能够帮助自己。（感染者 X）

直至此时，X所担心的，依旧不是医学对艾滋病的治疗，而是自己即使死亡，也是死于一个让自己及其家人蒙羞的疾病。也就是说，对X而言，感染HIV病毒所带来的恐惧，不仅仅是因为死亡，更因为这个疾病本身的污名化，更因为HIV病毒所带来的关系的断裂，没有几个人能够也愿意去帮助他，而这个时候，X最需要的，已不再是药物的治疗，而是有人关心有人问的情感支持。

住院期间，X自发地与病友结成了良好的互助团体，病友之间的彼此帮助，着实像一根根救命稻草，将他从无助的深渊中拽了出来。X最终挺过了这次机会性感染。“一个半月后，我居然活了过来，还长胖了许多。”（感染者X）自身心理学认为，尽管自身具有极端性，但需要指出的是，在绝大多数情况下，核心自身的内聚性是相对稳定的，不易受到太多的影响。（科赫特，1982）此刻，X的自身虽然受到了严重的冲突和破坏，但个体也会自发地投入到自身修复的过程中，以维持自身的结构完整。

尽管X挺过了九死一生的机会性感染，也有了Y不分彼此的悉心照顾。

但有那么一段时间，我发现自己不喜欢出门，整天待在家里，我开始觉得头痛、胸闷，起初症状十分轻微。但随着时间的推移慢慢严重起来，疼痛时，我甚至要揉着胸口和头部。伴随着这些疼痛，我变得越来越忧郁，头痛、胸闷反而更加严重。后来，还出现了手抖的情况，一开始以为是身体虚弱所致，可后来这种病症并没有减轻，往往是一想到艾滋病，一旦身体出现任何异样，哪怕是一个小小的红点，我的手都会不由自主地颤抖。而且越是想要控制，越是做不到。一个人的时候还好，如果还有别人在场的话，连杯水都拿不住，药也吃不到嘴里。我以为，这一切都是HIV病毒的结果，是由HIV病毒造成的。有一晚，我觉得自己快要走了，有一种我要支离破碎了的感觉，我的脑海里不停地出现死亡的信息，手颤抖得更加剧烈……后来，我也去L院看了心理医生，我没有说自己的感染者身份，医生给我开了些药片，要求一天服用两次。因为害怕再次手抖，我每过几个小时就吃一次药。更为了抑制手抖，最后对药物产生了依赖，人变得更加封闭，不再愿意与外界联系，所经营的生意也损失严重，最后不得不转让给他人。应该说，那个时候是我人生的最低谷，身体发病，心理受困扰，生意受挫折，药物依赖与冲突。（感染者 X）

笔者在与感染者“同吃同住同劳动”期间，感染者们常常提及，也喜欢向大家分享他们感染 HIV 病毒之后的生病历程。感染者们普遍表示，真正让他们感到崩溃的情况，常常与疾病的严重程度无关。相反，病危之时，往往会激起他们对于生存的渴望，而真正让他们感到崩溃的，恰是一种倍感无助的失落感与少人关心少人问的绝望，这才是压倒骆驼的最后一根稻草。比如这个阶段的 X，他自身的状态，因为自客体关系的断裂和自客体需求的未被满足而受挫。此前曾包容和调节情感结构的完整性受到扰乱。

这个时候，一个镜映的、情感协调的支持性补偿客体环境，对于个体在该阶段的忍耐，解决强有力的情感状态和向死而生的过程来说，都极为重要。然而，X 此时除了 HIV 病毒以外，他一无所有。尽管他的内心有着诸多的期许和渴望，但现实的客观环境注定了他的绝望，这也是后来 X 特别强调全程陪伴重要性的根源之一。在这段时期，X 自身的状态，因为自客体需求的破坏和幻想结构的崩溃而受挫。此前曾包容和调节情感结构的完整性受到扰乱，试图平静接受感染 HIV 病毒的现实，积极对抗 HIV 病毒的决心被悲痛、恐慌和愤怒的风暴粉碎。

史托楼罗（Stolorow）等人强调，自身的健全功能和持续内聚性体验产生于客体的在场、交互活动以及情感调适之中。自客体体验是一种循环系统，要求自身和客体协调的在场，或者是真实的在场，或者是潜在的在场。(Stolorow，Brandchaft & Atwood，1987）当这种纽带破裂时，互为主体性的相互调节系统将会崩溃，感染者的伤心失落、绝望与崩溃便随之发生。虽然 X 挺过了九死一生的机会性感染，却丝毫没有减少他对艾滋病的忧虑，反而对机会性感染心生畏惧。由于对疾病的担心，他变得越来越忧郁；由于对手抖现象的害怕，他变得对药物产生依赖；由于不敢向世人坦陈自己的状态，他变得更加自我封闭。不敢真实面对自己因对艾滋病的恐惧而引发的心理不适，自动关闭了与他人的情感交流的通道，也因此生意失败，形成一个恶性的循环。人生的不如意莫过于此，那些被赖以修补、维持和调节核心自身诸方面的自客体需求的共同丧失，导致了一种完全的绝望与崩溃状态，引起了 X 自身的最终崩解。

二、 自客体需求的追寻

随着时间的推移，每个人的自身体验通过与他人的相互作用而形成，这些人的行动和响应被体验为自身的一部分（自客体）。自客体是一个重要的相关概念，它构成了个体从出生就需要的有反应的环境，以确保核心自身能够可靠地发展为成熟的内聚性自身。内化一个稳定的自身结构需要自我抚慰（self-soothing）的体验，如果没有意外，父母往往会成为这一体验的提供者。（科赫特，1971）如果由于父母的过失，或是个体在后期出现自客体纽带的断裂和自身的崩解，则需要在生活环境中寻找新的自客体。通过自客体需求的满足，弥补自身发展的缺陷与自身结构的断裂。因为自客体是对他人内在的、负荷情感的体验，当自身成熟时，个体为了维持自身结构而对客体相互作用的依赖逐渐减少，然而，每个人终其一生都始终需要积极的自客体体验。当自身面临危机、断裂与崩解时，个体会通过自客体需求的获取与满足来调节、维持、修补和重构自身结构。在心理治疗领域，分析师常常必须成为分析人的缺失性自客体；在社会工作领域，社会工作者往往在助人自助过程中自觉或不自觉地成为服务对象的自客体。

自身心理学的诞生是因为具有稳定临床特质的特殊个案的出现：有不稳定的自尊，对失败、失望和轻视极端敏感。揭示这些个案障碍本质的不是因为对症状学的详细审查，而是来自治疗关系中的自客体需求的产生，这也是自身心理学成为精神分析重要分支的主要原因。（White & Weiner，1986）科赫特对于塑造人类自身的、引起心理变化的因素有自己的观念，从这些更为宽泛的观点中，我们可以瞥见到他对无反应环境的理解。科赫特得出一个结论：20世纪不断变迁的社会环境试图影响人类的自身体验，这个结论不仅来源于临床证据，还来自诗人、艺术家、戏剧作品和文学作品，如巴勃罗·毕加索、马塞尔·普鲁斯特或是弗兰兹·卡夫卡等人的作品。因此，无法获得自客体需求的满足最终导致内在的空虚、自我的迷失以及自身的崩解。（科赫特，1971）结果，越来越多带着自身病理的人们前来寻找治疗。对他们来说，核心自身需要发展，而核心自身的发展，往往基于自客体关系中需求的满足程度。(White & Weiner，1986)

Palombo指出，在自身心理学模式中，自客体关系的丧失将引起自尊的失衡。(Palombo，1981）关系论视角下自身心理学的治疗理论，在本质上是对已丧失自客体的结构和功能的变形性内化，其基本目标是获得自客体需求的满足。科赫特认为，自身-自客体关系从生到死都存在，如果把它说得更精确的话，势必会说成这个样子：

> 若一个人在其生命中，要体验自己在时空中一个完整而又和谐的个体，既可与其过去联系，又有意义地朝向具有创造力及生产力的未来。在生命的每个阶段里，他必须体验到人性环境中有某些表征能对他产生愉悦的反应，对他提供理想化的力量及平静，能够喜欢他而默默地存在，且能正确地掌握他的内在生活，对其需求有同调地响应并在需要支持的时候适当地给予支持。(科赫特，1982)

综观科赫特一生的论述，他认为自客体需求是包括镜映、理想化和孪生三种需求。在自身的正常发展过程中，镜映需求被理解为胜任（全能）的能力受到肯定与赞赏的需求；而理想化需求是当自己无法胜任而产生压力或紧张时，得到保护和支持的需求，孪生需求也称作另我需求，孪生的意思就好像是自己被某个像自己一样的他人所了解一般。在此关系里，对方犹如自己，个体借着他人的认同而认为自己应该有亲密同伴的需求。双方都体验对方的感受有如自己一般。而其发展是在镜映与理想化需求未被满足后，在技巧、才能与体验中兴起的。（巴施，1980；科赫特，1982）一般认为，当自客体需求中有一种不能够得到满足时，并不会造成自身的崩解。同理，在自身心理学的治疗方面，只要有两种或两种以上的自客体需求得到满足，便能带来自身的修复或维持自尊与自身的内聚性，指导自客体的完善，从而实现对自身的重建之路。(White & Weiner，1986)

综观X向死而生的历程，更是对自客体需求不断追寻的过程。在感染初期，由于药物的发展速度远不及HIV病毒的变化速度，并且伴有强烈的副作用，X渐渐发现，单纯依赖药物并不能实现真正的治愈。因为艾滋病属于免疫系统疾病，所以在日常生活中，X一方面加强自身锻炼，注重健康与养生；另一方面，他将自己的方法介绍给其他感染者，既希望实现与健康的再次联结，又渴望获得他人的赞赏与镜映需求的满足。然而，与HIV病毒的对抗不能仅仅依靠自身的努力，X在出院一年后再次因机会性感染入院，经历了九死一生的病痛折磨。住院期间，除了医护人员的积极救治，X发现，感染者之间的支持与关怀，给了他极大的精神动力。当他遇到压力或感到紧张时，医师、护士，特别是其他感染者给他提供的关怀与照顾，实现了他对理想化需求的满足。可艾滋病所带来的，不仅仅是身体上的病痛，更有精神上的重负，X越来越认识到，除了感染者之间的关怀帮助，亲朋好友之间的支持与理解外，真正能找到一个可以感同身受、认同自己的他人或组织，更有助于缓解感染HIV病毒所带来的精神压力，提升自己向死而生的勇气和信心，更实现了对孪生需求的渴望与满足。

（一）镜映需求的反身强化

科赫特认为，具有自身缺陷的人往往会产生一个对于镜映的需求：分析人需要分析师对其成就给予神入性的鼓励，以获得那种“母亲眼中的光彩”。(科赫特，1971) 沃尔夫指出，科赫特曾使用两种方式来表达“镜映”这个术语，一是作为肯定几种移情类型的通用术语，二是严格意义上的镜映需求，与理想化需求相对应。沃尔夫认为这会导致某种混乱，他将镜映需求限制于只在第二种意义上使用。沃尔夫认为，严格意义上的镜映需求，指的是重建对自身被自客体接受和肯定的需要。它表现为分析师通过承认、赞赏或者表扬来肯定分析人的自身。(Wolf，2002)

科赫特认为，来自母亲般的自客体鼓励性镜映对于培育儿童健康的志向是不可或缺的，个体后来获得的自身成分，可被父母任意一方培育出来。（科赫特，1977）而且，这种积极认可的镜映需求，对健康自尊的发展至关重要，不仅可以有效地发挥自尊的功能，还能达到更高形式的自恋，这在人类对于文明所做出的贡献中是相当重要的。（科赫特，1971）然而，整个有关人类需要的领域竟然在过去的几个世纪中被忽视和贬低，我们更有一句谚语对此进行了尖刻的描述："当面赞扬别人是不雅的。"但是在临床上，越来越多的自身心理学家发现，同调的回应、掌声与认可，将带来个体的反身强化，重新引导自身的健康发展。

在艾滋病的治疗与介入和干预过程中，因为艾滋病的污名化，感染者在接受治疗与介入和干预的同时，往往会产生一种因接受治疗而感到羞耻的体验以及对治疗充满怀疑的念头。笔者在A组织调研的时候，常常听到感染者对上药和治疗的一些顾虑。

> 虽然上药是免费的，但我们同样不得不花好多的钱在检测上，花好多的时间来接受这个治疗，而且最终也无法给我们任何保证。对此，我感到非常羞愧和无望。到目前为止，我没发现上药是否帮到了我，反而让我从此不能自行停药，而且还要面临着被暴露的风险。同时，我也没发现为什么我无论如何需要接受这个治疗，为什么我就不能管理好我自己的生活呢？（感染者D）

X当年也曾有同样的困惑与挫折，感染HIV病毒之后，人人将其视为洪水猛兽，包括家人和他自己。他渴望获得他人的认可与理解，更希望得到家人的支持与关怀。可这个愿望，即使在梦中都会遇到"鬼打墙"而无法实现。庆幸的是，他得到了来自病友的认可，病友间的互帮互助强化了他的信念，鼓励他去对抗HIV病毒。在病友的鼓励下，他的自身得到了反身强化。他觉得，在接受药物治疗的同时，更要发挥自身的主体性与能动性，通过努力管理好自己的生活。

在认识到艾滋病的免疫病因后，他自身结构中志向的一极受到强化与夸大，为了获得社会大众特别是其他感染者对自己的认可，为了摆脱因为艾滋病所带来的污名，更为了能让自己就此活下去，X关注自身免疫系统的重要性，强调通过自身努力来提高个体的免疫功能，以对抗 HIV 病毒及其他病毒的侵袭。

为了提高自身的免疫力，我在饮食上特别注意。感染以前，我在家里是基本不做饭的，而现在，我很少吃外面的东西，还烧得一手好菜。为了提高自身的免疫力，我调整了自己的饮食结构，戒烟戒酒，影响身体健康的食物和事情，再想吃也会努力克制，再想做也会放弃。为了提高自身的免疫力，我每天还加强锻炼：跑步、打球、练太极等等。我几乎是按着要求吃每一天的饭，做每一天的事。同时，出门都会戴口罩，开始人们认为我是怕被别人认出，其实不然，我就是为了避免感染，保护自己。此外，我还参加了一些抗病毒药品的试验，吃唐草片。总之，每天按时作息，生活也格外规律，尽自己最大的努力，提高免疫力，与 HIV 病毒对抗。（感染者 X）

由此可见，X 对 HIV 病毒的认识已经发生了转变，从单一强调医学的治疗开始转向对健康的追求，虽然 X 自己并没有意识到这一转变的重要性，但正是这一改变，不仅引起了他自己的变化，更形成了 A 组织重要的介入和干预理念。

X 通过自己的努力去对抗 HIV 病毒的过程，既希望以此提高自己的免疫力，又希望获得其他人，特别是其他感染者的认可，以鼓励他自己发展出以镜映需求为基础的健康和志向，并且希望通过现实的体验得以修正，从而导向了变形性内化（transmuting internalization）。"而我，则跟他们讲自己的故事，讲我所了解的艾滋病，讲国外如何治疗艾滋病，等等。为了加强营养、增强免疫力，我们共同配制了符合自己饮食结构的饭菜。"（感染者 X）X 的自我健身法，也被众多感染者效仿。大家对艾滋病有什么疑惑与担心，都愿意向 X 请教，而 X 也热心投入其中，孜孜不倦地帮助着前来求助的感染者。与其他感染者在一起的时候，X 感到自己再一次向自己，同时也向别人证明了自己，他不仅是可爱的，而且是全能（有能力）的，时至今日，X 依然是大家敬仰与钦佩的对象。

如科赫特所言，不能想象，正如我们毕生渴望全能的父母影像，希望它有幸能被修正成为一个滋养性的自客体。我们也倾向于寻找无所不能的喜悦感受，在那种感受下，我们能够再次控制宇宙。希望这种全能的喜悦感也有幸能被修正为健康的志向，成为我们健康的三极自身中必要的部分。（科赫特，1977）在志向一极被夸大的形式里，个体相信自己是全能的（我很棒，且你赞赏我）。科赫特关于夸大性的概念，非常适合用于这种对于自身独特性寻求认可的行为。如果能将夸大性理解为人们对于认可的要求，那么就不必激起以任何代价制止这种需求的信念，无论其中包含着多么基本的需要。（科赫特，1977）我们可由此相信，如果一个响应他人自身需要的人类环境能够激发自我的成长，那么对于镜映需求敏感地接纳，就能够开启潜在的创造力源泉。

（二）理想化需求的不倦追寻

科赫特关于镜映需求的概念可见于三极自身中志向一极，而理想化需求则可见于理想一极。科赫特相信，母亲或父亲同调地抱持与提携让儿童有机会感受到“与自客体的理想化全能感相融合的体验”（科赫特，1977）。与此相仿的是，个体后来获得与重建的自身成分，也是在好的自客体的支持下获得了理想化需求的满足。

科赫特最初认为，婴儿尝试将“绝对的完美和力量注入初始的对象，即成人，以此来维持最初的完美和全能感”。（科赫特，1966）这里描述的是早期的理想化父母影像（the idealized parent imago），特别凸显出理想化与自恋需要的紧密关系。当父母不可避免地让儿童感受到挫折，而这些挫折是可以承受的，儿童就会将他们所欣赏的父母影像中的理想化质量内化。这些质量与功能于是逐渐通过变形性内化而不断地被儿童补充。这种恰到好处的挫折经历也有助于驯化和引导夸大自身的志向。儿童将父母影像理想化的需求也会出现在治疗中，正如它在生活中那样，带着一个问题：当我需要你的时候，你会在那里吗？当我感到绝望和无助时，我可以依靠你的力量和关怀吗？（科赫特，1966）

X在感染HIV病毒之初，独自一人来到B市，尽管当时B市没有一家医院可以专门收治感染者，但他还是对药物治疗充满了期许。特别是在获悉何大一博士的鸡尾酒疗法之后，他更是变卖资产，忍受抗病毒药物的副作用而接受治疗。不可否认的是，药物确实带来了一定的效果，也几次挽救了他的生命。但药物并没有给他带来心理的动力与支持，反而让他觉得，纯粹寄希望于药物与医护人员，并不能让他很好地活下去。也许有一天，不是艾滋病杀死了他，而是长期服用的抗病毒药物和对艾滋病的恐惧害死了他。他承认药物的治疗效果，但药物却不能满足他真正的理想化需求。相反，X从自身的体验出发，认识到在坚持药物治疗的同时，感染者之间的帮助，反倒促进了他无论病理上还是心理上的康复。真正是一种当我需要你时，你就在那里的满足。"我们几个感染者彼此帮助，因为我的皮肤发痒，又为了防止我抓破皮肤引起感染，几个感染者就轻轻地擦着我的身体……在医生护士和感染者的精心照顾下，我的疹子消下去了，又服用了一些中药，也不发热了。"(感染者X)

科赫特首先认识到，一个发展中的内聚性自身对于个人稳定的满足感至关重要，他最初聚焦于自身的创造能力，并发现这种能力是个人天生的核心自身中就具有的。正如科赫特所指出，有创造力的人们所具备的心理元素中主要的部分是通过理想化来塑造的。（科赫特，1966）科赫特从未背离过他对于理想化的高度评价，将它视为健康的志向被失败的镜映自客体阻碍之后实现核心自身的第二次机会。(White，1984)

X认为，住院期间，病友之间的彼此帮助，着实像一根根救命稻草，将他从无助的深渊中拽了出来。

> 现在回想起来，要不是这几个病友，可能我也活不到现在。那个时候，病友几乎照顾了我全部的生活起居，为我精心准备饭菜，担心外面的饭菜不干净、营养跟不上，他们就自己做饭，就在感染科楼下，用小煤炉自己做饭、煲粥。特别是病重的那些天，连去卫生间都要他们协助。你不知道，我入院的时候，骨瘦如柴，是被抬着去的医院，在大家的精心照顾下，一个半月后，我好了起来，还

长胖了许多。(感染者X)

X住院期间，感染者病友充当了其理想化的好的自客体，满足着X在无望中对于你在哪里的追寻。随着对好的自客体的内化，理想化价值观与理想化的力量向每个人敞开，无论是通过自身心理学的治疗，还是幸运地找到了一个好的自客体，这似乎不仅为自身心理学，也为人类构建了一个安全阀。

此外，X认为，与病友的聊天和互助是最开心的，大家之间的分享及时而有用，也让大家彼此熟悉对方，获得来自病友的宽慰与理解。在彼此的帮助与分享下，对艾滋病及其相关的内容有了更多的了解，也确实缓解了对于疾病的压力和恐惧，不再觉得全世界只有自己一个人是这样，内疚与罪恶感也因此减轻。在与病友的互动关系中，X体验到了来自病友的认同与理解，更感受到了他们彼此间的接纳。而这些感受与体验，是他感染HIV病毒以来所不曾获得的，这种友好互助的关系更坚定了他活下去的勇气与信心。

在心理治疗中，分析人开始重新寻找理想化的影像，也许其间经过了很长一段时间，他才相信能够找到这样一个偶像。我们希望分析师能够认可并鼓励这“脆弱的理想化触须”。(科赫特，1971)分析人需要感到他自己的理想化期待是被分析师接纳的，而最重要的是，分析师要对这些需求持神入理解的态度。正如巴施（Basch）所言：理想化需求是对重建体验与一个冷静、强大、智慧和良善的自客体融合的需求。(Basch，1980)

(三) 孪生需求的可遇与可求

科赫特在其第三本著作《精神分析治愈之道》里提出了第三种自客体需求，也就是孪生需求。孪生需求是重新体验在潜伏期达到顶峰的早期需要，一种看待和理解另一个与自己相似的人或者被与自己相似的人看待和理解的需要。一般来说，孪生需求表现为一种在外表、态度、观点和意见方面相似的需要。从发展角度来说，孪生关系与玩伴的幻想相联系，对于获得技巧和能力十分重要。(科赫特，1984)科赫特最初将孪生需求包括在镜映需求之下，但最终还是将其视作发展内聚性核心自身的第三次机会，并在其最后一本著作《精神分析治愈之道》中专门用一个章节来介绍。孪生自客体需求的本质是在兴趣与才能上的相似性，那意思就好像是被某个像自己一样的他人所了解一般。罗思坦（Lothstein）和齐梅特（Zimet）指出，孪生需求满足了与其他成员联系的需要和配对渴求，减少了分析师的孤立感，同时还支持他们的内聚感和关联感。(Lothstein & Zimet，1988)

科赫特有关第三种自客体需求的概念，即孪生关系的需求，深深地根植于一个很古老的需求，即在总体上的相似性，在做好事和做坏事的能力、情绪、姿态和声音相似性的基础上有作为人的感觉。（科赫特，1984）这种基本的相似性正是“我们所需要的人类世界的路标”，而且只有这样肯定的触手可及，我们才不需要去觉察自己的需要。（科赫特，1984）它源自一个好的自客体拥有共同的技巧、才能和经历，很可能发生在镜映需求和理想化需求无法满足之后。(科赫特，1984)

X 自身最终的破碎是发生在遇到 Y 之后，因手抖而自我封闭与药物依赖，他感到了处于人生的最低谷，而 X 对于孪生追寻的获得也是在遇到 Y 之后。X 认为，Y 是一个真正能给予他理解、支持与帮助的人。遇到 Y 之后，他每天都要给 Y 打完电话才能平静地入睡，他可以向 Y 讲述自己所有的苦闷与心酸。Y 也会认真地聆听，让 X 感受到，这个世界上，Y 是最了解自己的，好像比自己更了解自己一般。对于同性恋的苦楚，对于艾滋病的愤恨，对于周遭世界的偏见，他都能感同身受。在 Y 面前，他可以把自己的情感直接宣泄，更能得到 Y 的响应与支持，那种感觉，让他很依恋，也很满足。X 认为，结识 Y 十多年了，他们不分彼此地支持关怀着，特别是在自己身体有诸多不适的时候，Y 的存在，给予他的理解与宽慰，是他一次次战胜病毒、勇敢面对的原动力。X 笑着说：“Y 总是说，在他面前，我就像个小孩。”（感染者 X）而在我和众多他人看来，我们一时无法想象，X 这样一个传奇人物，像个小孩子时会是什么样子。也正是在 Y 的支持与理解下，X 的手抖问题最终得到解决，他们还共同创立了 A 组织，开始为感染者提供用生命影响生命的介入和干预历程。

科赫特认为，局限于镜映或理想化需求中的限制，被孪生自客体需求这一种可能性所打破了，孪生自客体体验刺激了个体才能和技巧的发展，使他

能够维持其目标（如补偿性结构）的实现并对个体提供帮助。（科赫特，1982）

科赫特于1977年首先介绍了补偿性结构的概念，即弥补自身的一个主要缺陷，而不是掩盖自身缺陷。在他看来，防御性的结构只起到掩盖的作用，但是补偿性结构的发展，通过弥补自客体的失败使自身的功能得到修复。X在手抖问题出现之后，曾一度试图逃避（自我封闭）和掩饰（不断地服用精神类药物）自己的手抖，更掩盖自己对于艾滋病的担心和心理不适。而Y在此时的理解与关怀，一方面满足了X对自客体的需求，另一方面，也充当了一个与孪生自客体需求相关的补偿性结构，为X提供了一个成为“具有更少创伤的自客体”的机会。（科赫特，1977）

对X而言，Y的存在和行动是一种真正快乐的来源，更是一种以另一个自己而存在的无言的力量。在Y的支持与关怀下，X不仅感受到了自己的生命力，而Y的重要性也逐渐变得清晰。X认为，和Y从事相似且共同喜爱的工作，让他自己体验到了确认感和随之而来的喜悦。随着Y对X理解的深入，X变得更有自信，也敢于公开自己因艾滋病而产生的心理不适。在那个过程中，他把Y内化为一个反应性的值得依赖的自客体。结果，X实现了一个具有内聚感的自身，以及一种达到了分化水平的客体关系。X更围绕着这样一种自客体体验，通过自己的努力行动，构建起健康的自身。

三、 自身结构的重建

弗洛伊德从驱力心理学观点认为，对客体的放弃是以时间和投注能量的巨大代价一点一滴实现的。（弗洛伊德，1933）诚如X向死而生的过程，随着时间的延续与努力改变的持续投入，X的自身也是一点一滴从崩解走向重构。用自身心理学术语来说，X向死而生的过程，是其自客体变形性内化进入永久自身结构的过程。科赫特设想，变形性内化是一个发展过程，在这个过程中，自客体的原始功能被转化成自主的心理结构。虽然在正常情况下，自客体不具有原始特性，不过，正如科赫特所强调的那样，即使是成熟的自身也要依赖他人获得自客体体验，用于维持正常和充分的自身内聚、活力和主动性功能水平。在感染 HIV 病毒之后，X 经历了一系列的自身危机，体验到创伤状态涉及的难以处理的过度刺激，达到一个令其恐惧的程度。由于触发了对于自身的打击，通常看起来像是对预料中人类过错的过度反应。然而，X 更沉迷对于过度反应无止境的翻查，形成一种残留的隐藏的创伤状态，更触发了自身的崩解。（科赫特，1977）直到弥补过度反应的自客体需求得到满足，才完成其自身的重构。

自客体需求在调节 X 的自身与情感中发挥了关键作用，随后又帮助构造叙事及其整合进入自身的整体结构。从自身心理学的角度来看，科赫特及其后继者提出的三种自客体需求（理想化需求、镜映需求、孪生需求），在 X 向死而生的自身重构中都有所体现。温馨和谐的环境为处于冲突中的自客体需求做好了准备，经由自身合理化的锻炼、养生与被其他感染者所效仿的健康之路与权威认同，在 X 的日常生活与入院治疗期间均有所反应，其独特的潜能和天赋因而获得承认，内心渴望的镜映需求更得到了一定程度的满足。而 X 渴望获得理想化自客体需求的满足，也在住院期间因得到其他感染者的精心照顾而有所体现。当 X 在机会性感染病愈出院后，再次独自一人面对艾滋病时，“我发现自己不喜欢出门，整天待在家里，我开始觉得头痛，胸闷，起初症状十分轻微……”（感染者 X）此时，镜映与理想化这两种需求未能够充分的满足，孪生作为第三种自客体需求进一步形成了 X 的“伙伴”关系。孪生需求被证明是一种与另一个自我或伙伴联系在一起的需求，目的是再次肯定一种自身感。明确两个对等者之间的相似性，为个体提供了另外两种基本自客体需求所没有提供的培养条件。在 Y 感同身受的支持关怀与不分彼此的通力合作下，X 更是可遇与可求到孪生的自客体，实现了对自客体及其功能转换和适应，进而修复自身的内聚性和活力。最终，许多被微观内化（micro internalized）为 X 自身的一部分，成为其持久的有意识的意象或者被完全内化进入其自身体验的构造之中。对这三种需求的追寻过程，既让

X 从中体会到一定的挫折，更令其从挫折中得到适度有效的响应，有所受益，既满足了 X 的自客体需求，又实现对 X 的自尊和自身内聚性的修复或维持，最终使其崩解的自身实现重构。

第三节　用生命影响生命的介入之道

艾滋病并非一种纯医学可以解决的问题，不能仅仅停留在过去静止的医学治疗上，还应具有一种维持和修复当前自身状态的动力学的支持与关怀。回观 X 自身的重构之道，从确诊感染 HIV 病毒到自身的崩解，前后历时数年时间，经历两次重病住院，用 X 的话说，一次是“向死而生”，一次是“九死一生”，最终虽与死神擦肩而过，却因不堪忍受艾滋病及机会性感染的恐惧以至于自身的崩解。也正是这些经历，X 开始了对自客体需求的追寻，并重获因自客体需求未被满足而丧失的自客体功能，实现自身的重构之道。不过，需要指出的是，并不是所有的感染者都会经历自身从崩解破碎到重构的过程，因为这种需求的缺失尽管痛苦，却并不一定伤害或破坏核心自身结构。因此，感染者成功应对 HIV 病毒在很大程度上取决于核心自身的结构完整性、内聚性和顺应力，取决于自客体需求是否可以得到满足，也取决于是否有充分协调的补偿性自客体可以利用。

X 在经历了这一系列的挫折与困苦之后，深刻感悟到，感染者的需求不仅是对 HIV 病毒的控制，更是获得充分的支持、关怀与需求的满足。于是，X 积极投身于针对感染者的关怀介入和干预工作之中，开始了用生命影响生命的介入和干预历程。在向死而生的过程中，X 体会到感染者所处的环境与其需求的满足至关重要，一个具有镜映性、支持性和促进性的自客体环境与介入和干预关系，对感染者的帮助不仅是治疗性的，更能促进感染者的自立、自强与社会回归。于是，X 和 Y 携手创建了 A 组织。

> 就是想帮助那些当年像我一样的人们，因为对艾滋病的不了解，由于对艾滋病的恐惧，感染者们往往自我封闭，不与人接触，更有的拒绝上药。说白了，好多感染者是被自己吓死的，是被自己的无知耽误的。最简单的一点，你跟感染者说，艾滋病是一种慢性病，别说你说，就是大夫说了，许多人也不信，但是，我们说了，

他们就信。为什么？因为你们知识分子只会讲大道理，我们却给他们解释，我就是活生生的例子。我拿我的生病经历跟大家讲，向大家解释，有的时候，他们还没张嘴问，我就知道他们想问什么。所以，他们特别信我们，依赖我们。有的感染者，没有我们的陪同，连医院都不去。像C，整天就在我们这，帮我们做饭，比上班都准时。有时候我说，我们也没能力给你开工资，你这么辛苦，不用天天来。C说，我就是爱来这儿，爱听你们聊，听你给他们讲你们的生活，怎么理解艾滋病，怎样活下去，活得更好。（感染者X）

从自身心理学的观点来看，A组织的目标是基于感染者的自身危机所进行的关系共建与自身修复，以维护其结构的完整性。考虑到这一点，介入和干预工作的重点就是在介入和干预关系中，为满足感染者对镜映、理想化、孪生等自客体需求而展开的一种以神入为基础的理解、诠释与适度回应的体验，减少任何可能具有创伤性的事件发生。正如：

在对感染者的干预过程中，首先要做的，就是要让感染者相信自己……同时，你还要加入到我们助人的队伍之中，因为只有在这个过程中，你才能获得别人的认可，实现自己的价值。其次，就是要让感染者相信我们和我们的组织，相信他自己的个管师。所以，我们采用一种终生全程陪伴的干预模式，既关注感染者的生命安危，又关怀感染者的生存问题，为感染者提供他所需要的各种支持与保护，努力成为感染者最值得依靠依赖的人。（感染者X）

在介入和干预过程中主动充当感染者的好的且重要的自客体，从而促进感染者内化重要自客体的功能以维持、调节和修复其自身。

那么，是什么影响着感染者，可以将个管师作为他们的好的自客体，而获得他们的接受与认可。而像笔者这样一个所谓的知识分子，就真正只会讲大道理吗？这其中真正的差别是什么？在一次与X一起吃饭的时候，笔者向X进一步地询问，询问为什么感染者会相信他，会相信A组织的人，X让笔者学会了一个新词，叫作“走心”——这几乎就等于“神入-内省”一词的白话版。

因为我们办事“走心”。我们是真的关心大家的感受。比如说，许多感染者，他们来的时候总是不能准确表达他们的感受，他们往往会说，我很害怕，担心，我要崩溃了之类的。这个时候，我们就要分清楚，他的感受到底是什么。我也总和我们的个管师说，要分清他们的如羞愧、矛盾、尴尬、害怕被嘲弄或者被误解等复杂的感受。如果这些感受经由我们之口说出来，感染者就会觉得自己能够被你接纳与理解，一下子就认可你了。但是，如果你对他的这些感受不能体会的话，或者你说不出这些感受的话，他就会觉得，你不理解我，你和别人没什么区别。（感染者X）

笔者当时就问X：那这些感受，个管师怎么能够知道？你的表达如何不是一种口头上的回应，我们专业上叫“略施口惠”？

所以说要“走心”，要体会他的感受。更重要的是，要把它说出来。不是说你能理解，这个好说，可你真的能理解吗？能理解你就说出来吗？你说出来的就是他认可的吗？就能给他带来改变吗？其实我们的感染者经历了太多的世态炎凉，但如果你能做到这些，用那句歌词来说，这个时候，“你一个眼神肯定，我的爱就有意义”。那么，怎么做呢？你比如说，往往大家以为，感染者是来寻求帮助的，我们是要帮他解决问题。解决问题也是必要的，但你不能把解决问题当成主要任务。我觉得，我们的主要任务是帮助他们提升应对与解决问题的能力，改变以前的旧有认识。而这其中，首先就是感受到他的情感，并适时地表达出来。在我看来，你的表达和响应很重要，但如果不表达，或是说些冠冕堂皇的话，那还不如不说。当你表达了对他体验的理解，也就得到了他的认可，当他感受到你懂他的时候，剩下的问题就好解决了。他也愿意找你来解决问题了，要不，他心里对你还是不放心，担心这担心那，问题怎么能解决？那不就变成吃饭拿奖品了？（我们当时都笑了）也就是说，谁对谁好大家心里都是有一杆秤的，只要走心了，大家都能感受到。（感染者X）

笔者又追问X：这种感受的表达，是因为大家都是感染者或都在这个圈子的缘故吗？

> 不是因为大家都是感染者，像Y他就不是感染者，而许多在这个圈子的感染者也做不到这一点。因为什么，因为他们不懂得如何去体会他的感受并表达出来。就说你比较熟悉的Z吧，他前期一直拒绝我。直到他发病后，我和Y陪他看病，当我向他表达我的歉意，没有及时体验到他的恐惧，以致他这半年来承受的煎熬的时候，他哭了，他拉着我说了好久。当我把我们的资料给他的时候，我向他证明了我能感受到他的恐惧，我能理解他的处境。他才能够相信我会把他看作一个值得好好对待的人，我能够倾听他的事情，而且不会排斥他，相信我和那些人，包括医院的医生不一样。要知道，在此之前，Z是不相信任何人的。（感染者X）

同大部分人一样，感染者有时候不能准确表达自己的羞愧、矛盾、尴尬、害怕被嘲弄或者被误解等复杂的感受。如果这些感受经由个管师之口说出来，来访者就觉得自己能够被他人接纳与理解。而合理的表达不仅给感染者提供了新的认知视角，更重要的是让感染者感受到自己能够被他人理解与接纳，他们因此收获了全新的自客体机能。对那些很少体验过他人情感协调回应的感染者而言，个管师如果能恰当地表达出他们的感受，感染者自己的情感表达能力也会得以改善。更为重要的是，个管师通过这种方式，促进着与感染者关系的建立。

史托楼罗等人提出的“适度回应”和“主体间脉络”等概念有助于重新理解A组织所提出的感染者向死而生的抗争过程与全程陪伴的介入和干预模式。在其早期自客体模型中，科赫特提出，在回应“适度挫折”情境过程中，自身通过分解和转换过程，将自客体的功能吸收进自身结构之中，利用自客体纽带和内化其功能的过程实现对自客体需求的满足，完成自身的恢复。巴卡尔和史托楼罗等人重新阐述了科赫特的观念，主张自身结构的形成不是发生在挫折状态下，而是在适度回应的体验背景下满足自客体需求的结果。换句话说，他们强调自身在一个主体间脉络（以协调性和反应性为特征）中逐步发展；强调个管师对感染者传达其对感染 HIV 病毒的新的认知和理解，增强感染者的心理功能；强调在此过程中介入和干预关系的建立与感染者自客体需求的满足。而这，如果用 X 的话来说，不就是“你真的能理解吗？能理解你就说出来吗？你说出来的就是他认可的吗？就能给他带来改变吗？”（感染者 X）A 组织也正是基于这样一种从自身的经历出发，以生命影响生命的方式，在主体间脉络下，以神入、诠释与适度回应的方式方法，共建介入和干预关系，影响感染者的认识，满足感染者的自客体需求，实现感染者积极应对艾滋病，活到抗病毒药物研制成功的治愈之道。

第五章

摸着石头过河：用爱心感染爱心的探索

人在没有神入响应的心理环境中无法在心理上存活，就像在没有氧气的空气中无法在肉体上存活一样，分析师面对分析人的行为应该是平常所期待的，即一个心理上具有觉知能力的人面对某个遭遇痛苦且信任他而来寻求帮助的人时的行为。

——科赫特

治愈的本质就在于以正确的诠释向被分析者提供其需要或愿望中的适度挫折，以增长其心理结构。

——科赫特

第一节　爱心感染爱心的爱之路

Y是一名同性恋者，但并非感染者，他虽没有接受过系统的教育，但平时十分关注对感染者的支持与关怀，更完成过不少全球基金的社区关怀项目，并参与执行过许多人文社会科学关于艾滋病的研究课题。他与X共同创立了A组织，并从一开始就加入了对感染者的关怀与介入之中，他的第一个关怀对象就是X。也许正是基于这样一种经历，更基于一种非感染者的身份，让他有更多的时间和精力为感染者提供服务，也打破了非感染者无法真正理解、支持感染者的怪圈，真正实现对感染者的支持关怀之道。

我们这一路是摸索着过来的，与X相识的时候，他已经公开了自己感染者的身份。虽然还没有成立组织，但他常常去医院看望感染者，向他们讲自己的经历，帮助感染者解决面临的困难与困惑，用自己的生命去影响感染者，鼓励他们勇敢面对艾滋病。基于X的亲身体会，我们觉得有必要成立一个组织，号召更多的人投身进来，从而改变感染者的无助局·面。因此，我们从X的自身经验出发，探索出从生命支持和生存关怀两个方面开展工作的思路。

生命支持主要指关乎感染者生命安危的支持。例如，许多新发的感染者，刚查出来时CD4就已经很低了，我们组织甚至还遇到过CD4是个位数的，这个时候，最重要的是先帮他把命保住。而对于众多的感染者，他们的生命支持是从艾滋病相关信息的普及开始的。组织刚成立的时候，艾滋病的相关信息非常少，而现在是相关信息太多了。太少了吧，往往让你心生恐惧；太多了呢，又让你无从下手，分不清到底要怎么办。所以，我们干预的第一步就是向感染者解释各种艾滋病相关知识，协助感染者正确看待自己的病情。因此，生命支持就是解决感染者自身的问题，消除感染者的困惑，提升他们对抗艾滋的勇气和决心。（个管师Y）

人们在面对突发状况时都会有许多的手足无措，特别是感染 HIV 病毒这样的大事。在没感染之前，从来没有人觉得自己会跟这个病有任何关系，然而一旦感染，那就是一个面临生死的问题。虽然我们常说，HIV 病毒是不会很快要人命的，但因为很多人是刚刚发现，第一时间特别需要支持与照顾。首先，他们对艾滋病不了解或是有许多的误解，不知道这个病会给他们带来什么样的伤害，这是病理方面的。其次，他们没有应对这方面的经验，而来自疾病、家庭、社会等各方面的压力，会让他们感到更加束手无策。最后，其实每一位感染者对自己的情况都有好多的疑问，可他们又不能一股脑儿地全去问大夫。一是时间上不允许，大夫也无法给出详尽的解答。二是大夫也不一定全都了解。“因为除了像 YD 这样的医院，其他许多医院的医生都是临时从别的科室转过来了，对艾滋病的了解程度有时候还不如我们个管师，而且也不会像个管师一般耐心细致，随时可以咨询。”（个管师 Y）因此，正确处理感染者自身与艾滋病的关系，阐释艾滋病的相关知识，消除误解与担心，是应对艾滋病的第一步。

哪怕你不是感染者，任何一个人去医院看病，也会心虚。我们提出的全程陪伴的干预模式，其中就包括陪伴感染者去就医。比如你到这以后，首先见到的是一位同伴，而不是一名医生，他的心理舒适度就会不一样。其次，每一个环节都会有人告诉你应该怎么做，第一次都会陪着你去完成。此外，在中国，医生对病人永远都是不屑的。现在传染病医院的医护人员态度当然好很多了，但你知道，中国的医生大多很强势，让人产生距离感。从这些小的问题上，都可能给感染者带来很大的心理负担，更别说什么歧视与隐私暴露了。那么，假如说，这些上药或是需要去看病的感染者，他们有了这种心理负担，可能就会让他们除了对艾滋病本身的恐惧之外，还会有其他的一些顾虑，比如歧视呀，从而使他们更加自卑。这个时候，我们作为一个桥梁，就能很好地在医生与感染者之间起到一个中介的作用。而对感染者的全程陪伴与照顾，更是覆盖了从初阳开始一直到生命结束的全过程。（个管师 Y）

从全程陪伴的角度来看，针对感染者的生命支持，更体现的是一种健康支持。X曾经说过，感染者的治疗应本着医疗救治与社会关怀相结合的路线开展，而A组织的介入和干预模式，很好地体现了这样一种双管齐下的效果：一方面提供医疗辅助与健康支持，正确处理感染者自身与艾滋病的关系；另一方面注重感染者的生存关怀与关系改变，让感染者在介入和干预过程中真正体会到病有所依，病有所养，病有所医，病有所治。

生存关怀则是解决感染者生活中所遇到的各种问题，也包括给予他们一定的心理支持，帮助感染者消除各种担心与忧虑，实现真正回归社会。就像X当年的手抖，就说明其实许多的感染者心理压力还是蛮大的，只是他们没有像X那样，最后豁达地走出来。

大部分的感染者，特别是在我们这儿初阳的感染者，他们并不需要马上服药，从严格意义上讲，他们属于真正的携带者。他们所面临的，更多的是我们称之为生存危机，也包括他的人际关系危机。面对HIV病毒降临到自己身上，他们往往缺少一种应对能力，更缺乏应对艾滋病所带来的关系破裂的能力。可能他的CD4值并不会影响他的生命，但是他可能会想不开，可能会采取一些极端手段，如自杀、抑郁、放弃治疗、报复社会等。当然，大多数情况下，他们的问题可能比较缓和。比如在初期的时候，可能会涉及生活的各个方面：怎么跟家里人说，被学校发现怎么办，和邻里怎么相处，或者有许多学生要就业了，那体检会不会查HIV这一项，考公务员会不会查这个呀，自己要做些什么呀。我们会在第一时间，帮助他们理清这些问题，解决这些问题。有些问题，并不是他当时迫切需要解决的，这个时候你告诉他也没用。我们只会让他觉得，你还有许多事情需要去做。我们首先告诉他，当前你最需要解决的是什么，你先把这个解决了，以后再去处理其他问题。有的时候，真的是当局者迷，他们一下子涌出太多太多的问题，恨不得说我对不起爹，对不起妈，对不起很多人。这个时候就要降低他的负罪感，告诉他，你对不起这些人，你需要怎么去做，或者说你是真的觉得对不起他们，还是你的自责。所以说，在初期，我们会有针对性地给他们提供一些帮助，工作量比较大，工作强度也比较大。因为这种帮助，并不是一次性的，而真的是反复的：就像今天一个人新发（新发现一个人 HIV 检测呈阳性）了，我给他讲了三个问题，可能当时听进去好一点了。可回去之后，他又打来电话，问的还是这三个问题，我再说一遍，原封不动地再说一遍，他又好一点了。可能又过了几个小时，他又打过来了，就是这种交流，在初期会特别频繁。然后，再过一段时间，就有不同的表现了：有的会一直和你保持密切联系，他随时向你咨询问题；同时也会有一些人，他逐渐在初期能适应了，他们会刻意地离你很远。因为他想遗忘这个病，但是只要他想到你，他就会想起艾滋病，就是所谓的另外一种回避。那么在那个时候，说句不好听的话，我知道是人家膈应我了。我一跟他说话，他那个艾滋病的事又想起来了，也许平时人过得比较“嗨”，但我一和他说话，他又想起来了。那我可能就会和他说一些比如最近身体怎么样了，避免提艾滋病的事。但是我要让他了解到，你需要关注自己的身体健康，或者是有这样一些事宜需要去注意。在感染 HIV 病毒的中后期，可能会出现一些并发症，需要接受抗病毒治疗。这个时候，生命支持的问题就会再次出现。所以说，对于每一位感染者，我们的个管师，为感染者提供从初期动员检测到后期支持关怀这样一体化的服务。这个人是我给他做的检测，他阳了（他 HIV 检测呈阳性反应），就是我负责，直到生命的结束。

在我们看来，生存问题不能单独去解决，它往往与很多生活事件有关联。所以，当你影响了他对生活的态度与认知的时候，也就自然改变了他的心理。也就是说，生存关怀的目的，就是改变感染者对生命的态度与所处的环境，改善他们的生存关系。（个管师 Y）

因为 A 组织一直专注于对感染者的支持与关怀，也比较关心感染者的心理健康。他们采取个案管理师的形式开展工作，对于每一位感染者，都有专职的个管师全程负责他的生存与生活，因此摸索出一套自己的全程陪伴的介入和干预模式。当然，实施支持关怀的人，既可能是A组织的专职个管师，也可能是志愿者。这种支持与关怀，理论上是从初筛阳性开始，因为有好多感染者都是在确诊之后，或是在上药之后才来向A组织求助的。而且，个管师也会对感染者进行分类，是主动上门求助的，还是社区动员发现的，是从一开始就全程接受说明的，还是后期才融入社区组织的，这些都是有区别的。Y说："我们的服务是因人而异的。我听你说过，你想找一个关怀模式，我告诉你，我们的关怀模式就是看人下菜碟，一人一个模式。我们每一名专职个管师大约照顾着三四十个感染者，而志愿者看个人的情况和意愿，一般三到十个的都有。"（个管师Y）而对于感染者的支持与关怀，并不是简单地将他们看作是一个个病人，一个个感染HIV病毒的人；而是关注感染者在各种关系中的冲突与无奈，要认识到，是他们周遭关系的缺失带来了感染者的社会与心理问题，更进一步影响感染者的治疗与社会回归。因此，A组织对感染者进行了一定的区分，对不同类型不同状态的感染者采用不同的介入和干预方式。

> 我们一般将感染者的情况进行分类，对不同类别的感染者，由个管师采取不同的干预方式。如果阳性初筛是由我们动员的，那体现的是我们的阴阳一体化服务。就是说如果你初筛阴性，那当然是好事，我们会向你介绍讲解许多艾滋病的相关知识，增加你对艾滋病的了解和自我保护意识。还有一种是那些总是怀疑自己感染HIV病毒的恐艾人员，对他们主要就是进行心理疏导。如果经我们动员初筛是阳性，那便体现了我们全程照顾的理念。而且，我们对这一组人群的流调率①在97%以上，支持与关怀的重点是获得他们的信任，和他们共同对抗HIV病毒。其中最重要的是陪伴和解释，很多情况下，感染者都是一个人偷偷来咨询或是检测的，本来心里就十分孤单和忐忑。因此，陪伴是最好的干预，解释则更好地化解了

① 指A组织协助CDC完成对感染者的流行病随访和调查。

他们心中的疑虑。感染者一般在确诊前、确诊后、上药后和病发后这几个阶段前来咨询时的状态是不一样的，要区别对待。比如确诊前，等待确诊报告的这一周，一般是他们最难熬的，各种胡思乱想，各种求神拜佛。如果在这个时候能获得他们的信任，就可以更好地开展相应的干预活动。我们总是说，这时候是干预的黄金时间。如果能在这个时候与感染者达成一种互助合作，感染者之后都会比较配合，不论是拿确诊报告还是以后的上药与流调。这个时候，感染者往往会把个管师当作自己最亲近的、最可爱的人，不是亲人胜似亲人，愿意与个管师分享自己的各种悲欢。

相对而言，比较复杂的是那些已经拿到确诊报告的感染者。有些人拿到确诊报告后，就不知所措了：开始怀疑报告的对错真假，怀疑医院出错了，怀疑检测的不是自己的血，也怀疑 CDC 的确诊报告发错了，又是复查又是担心的。这个时候，你的理解与解释很重要，你要知道他在想什么，想要什么，要真的理解他的恐惧在哪里。感染者的恐惧有很多，有的怕死，有的怕家人知道，有的担心身边的朋友同事知晓后无法在社会上立足，还有的是各种怨恨，这才是他们怀疑的重点。因此，这个时候最重要的就是对症下药，解释他对周遭各种关系的认识，打消他的顾虑。只有这样，才能帮助他接受感染的现实，树立对抗艾滋病的信心与信念。

还有一种人就是觉得，该来的终于来了，他们有问题也来咨询，可往往就是拒绝上药。出现了各种状态也总是跑来问你，可一到上药，他就觉得，上药越早，死得越快。比如，我去年接了个感染者 E，才 19 岁，感染 HIV 病毒后，一直拒绝治疗。他的 CD4 已经是两位数了，可就是不接受治疗，不愿意上药。他是一个老外介绍过来的，希望我能对他有所帮助。我联系了他三次，又是电话又是短信的，最后他终于回复了，说因为对艾滋病一无所知，问我能否在 QQ 上开导他。我爽快地答应了，并加了 QQ 好友。E 通过我的好友认证后，直接发送视频请求。我犹豫了一下，还是同意了。

我看到他在一个网吧里，冷冷地望着屏幕一言不发。因为担心语音聊天会被网吧其他人听到，于是在QQ上打字："你感染艾滋了吗？不要怕，没事的。"没想到E突然在QQ上破口大骂："谁说老子有艾滋，你才有艾滋！你们这些艾滋病人早该死光光！"我被这突如其来的反应吓了一跳，还没来得及说话，他就下线了。其实这样的反应，我也经历过，知道这是许多感染者在确诊后的一种表现。从那以后，只要有什么艾滋相关的知识、培训、感染者的生存故事，我都会发到他的QQ上。几个月之后的一天，他突然在QQ上给我留言，提出想见面聊聊，他说那时刚刚确诊，心情很坏，想获得帮助又心存顾虑。后来他看了我发的好多感染者的故事，想和我见面聊聊，我爽快地答应并与他见面。见面后，E向我就上次视频的事情道歉，我说："没有什么对不起，我当时只是感觉你因为艾滋病而承受了许多的不公与坎坷，其实那些日子，最受煎熬的是你。"E当时拉着我的手就哭了起来。

那次我们聊得很愉快。当他说到自己的CD4只有不到100时，我劝他立即申请抗病毒药物，否则会延误病情。这时，他的眼中满是忧郁和迷离。他说："我想等等看，万一我的CD4指标上去呢？我担心吃药会让我变丑，我宁可死也不吃药！"我明白，像他这样的同性恋者，把自己的颜值看得比生命都重要，不愿服药是因为对药物副作用的担心。我告诉他，目前的药物副作用已经大大降低，他担心的药物司他夫定①已经在B市逐渐淘汰，用药对他来说利大于弊。而且，不上药是会有生命危险的。他却总是大大咧咧地说："大不了一死，没啥。"考虑到他对上药所存在的担心，在不久之后组织专家为感染者提供培训讲座时，便请他前来参加，我说："如果你不信任我没关系，你听听大夫和专家的意见总是应该的吧？"他当时都答应了，但几次都爽约。他的理由要么是早晨没起来，要

① 一种抗艾滋病毒的药物，是一线药，因副作用太大，目前已基本淘汰。

么是担心遇到以前的伙伴会尴尬。我再约谈他，他一直避而不见。

终于有一天，我接到他的电话，我很高兴地问他是否决定上药了。他吞吞吐吐地说，最近出去一夜情时不小心感染了梅毒，他自己去某医院看病，医生说治疗需要购买1000多元的药物。他正在医院还没取药，着急又害怕，一时也拿不出那么多钱来，希望我给他一个建议。我说，治疗梅毒最好的方法是注射长效青霉素或者苄星青霉素，花费只要几十元而且效果最好，但B市很多家医院都没有这种针剂。虽然给他推荐了几家医院，但想到这是一个很好地与他建立信任的机会，于是放下手头工作，带他去了一家邻近公交总站的医院，陪他一起去就诊。经过皮试合格之后，医生顺利地给他注射了针剂。中午，我和他一起用餐，他很开心地说："谢谢你带我来看病，还要你破费请我吃饭。"事后，E对我的信任感比以前增强了许多，也愿意来我们这儿参加各种活动。后来，在我的陪伴下，我们变得无话不谈，他愿意向我讲述自己的故事，更愿意听我给他的反馈，他特别愿意听这些年来我所接触的感染者的事情。在我的干预与支持下，终于有一天，他表示愿意服药了，我当时真是喜出望外，连忙帮他准备领药手续，可他觉得YD医院离家太远，想选一家离家最近的定点医院。他一直不上班，晚睡晚起，生活习惯很不好，如果去YD医院就医则需要早起，他极不情愿。于是，我帮他选择了另一家定点医院，并把乘车路线告诉了他。叮嘱他到了之后及时联系我，他痛快地答应了，但直到我下班，还是没有接到他的电话。我打电话给他，他告诉我，他还是怕上药后的副作用，他想再等等。之后我又打过几次电话催他服药，他推诿甚至撒谎，始终不愿上药。直到今年春节刚过，一个陌生的号码接通了我的手机，是他，他跟我说，他快要死了，想见我最后一面。在B市这个陌生的城市里，只有我最了解他、最懂他，值得他依靠。我马上意识到他的情况比较危险，一边和X开车去他的住所，一边让HY（另一名个管师）联系YD医院。当我们在他住所见到他的时候，他已经瘦得面目全非了。高烧、咳嗽，腿上身上还有脓包。我们要送他去医院时，他却依然拒绝，我当时很生气，冲他怒吼道："不要拿冥顽当性格，为了父母，为了所有爱你和你爱的人，你必须活着！"说罢，他沉默了，不再拒绝，我们便迅速将他抬上车，送往 YD 医院。他好歹是捡回一条命，事后他说，没想到自己还能活到现在，当时就想着自生自灭了。经历了这么一番周折之后，他现在就住在我们的爱心家园，因为我们的悉心照顾和及时治疗，他目前的 CD4 维持在 300 左右。

当然，还有一种就是直接发病后或是上药后才找我们的，他们的积极性一般不高，对艾滋病的了解也比较成熟。在干预方面，是一种以自己获利为目标的方式，怎么说也是久病成良医吧。他们有着自己应对艾滋病的方式，对他们的干预，有时候，恰好要发挥他们的主动性。比如请他们来做志愿者，在帮助他人的时候也可以帮助自己。当然，我们的志愿者多数是从一开始就接受干预的感染者。其实，在我们的影响之下，已经有好多新的小型组织相继成立，他们因为在我们组织中受益，也愿意出来，为更多的感染者服务。（个管师 Y）

X 和 Y 等个管师的工作，不仅为许多感染者提供了解决生命问题的出路，他们还想感染者之所想，急感染者之所急，关怀感染者的生存境况，改善感染者的生活环境和社会人际关系。A 组织除了办公地点外，尽管经费特别紧张，还是租住了一个三居室，暂称作"爱心家园"①。租用这样一处民宅，可以为无家可归的感染者提供临时的居住场所。房间布置得很温馨，完全由感染者自行布置与管理。房间配有计算机和 Wi-Fi，便于感染者上网查阅相关的资料，还建有专门的图书资料室，放有各种书籍，其中有许多关于艾滋病和同性恋的书籍。此类书籍一方面可以满足许多感染者的需求，另一

① 这个三居室以爱心家园代称，目的是起到一定的保密性，以防止知情者的对号入座，给组织带来不便。

方面，由于他们不能随心所欲地购买、阅读此类书籍，而这里却给他们提供了便利。

F 就是这样一个人，他已成家多年。他感染 HIV 病毒也快十年了，目前一直上药。他每天的工作内容就是接送孩子上下学，送孩子上学后，他就跑到爱心家园里。因为他喜欢看一些关于同性恋文学的书，而自己又不方便去买，买来也无处可看，其实也就是在一次办活动时，听 F 聊天时无意中说起去书城看同性恋文学的书，总会招致各种侧视，让他十分不自在。我便和 X 商议，从组织中拿出一部分钱来，购买了一批关于艾滋病和同性恋的书籍，包括许多“同志文学”。其实就是这样一个简单的行为，却让 F 等许多人特别地着迷。因为 F 上了年纪，书看起来比较慢，在别处看又不方便，爱心家园购买了书籍之后，F 从此主动承担起每天接送孩子上下学的工作，把孩子送到学校后，自己就来看书，快到孩子放学时，他又走了。周而复始，几乎只要孩子上学，他就会出现在爱心家园。（个管师 Y）

我还专程参观了爱心家园，房子虽然比较老旧，但布置得十分温馨。门上贴着值日表，厨房和卫生间也打扫得十分干净，大家各有分工，有人负责做饭，有人负责打扫卫生，各司其职，井然有序。书架上的书也摆放得整齐划一，其中有许多都是从旧书市场上淘回来的，也有一些专门购买的同性恋和艾滋病的书籍，其中有许多本一看就被翻阅了好多次，封皮都是被重新黏合上去的。

为什么会专门建一个爱心家园呢？当时，有几个感染者一直无处可去，无家可归，因为是外地人，回家又很容易暴露，身在 B 市，却因为疾病的问题无法工作，没有栖息之地。还有一些感染者，在 YD 医院好不容易脱离了生命危险，他们好多人也没有钱在 YD 医院继续接受治疗，而且 YD 医院的资源也比较紧张，没有那么多的床位让他们一直待下去。可是他们一旦离开医院，又将无家可归，无人照顾。看到这些问题后，Y 和 X 决定拿出一部分经费，为感染者提供短期的安身之所。一来可以解决感染者的居住问题，二来也便于自己和其他感染者之间的相互照顾。对于一直捉襟见肘的A组织来说，拿出一笔钱筹建爱心家园，也确实是个不小的开支。但正是因为这个爱心家园的建立，让许多无家可归的感染者，找到了生存根据地，在解决了他们的生存问题之后，他们的生活也因此而改善，并活了下来。

此外，A组织还建立了专门的档案室，存放感染者的个人相关资料。说起这个档案室的建立，多少有些偶然，虽并非A组织一开始所想到的，却是他们用爱心感染爱心的必然。

> G在一家国企工作，收入与社会地位方面都还不错，因为一直在“同志”圈子里，当有检测的时候，他也被动员了。起初他没有想到自己会是阳性，所以，初筛阳了以后，他很震惊，他说，自己的性伴侣很稳定，怎么可能感染呢？他一时很难接受这个现实。我告知他艾滋病的潜伏期最多长达十年，而且，也可能是他的伴侣感染他的。因为还没有最后的确诊，我建议他先调整心态，静候确诊报告，并建议他的男朋友尽快来做检测。同时，也向他详细介绍了艾滋病的相关知识，并介绍感染HIV病毒十余年，却依然健康如初的X与G相互认识。我发现，他的眼神一直都很游离，内心应该十分矛盾，惊慌失措之感特别明显。便跟他约定，由我陪他去拿确诊报告，并告知他，有任何需要，都可以联系我。他走后的第三天，刚好是周六，这一般是感染者在等待阳性报告最艰难的日子。我又发信息给他，说我们有一个画画的培训班，由专门的美术老师教大家，不收任何费用，还报销交通费。他开始并不愿意，说自己既不会画画，也不愿意出来。最后，在我近乎死缠烂打之下，他终于决定来了，晚来了足足有一个多小时。但当天的培训他很高兴，课间听大家在一起聊天，听大家讲对抗艾滋病的经历，让他对艾滋病不是那么担心与恐惧。第二天是周日，他是第一个来培训班的。也许是经历了这两天同感染者的接触，也反思了自己的行为，他对可能感染HIV病毒的事实多少有些接纳了。一周后，我陪他去拿确诊报告，确实是阳性，他当时较之前平静了许多。回到A组织，

我又向他介绍了许多确诊之后如何注意身体健康，什么情况需要上药等事宜。他坐着一言不发，手里握着确诊报告，指尖几乎要捅破那份报告了。我猛然间意识到，可能是他的工作身份、家庭环境等因素，使他不知道该如何处理这份报告。因为以后的上药、就诊等一系列工作都需要这份报告，而我又担心他会将这个报告损坏、撕毁或是丢失，这样一来，将为他后续的就医带来极大的麻烦。于是，我试探性地说，如果你信得过我，我可以帮你保存这份报告。第一，我会很好地帮你保密，这份报告只有我和X知道；第二，你什么时候需要，随时来找我拿回。话说出的时候，我感觉他的眼前一亮，他看了看我，又看了看报告，犹豫了许久后说："真的不会让别人知道?"其实那会儿我们根本没想过要为大家保存档案，我只是感觉到他的顾虑所在，想到X当年背着报告到处跑的情景，既怕别人知道，又担心丢失，后来也是我帮他保管的。我指了指屋里的保险柜，这个只有我和X可以打开，如果你信我的话，就放这里。他犹豫了许久之后，还是决定放在我这里。只是将报告用信封很好地封起来。G确诊之后不到三年就上药了，上药申请是我陪他做的。我还帮他办了CD4检测的报销，他觉得，这反倒为他提供了许多的便利。再后来，索性将就诊卡、就诊档案统统都放在我这儿了，每次就诊前，先来找我拿就诊卡，再去医院看病拿药。

之后我们就想，我们是否可以建一个档案室，为不方便将确诊报告等档案带回家的感染者提供服务。虽然这对我们来说，凭空多出了许多工作和经费支出，也没有任何项目来支持。但我们觉得，这个工作要做，因为它有益于感染者。这是他们的需求，比如他今天需要办个什么事，CDC要他们资料了，他不用来，他给我们打个电话，我们这儿有这些东西，我们就可以给他办了。他的确诊报告要是丢了，将来要办什么事都是很麻烦的，关于艾滋病的事都要出具这个确诊报告，他家里或是合租房放着不方便，放在我们这儿为他保管却是方便安全的。但是在2009年之前，没有人往我们这里放，因为没有那么高的信任度。现在，在我们这儿的个人档案里，除了个人的关怀记录表以外，还有个人的身份证复印件，以及确诊报告等一系列不方便带回去的东西，都可以放在他的档案袋里，包括他的诊疗卡。因为大家对传染病医院的诊疗卡都比较敏感，感染者也不方便带回家，就放我们这儿，需要用的时候，报他的编号。到目前为止，已经有超过四百位感染者将他们一系列的资料放在我们组织，我们为每个人编有一个档案号，相当于门诊的病历号，工作人员从他的档案袋里拿出他所需要的东西，他用完后再放回来。有50%的人都把身份证复印件放我们这儿，因为这是他们之间口口相传的，也算是一种口碑吧。去年有关机会性感染的门诊报销，他们没有时间来，我们又有他们资料的，帮他们影印了直接交相关人员，就把这个事办了。也省得感染者来回跑，还不会失去报销的机会，他们只要给我们打电话就可以办了。我们其实不需要这些东西，是他们的需要。这些事，并非是我需要做的，但只有我做了之后，才能体现对感染者的关怀，也只有做了这些事，他才能更加地相信我。（个管师Y）

经A组织介入和干预的感染者，他们第一次的求医问药行为基本上都是由个管师陪同的，除非感染者不愿意。比如初筛，去拿确诊报告，申请上药，甚至包括紧急情况下的送医，等等。

我们这之前有一个感染者H，很瘦小，因为无处可住，就暂住在爱心家园。有一天凌晨发高烧，YJ（另一位个管师）给我打电话，我们连夜打车送他到YD医院。他是PCP肺炎，需要住院治疗，但当时床位紧张，我们又给护士长打电话，又联系医生，最后是在走廊里给他安排了一个床位。现在，他也成了我们的志愿者，只要不忙，他就会来帮忙，他自己也照顾着近十个感染者。他认为，是我和X给了他信心，觉得只要和我们在一起，就没有办不到的事。他常常说的是，如果那次不是我们及时地送他去医院，为他联系医生，他也许就活不到现在了。他总是说，他现在是有一分力尽一分力，X是一个榜样式的人物，是最好的证明。只要看到X还在为组织，为艾滋病事业奔波，他就相信，能够活到抗病毒药物的研制成功。（个管师Y）

Y说，他们曾经总结过，可以为感染者提供33项介入和干预服务，其中包括：心理支持，免费获得CD4和病毒载量检测，协助获得免费抗病毒药物，档案管理，爱心家园居住，第一次去看医生，拿确诊报告，协助感染者申请低保，帮助他们做好药物依从性，按时按点吃药，督促他们继续治疗，帮助家人阳性告知，等等。

在感染者的阳性告知方面，我们前期会对感染者做详细的评估，既不能含糊告知，也不能直接通知而让感染者没有任何准备。其实在告知之前，许多感染者是有一定的心理准备的，只是他们暂时还不愿意接受这个事实。在告知家人方面，因为这个可能会有风险，是由感染者自己决定要不要告知。我们会帮他们分析，你告知家属会有什么样的后果，你不告知会有什么样的问题，你选择哪种告知家人的方式会比较合适，等等。因为毕竟感染者隐私这个问题还是很重要的，需要感染者自己做好充分的考虑。

有一位感染者I，大学毕业，在家是独生子，是在公务员体检前，来我们这儿查出来的。他的身体状况还是比较好的，他来向我们咨询要怎么办。因为公务员体检的话，肯定会检测出阳性的，但如果不去的话，他没有办法向父母交代。在他父母眼里，他是个十分优秀的孩子，父母对他也寄予了很高的期望。他不知道到底要怎么向父母说，为了这件事，我们和他一起分析了各种利弊。结果认为，他的父母无论怎样都会接受他的，只是，他需要确定如何告诉他的父母，会让父母更好地接受，也更加安心。我们就是这里，帮助他练习如何告知父母一事，（笔者说，您这是角色扮演）。对，就是角色扮演。因为他父母虽然很爱他，但也比较强势，他担心自己不能很准确地将自己的意图表达清楚。于是，我和X，用你的话说，就是角色扮演了好多次，他在其中既扮演过他的父母，也扮演过他自己，假设各种场景，模仿各种可能的情况。他练习了很长一段时间，本来都决定回家告知父母了，可突然又退缩了。他觉得，要让我们陪着他一起回家。因为他的家在东北，我们每天的工作又特别多，一时很难抽出时间陪他走几天。最后，他决定先用电话告知，看父母反应再做下一步打算。打电话的那天，他早早地来到我的办公室，把要跟父母说的话，全部写在纸上，要我一一过目并修改。而且，在打电话的时候，一定要我在场，就坐在他对面。与其说他是在给他的父母用免提打电话，还不如说是我的另一种陪伴，我随时帮他整理各种类型的手稿，一边安抚他，一边帮助他。在这种情况下，他终于向父母说了自己感染 HIV 病毒的事，并请我和 X 向他父母作证，艾滋病真的是可以长期活下去的。后来，他的父母专程赶来，来看看我们组织，看看能活这么久的 X。用他的父母的话来说："有你在，我就安心。"（个管师 Y）

其实，针对感染者的生存关怀，有许多的工作都是由 A 组织的个管师完成的。包括衣食住行，有哪些是需要注意的，有哪些是影响感染者身体健康的。比如不能熬夜，因为这样会降低感染者的 CD4，破坏感染者的免疫系统，造成免疫力下降。因此，Y 就会告诉感染者，从衣食住行的各个环节应该怎么保护他们自己，同时也会告诉他们，即使你和普通人的 CD4 数量是一样的，但是 CD4 的质量也会有所不同，而且，生活规律是十分必要且有益的。Y 还会告诉他们，怎么样去识别一些机会性感染，怎么样去避免一些机会性感染。这种交流是随时的并且贯穿个体从感染到最后的全过程。

全程陪伴还有一个方面体现在医院里，我可以直接去服务那些更为迫切需要服务的人。比如在医院里，很多在传染病医院里住院的病人，可能还没有让家人知道，就自己一个人住在医院里，可能医护人员会比较忙，这个时候，我们就可以很好地帮助他们。比如说临床护理这件事，因为护士基本上都是女的，有些男性感染者做完一些手术，或身体比较虚弱，他不方便起来上厕所等问题，就可以由我们来协助。这些问题看似是小事，对感染者却意义重大，我们是见过，有的感染者，别说感染者，有的病人生病住院，他的家人来了，也是远远地看看就走了。当年X全瘫在床上的时候，要不是其他感染者的帮助，估计他也没有活下来的勇气了。所以说，我们的服务有时候很微小，却满满的都是爱。

再比如，我们说很多感染者到了该服药的时候不敢服药，有可能会觉得，一旦吃上药，那就是一辈子的事。因为每天都需要按时按点儿吃药，万一忘了怎么办，会不会被别人发现什么的。他们会有更多的心理负担，然后也会担心去医院，使用医保会不会被别人发现，会不会被亲戚朋友撞到，他们都会有这些顾虑。所以说，我们会尽可能地帮他们打消这些顾虑。我们会和感染者一起努力：如在服药前的药物依从性训练，服药后的体检提醒，又如他们开始服药后的一段时间，需要频繁地去做体检，开始是半个月，之后是一个月、两个月，等等。同时，我们也会开导感染者，尽可能给他们更多的人文关怀，才能很好地保证他们的健康。比如药物依从性，你不能说大夫说了，你必须吃，可他就不吃，这种情况，我就要给他们讲，吃为什么好，不吃，为什么不好，而且还要按时吃。告诉他国家有对感染者的隐私保护措施，设有专门的门诊、病房和绿色通道等，以减少他们的顾虑。（个管师Y）

Y总是说，艾滋病的介入和干预工作是少不了爱的。当年艾滋病被称作“爱滋病”，现在有许多的组织都会以“爱”来作为组织名称，如关爱之家、爱心家园、爱之家、爱之方舟等等。A组织在介入和干预工作中，更是强调感染者之间的关爱、友爱与珍爱。他们是用爱来传递爱，用爱来感染爱，用爱来滋养爱。

第二节　神入的支持治愈之道

弗洛伊德最先将神入（empathy）表述为一种“感觉进入”（feeling into）另一个人的感受。综观弗洛伊德对神入的立场，从他1912年强调的如外科医师般的冷漠情感，到1913年倡导同情的理解，以及他在1921年对于神入的拥护。弗洛伊德明确表示，神入地理解是让我们有可能去对另一个人的精神生活表达任何观点的唯一方法。（Wolf，1983a）科赫特终生坚持神入的精神分析方法论，更是将神入界定为精神分析中最为重要的方法，直到他过世前（1982）的最后一篇文章《内省、神入与精神分析：对观察模式与理论之间的关系的考察》中还在用大量的篇幅谈论神入，认为神入是精神分析的基础。他不仅将神入描述为一种通过对另一个人的自客体需求做出感同身受的理解，还视其为“人与人之间强有力的情感纽带”。（科赫特，1984）

科赫特曾观点鲜明地强调近体验神入（experience-near empathy）的概念（科赫特，1959，1982）[①]，并以此展开了他对于自身心理学的探索，这也是他在最后一篇论文中传达出来的最后的信息。科赫特进一步指出，神入是一种收集信息和资料，也是成功达到同调的必要前提，神入具有治疗性。他强调，如果母亲希望她对孩子的反应被孩子体验为积极响应，那么她需要神入。然后，他继续强调，在临床经验中，神入本身，仅仅是出现了神入，就是有益的，具有广泛的治疗效果——不仅在临床设置中是这样，在人类的日常生活中也是这样。（科赫特，1982）Wolf在对神入进行功能划分时提出，神入具有对自身的支持功能，虽然这是神入的副产品，却能增强分析人自身内聚性，增加分析人的自尊和幸福感。（Wolf，1998）

近代医学的发展，更为神入的治疗性提供了有力的佐证，特别是神入对

---

① 此一用词曾被人类学家C. Geertz（1983）引用于诠释“在地观点”（native's point of view）而名噪于当代社会科学中。

于身体的基本防御——免疫系统的有效作用方面，大量的科学研究证据给我们留下了深刻的印象。（Ader，1981；Goldberg，1981；Pelletier，1977）而从 20 世纪 70 年代开始，研究者在人类大脑边缘系统的下丘脑（汇集我们感受的目标区域）与我们的免疫系统之间发现了越来越多的复杂联系。西蒙顿（Simonton）用引导想象意念聚焦于白细胞，以之摧毁癌细胞，取得了令人兴奋的结果。尤其是患者在被诊断为癌症晚期后仍然存活了下来。医生提供引导想象的方法，并加以执行，由此产生的希望似乎启动了免疫系统中摧毁癌细胞的那个部分。于是，研究者发现无助感（无论是在人类还是在动物身上）可以减缓免疫系统的运行，而感受到别人对自己的注意、关心和帮助则会激发免疫系统。（Simonton，1978）在个人感受（包括自身感受）与致命疾病因果之间的关系上，医学上有越来越多的疑问，赫伯特·斯佩克特（Herbert Spector）是一位神经生理学家，他曾在美国国家卫生研究院（National Institute of Health，NIH）工作，他指出，前人早已了解，患者自己的态度对其康复非常重要，但是现代医学却将其视为微不足道的小事。新的研究澄清了这一问题：态度事关重大。（*The New York Times*，1985 年 10 月 22 日）

由此可见，有越来越多的证据显示，神入对疾病的治疗有正面作用。这与科赫特最终的结论相一致，这个结论来自科赫特与其分析人一起工作的经验，也得到了其他分析师长期的确认：神入本身对于接受神入的人具有好处和疗效。这个发现暗示了（最新的研究结果也支持）免疫系统在一个神入的、无压力的环境中最具有活力。而在《精神分析治愈之道》一书中，科赫特认为，精神分析的介入和干预方法应该分两步进行：一是让分析人一次又一次地体验到被理解，二是紧随其后的诠释。（科赫特，1984）科赫特称之为“治疗的基本单元”（basic therapeutic unit）。（科赫特，1984）所谓理解，科赫特指的是基于神入指导分析师设身处地地把握分析人的思想、情感，并与分析人就此进行沟通的过程。而诠释，或者更准确地说是分析师所做的干预的诠释层面，也是基于神入的。科赫特（2014）是要进一步证明分析师已经充分地理解了分析人，是对神入的进一步扩展和深化。理解与诠释是给分析人一个正确的动力学分析和发生学重建，促使其通过变形性内化，将分析师发挥的自客体功能内化为自身的结构与功能，从而满足分析师的自客体需求，形成一个健康、统合与连续的自身。

在A组织调研期间，笔者不仅对Y进行了访谈，还参与观察了包括Y在内的个管师用爱心感染爱心的支持关怀工作，因为HIV病毒本身的生物属性便是破坏人体的免疫系统，进而引起个体的机会性感染并导致生命的危机。A组织的个管师虽然并没有认识到像神入这样的理论与方法，但他们从自身经验出发，以己度人般地支持帮助感染者，满足感染者的自客体需求。在调研中笔者发现，个管师的介入和干预过程，贯彻一手抓理解，设身处地地为感染者着想，想他们之所想，急他们之所急；一手抓诠释，运用语言的、非语言的等各种方式，缓解、排除感染者的困惑、担心与疑虑。实行两手抓、两手都要硬的支持关怀路线，帮助感染者更好地应对HIV病毒，走出一条应对HIV病毒的向死而生的爱之路。用自己的爱心感染、感动每一个前来寻求帮助的感染者，在助人实践中朴实地充当感染者“好的自客体”，无形中执行着一条理解与诠释相结合的神入支持的治愈之道。

一、理解治疗的动力学分析

（一）病有所依：理解促进自客体的内化

科赫特运用神入的方法，发现被诊断为边缘型人格障碍的人，当他感到自己古老的主观状态被分析师理解了，他就能够与分析师建立他所需要的特定的自客体联结。换句话说，神入的自身心理学方法似乎为拯救那些最为严重的病理情况提供了一种可能的途径。科赫特极力主张心理困扰不应该被特别地视为一种疾病，而应该被视作“人在寻求新的精神平衡之路上的一个驿站”（科赫特，1978）。肖恩（Shane）夫妇进一步提出，自客体需求的丧失意味着将错过或失去自恋型支持。他们指出，为了解决自客体需求的丧失问题，必须通过神入响应来满足。他们认为，通过理解感受并内化好的自客体，不仅可以有效地补偿这种丧失，而且可以减轻自身的创伤和自客体需求的失败，使自身可以进行下去并得以恢复。（Shane，G. & Shane，E.，1990）

同理，艾滋病人群固然在心理困扰的严重程度上远不及边缘型人格障碍者，但在现实生活中，他们却时刻处于生活的边缘，更因艾滋病带来了不同程度的心理压力与心理疾病。他们的生活圈被一层层地剥落，他们处于谈艾色变的社会之中，他们更体验着 HIV 病毒和机会性感染的威胁。为了自我保护，更为了保护家人，他们不得不将自己封闭起来，成为边缘人。他们的内心世界与情感生活，更加缺少别人的支持与关怀，他们不仅期待着治愈艾滋病的良方，也在寻求着平复心绪的精神驿站。因此，包括 Y 在内的 A 组织的个管师，运用神入的理念，提出了全程陪伴的介入和干预模式，充当着感染者好的自客体，不仅很好地理解感染者的处境与感受，而且打破了感染者对“其实你不懂我的恐惧”这样的担心。

全程陪伴模式是根据 X 之前的生病经历提出的，体现着用生命影响生命的支持与关怀。正是基于 X 当年的痛苦经历，推想到现在感染者可能面临的情况与危机。

> 我们从 X 的自身经验出发，探索出从生命支持和生存关怀两个方面开展工作的思路……我们提出的全程陪伴的介入和干预模式，其中就包括陪伴感染者就医。比如你到这儿以后，首先见到的是一个同伴，而不是一个医生，他的心理舒适度就会不一样。然后，每一个环节都会有人告诉应该怎么做，第一次都会陪着你去完成……中国的医生大多很强势，让人产生距离感，从这些小的问题上，都可以给感染者带来很大的心理负担，更别说什么歧视与隐私暴露了。那么，假如说，这些需要上药或是需要去看病的感染者，他们有了这种心理负担，可能就会让他们除了对艾滋病本身的恐惧之外，可能还会有其他的恐惧，如歧视等，从而使他们更加自卑。这个时候，我们作为一个桥梁，就能很好地在医生与感染者之间起到

一个中介的作用。而针对感染者的全程陪伴与照顾，更是覆盖了从初阳开始一直到生命结束的全过程。（个管师 Y）

Y 与 X 提出的全程陪伴，其初衷是尽自己最大的努力帮助感染者，帮助感染者应对各种困难和危机。可正是这种陪伴，发挥着极大的支持与治疗作用，更改变着感染者对艾滋病的认识，并进一步朝着“向死而生”的历程而努力。

自身心理学认为，如果分析师使用“自客体”这个术语，就意味着分析师最终有一个任务要努力成为分析人好的自客体，分析人受损的自身表明了其自客体需求的缺失。因此，如果分析师接受这个要求，就意味着他将努力神入地去理解，作为分析人未能呼吸到的，其自身需要并用来发展的，一种健康自身的情感氧气（科赫特，1977），以及分析师如何以一个陌生人的身份开始填补这个空缺。“这个时候，你的理解与解释很重要，你要知道他在想什么，想要什么，要真的理解他的恐惧在哪里，感染者的恐惧有很多种，有的怕死，有的怕家人知道，有的担心身边的朋友同事知晓后无法在社会上立足，还有的是各种怨恨，这才是他们怀疑的重点。”（个管师 Y）

由此可见，个管师努力成为感染者需要与渴望的提供者，通过全程陪伴，不仅减轻了感染者的痛苦，而且帮助其产生希望。在满足让感染者活下去这一最低要求的同时，也提供了一些满足感。就像所有提供需要的人一样，个管师会尽量满足每一位感染者对舒缓自身的需求。比如了解到包括 F 在内的许多感染者可能存在阅读同性恋与艾滋病等相关书籍的困难时，便从捉襟见肘的经费中拿出一部分来购置了一批图书。既满足了 F 等人的需求，为感染者提供畅快阅读之地，又凝聚了组织的向心力，获得了感染者的认可。而考虑到 I 对于阳性告知家人的恐惧，X 和 Y 便在自己的办公室内，帮助 I 一次次地进行角色扮演，并陪伴 I 通过电话告知其父母自己感染一事，因为事先的充分准备与反复演练，I 的父母接受了儿子感染 HIV 病毒的事实，并专程赶来，来看看我们组织，看看能活这么久的 X。用他父母的话说：“有你在，我就安心！”（个管师 Y）同样因为 Y 敏锐地注意到 G 的指尖几乎要捅破那份确诊报告，Y 意识到，可能他的工作与身份、家庭环境等，使他不知道该如何处理这份报告，便试探性地提出为G保管确诊报告的建议。并将这份以神入为前提的理解，扩大到所有接受介入帮助的感染者之中，为感染者提供了档案保管服务，为包括G在内的众多感染者解决了后顾之忧。莫德尔（Modell）发现，分析师可以通过其稳定、可信以及对分析人独特身份感知来为其提供内隐的满足。（Modell，1975）可见，满足可以被视为神入理解的一个不可或缺的部分。个管师向感染者提供的种种支持与帮助，在无形中将自己变成一个潜在的好的自客体提供给感染者，而这恰好是感染者过去从未拥有过的。特别是在他们感染HIV病毒之后，他们面临的往往是关系的断裂与支持的缺失，而个管师的支持与关怀，与科赫特及其同仁在治疗他们的病人时发现的自客体的内化过程不谋而合，可见，个管师在针对感染者向死而生的介入和干预过程中同样充当着好的自客体。

其实，个管师除了对感染者的艰辛生活做了神入的理解，还为感染者提供了一些修正后的、能够达到的目标。比如加强身体锻炼，调节饮食与起居，以此让感染者产生希望，帮助感染者减轻对艾滋病的恐惧，增强自信心，并因而舒缓一直以来在精神上的痛苦。A组织提出的全程陪伴模式，更强调与感染者共同建立起一种长期合作的介入关系。个管师与感染者共同努力，建构出一种积极管理的模式。该模式既聚焦于感染者对自己事务（锻炼、起居、服药）的独立安排管理，又关注于接纳感染者因为恐惧而产生的阻抗。无论是感染HIV病毒对感染者产生了过度刺激，让感染者感到大受冲击，唤起了他的焦虑，从而退化到保护自己、避免自身崩解的状态，还是对医生、对亲朋好友、对社会大众的歧视、担心与无作为表达的愤怒、恐惧与绝望，这些都成为其自客体企图树立起一道对抗高墙（阻抗）的原因，个管师必须通过贴近其体验的神入理解，基于自己的个人经历去想象对感染者而言是什么样的感受，以及因此他此刻需要为感染者提供什么。正如笔者能够试着想象一个舞者不能再以跳舞为生会是什么样子，但是，因为笔者不是舞者，笔者也许无法想象这种表达的丧失对一个人自尊的打击。但是，假如笔者能够想象自己失去了一项珍贵的技能会是什么样子时，比如，对于作为学者的自己，失去了讲话和阅读的能力，那么笔者就能想象那对一名舞者来说是怎样的损失和暴怒了。这里笔者所关心的并不是经验上或是事业上的损失，而是体验上的、创造力上的损失，而这一点，恰恰就是真正的神入理解。也只有基于这种方法，个管师（尽管他自己未必知道这种方法的名称）才更有机会成为感染者长久以来期待着的好的自客体。

A组织在全程陪伴的同时，还提出了病房探访服务。个管师总会定期去YD医院的病房看望感染者，无论这些感染者是否接受着A组织的介入和干预服务。通过与感染者真诚地沟通，接纳包容每一位感染者，“我们从来不问他们因何感染，除非他们愿意表达，但对我们而言，我们用心帮助每一位感染者”（个管师Y），表达着对他们基于理解的体验。“而更多的时候，我们会倾听他们的心声，说到伤心处，总会有个管师与感染者一起黯然落泪”（个管师Y），这个时候，协调的倾听便是一种神入与理解，表达着对感染者情感状态的协调响应。正如史托楼罗所说，我们在自己的情感经验中寻找与分析人情感体验匹配的经验，这个时候，最重要的是与分析人在一起，让分析人感受到陪伴与理解。（Stolorow，1994）

当然，我们也会帮助他们处理一些日常事务，如医保与低保的报销与申请……在医院里，很多在传染病医院里住院的病人，可能还没有让家人知道，就自己一个人住在医院里。可能医护人员会比较忙，这个时候，我们就可以很好地帮助他们。又如在临床护理这件事上，因为护士基本上都是女的，那可能有些男性感染者做完一些手术，或身体比较虚弱，不方便起来上厕所等，就可以由我们来协助。这些问题看似小事，对感染者却意义重大。（个管师Y）

个管师或旁人举手之劳的行动，却让感染者觉得，他们自己不再是被抛弃的，他们是有尊严的。当年X“全瘫”在床上的时候，要不是得到其他感染者的帮助，估计他也没有活下来的勇气了。所以说，我们的服务有时候很微小，却满满的都是爱。（个管师Y）现在，每周去病房探望感染者已经成为A组织的例行事务，更获得了YD医院的支持与认可。而针对感染者的理解体验，也确实能起到调节感染者身心的作用。每到周二下午，也是YD医院感染科最热闹的时候。

我们会和感染者聊天，会给他们讲许多感染者的故事，特别是讲述曾经在这里住院的感染者。比如前些日子小峰[1]事件有了新的发展，当我们告诉感染者时，就给大家带来了极大的鼓舞，并不断有人拍手叫好，我们更会倾听感染者之间的互动与分享。（个管师Y）

正是在这种情境中，鼓励感染者表达出他们的所思所想，所忧所虑，而个管师的这些表达与响应，更体现着对感染者深刻的理解与支持。在笔者看来，这不正体现着自身心理学所强调的神入理解吗？也正是通过这种病房探访与理解体验，改变了感染科无人问津的历史，更温暖了许多感染者因无人看望与陪伴所带来的心伤。个管师的理解，让感染者体验到那种还有人关怀自己的感受。在最基础的层面上，包含了一个坚定的信念，即还有人真的关心自己是生是死。更让感染者体会认识到，若有一线生机也要努力生存下去，笔者相信这便是神入的基础。感染者往往在确诊之后，面临着父母的不理解，好友的不认可，社会的“怕而远之”，让感染者面对着一个不理解的家庭、不理解的医疗机构以及不理解的社会，这种相似经验的累积强化了感染者那种没有指望的信念。而面对个管师的理解，让感染者达成一个很重要的共识，即应对艾滋病是有希望的。个管师通过理解，真诚接纳每一位感染者，用爱心包容他们的担心，用信心感染他们的希望，鼓励大家常怀感恩的心，将增添生活乐趣、提高生命质量作为治疗的目标，给感染者以希望。而这种理解的体验，更在一定程度上减轻了感染者的身心痛苦，进而激发起了感染者努力存活的动力，并最终有助于形成坚实的、内聚性的自身。

此外，通过理解，还可以有效地解决感染者应对HIV病毒过程中的许多心理困扰。比如感染者的服药问题，并不能简单地认为感染者在抗拒治疗，因为不同的感染者服药会涉及许多问题，作为个管师，不能一概而论地建议感染者服药。因为有的感染者隐瞒了自己感染的事实，因此不方便持续

① 小峰因为感染HIV病毒而遭到医院的拒诊，后通过修改病历获得手术的成功。并因此将拒诊医院告上法庭。小峰事件经媒体报道后，时任国务院副总理的李克强曾接见过小峰事件的主要倡导者虎哥。这是感染者手术就医具有里程碑意义的事件。

每天服药，有的感染者担心药物的副作用，比如E，一个把颜值看得比生命更重要的感染者，担心药物会让他变丑。还有的感染者担心定期去医院拿药会暴露自己的身份，等等。因此，个管师只有理解了感染者的这些困惑之后，才能对症下药，尽可能地打消他们的顾虑，解决他们的困扰。

由此可见，A组织提出的全程陪伴的介入和干预模式，通过表达理解体验的方式，为感染者提供关怀与支持，既理解感染者的所需所忧，又分担他所面临的困难和恐惧，通过充当并内化作为好的自客体的个管师，强化感染者内聚性自身的实现，实现病有所依，实现对其自身的支持与恢复。

（二）病有所养：理解达到自客体需求的满足

理解作为人类独有的能力，它让一个人能够感受到另一个人的精神生活并尝试去关怀它，并且在此基础上，尝试参与进去。（White & Weiner，1986）从超越治疗范畴的更广义上来讲，神入是我们所有人在尝试感受和理解其他人的精神生活时都需要的，那些人包括和我们很亲近的人，也包括陌生人，更包括每一位感染者。

当我们将神入定义为有益于具体治疗性时，那么理解本身就是一种满足。A组织的个管师不仅为感染者提供关乎生命的支持与帮助，还努力改善每一位感染者的生存环境和社会关系，并试着帮助感染者减轻他的焦虑、低自尊、无助感和被所爱的对象抛弃的感觉，尽量帮助他们减轻一些痛苦，恢复对未来的希望。比如X和Y当年专门租建爱心家园时，一方面是因为了解到感染者无处可去，无家可归的境遇；另一方面更是感受到感染者需要一个属于他们自己的爱的小屋，可以让感染者之间相互照顾，从而改善他们的生存、生活环境，让感染者找到自己的归属，在彼此照顾中实现自己的价值，获得别人的认同与需求的满足。就像J是直接从医院搬到爱心家园的，当时她的病情比较稳定，只是从住院到出院，没有一个家人去看望她。X和Y将这一点看在眼里，记在心上，担心J因此而自暴自弃，便把她接到了爱心家园，并请她来照顾大家的起居生活。J因此而大受鼓舞，不仅将爱心家园整理得井井有条，还带领其他感染者一起锻炼、养生。考虑到感染者携带药物的不便，她亲手为大家编织了装药物的便携小包，后来全球基金的一个项目，就是受此启发。笔者有幸在爱心家园见到了前来开会的J，她目前在老家成立了一所专门为女性感染者提供服务的组织。她说："当年，我自认为，感染HIV病毒是一件极其丢脸的事，遭家人抛弃也是理所应当的，但正是X和Y接纳了我，还给我委以重任，让我重新燃起了对生活的信心。"（感染者J）正是基于X和Y的理解与信任，J不仅很好地完成了X和Y交予的任务，还充分发挥了她的主体性，更获得了爱心家园众人的肯定与赞赏，满足了"我是全能的"这样的镜映需求。作为一种象征性的变化，J不仅对X和Y表达出温暖的感谢，而且从此不再自暴自弃，投身到与此相近的工作中去，还成立了一家在全国都不多见的女性感染者组织。当J感到X和Y作为一个神入的自客体，对她的理解更为可靠时，当她因为X和Y的理解而变得更加自信时，她自然开始考虑自客体需求的满足问题。在这个过程中，她实现了一个具有内聚感的自身，以及一种达到了分化水平的客体关系，并把X和Y内化为一个镜映性的并值得依赖的自客体。

A组织正是基于神入理解这样一种理念，当然，从某种意义上说，他们更是自发地对感染者提供神入理解。Y说，他们曾经总结过，可以为感染者提供33项关怀服务。正是通过对感染者的神入理解与关怀，获得其信任感，建立良好的合作关系。也正是这种理解关怀，不仅帮助感染者坚定了对抗HIV病毒的信心，"其中最重要的是陪伴和理解，很多情况下，感染者都是一个人偷偷来咨询或是做检测的，本来心里就十分孤单和忐忑。因此，陪伴是最好的干预，解释则更好地化解了他心中的疑虑"（个管师Y），而且也获得了感染者的认可，"这个时候，感染者往往会把个管师当作自己最亲近的、最可爱的人，不是亲人胜似亲人，愿意与个管师分享自己的各种悲欢"（个管师Y）。更在感染者最需要的时候，伸出事关性命的援助之手。例如，对居住在爱心家园的感染者H，他于凌晨突出PCP肺炎，生命危机，是个管师Y等人紧急将其送往YD医院，并为其申请到一个安排在走廊里的床位。

他认为，是我（Y）和X，给了他信心，觉得只要和我们在一起，就没有办不到的事。他常常说的是，如果那次不是我们及时地送他去医院，为他联系医生，他也许就活不到现在了。他总是说，他现在是有一分力尽一分力，X是一个榜样式的人物，是最好的证明。只要看到X还在为组织、为艾滋病事业奔波，他们就相信，能够活到抗病毒药物的研制成功。（个管师Y）

X曾经的一句话，“活到抗病毒药物的研制成功”，目前已成为A组织众多感染者的生存目标，也许这听起来有些遥不可及，但它却体现着感染者对个管师的信任，对“向死而生”的信心。显然，正是X和Y等个管师的理解、关怀，不仅获得了感染者的信任，而且多次挽救了感染者的性命。让感染者觉得，当他们感到困难无助时，能够得到X和Y等个管师的支持与关怀。更有许多感染者，纷纷将自己的紧急联系人写作他们的个管师。在自己遇到无法掌控的压力与突发事件时，可以得到个管师的帮助并通过个管师满足其理想化的需求。

在针对感染者的介入和干预过程中，个管师的全程陪伴与对感染者的理解关怀，获得对其问题根源性的洞察，增进了对感染者的理解，感同身受到感染者的害怕和对再次信任他人的无望。E就是一个典型的例子，Y与E的初次见面是在网络上，当时E刚刚确诊，Y的一句善意询问，直接引来E的破口大骂。而之后第一次在B市见面后，E表达了QQ聊天时对Y无礼的歉意。Y表示：“没有什么对不起，我当时只是感觉你因为艾滋病而承受了许多的不公与坎坷，其实那些日子，最受煎熬的是你。”“E当时拉着我的手就哭了起来。”（个管师Y）Y的一句话就直接拉近了与E的距离，而此后持续的联系接触，特别是Y积极帮助E询医问药，既理解他的顾虑，又关注他的健康，终于获得了E的信任。让E觉得，在B市这个陌生的城市里，只有Y最了解他、最懂他，值得他依靠。Y对E的整个介入和干预过程，虽然是一波三折，但因为Y深知处于这个阶段E内心的矛盾、无助与恐惧，也尽自己最大的努力满足着E的各种需求，最终挽救了E的生命。所以，正如布兰德夏弗特所发现的，科赫特的方法真正提供了一种可能性，为避免负面治疗反应这一悲剧性的僵局提供了一种发展性的方法。（Brandchaft,

1983）通过对E的暴怒以及暴怒背后对于被抛弃的巨大恐惧进行理解关怀，Y培养了E信任他人的能力，进而能够把个管师作为一个值得信赖的自客体加以依靠，实现了感染者对有亲密同伴的渴望，满足了其孪生的自客体需求。

在个管师的理解关怀与全程陪伴下，让感染者看到了发展利他主义的可能性，以及内聚性自身最终获得神入并重新开始成长。同时感染者发现，并不是他一个人有这样的需要，所有这些益处都将与个管师的体验强有力地连接起来，使感染者偏离正轨的自身发展重新开启或是重新导向，指向一个更健康、更有收获的方向。感染者因此获得了理解和承认，他的镜映需求、理想化需求或孪生需求因此得到了肯定与满足。自身心理学强调自客体需求在自身经验中的首要作用，自客体功能从根本上说是将自客体需求并入自身的经验结构之中，在生命的所有阶段，自客体需求的核心是对自客体功能协调响应的需要。正是通过自客体经验，关于自身的经验得到明确表达。自客体发挥其具有差异体验的功能，这对于一种完整的自身结构至关重要，并帮助感染者发展和维持自客体关系，该关系为自身体验提供了稳定性、内聚性和活力，实现了感染者的病有所养。

二、 诠释治愈的发生学重建

与传统精神分析学者一样，科赫特重视诠释在治愈过程中的作用。他在1981年第四届自身心理学大会的最后致辞中表示，精神分析治愈之道中最重要的洞见，便是分析最终通过给予解释即诠释而实现治愈。（科赫特，1981）由于分析师能够与分析人建立以神入为基础的联系，理解分析人内部世界将变得更加准确与迅速。在理解基础上，科赫特认为，分析师必须从理解前进至诠释，从表明他同调于分析人的内在生活、感受、思维和幻想，前进至下一步——诠释。只有分析师对分析人的内心体验和情感反应进行诠释，才能取得治疗的成功。因此，科赫特将从理解至诠释的发展描述为一种从较低级的治疗形式向较高级治愈形式的前进。(科赫特，1981) 安娜·奥恩斯坦 (Anna Ornstein) 在与科赫特合作的过程中同样反复强调，自身心理学的方法必须从神入开始，努力尝试了解分析人复杂的情绪。只有当分析师成功地通过神入分析将自己建立为分析人需要且接受的自客体时，他才能冒险进行下一步的诠释。(Ornstein，1984) 而诠释是对分析人的心理反应与内心冲突做出发生学的重建。科赫特认为，诠释过程必不可少，如果没有诠释，神入将是不完整的。(科赫特，1984) 也就是说，分析师对分析人做出的发生学重建，不仅从心理上加深了分析人对自我理解的认知程度，而且通过分析师对分析人深刻广泛的理解，也让分析人更信任神入联结的真实可靠，进而促进分析师与分析人对自客体经验的理解与共同建构，以实现自客体需求的满足。

弗洛伊德学派将治疗作用定位于诠释，它主要被构想为一个认知过程，分析师凭借这个过程向分析人传递新的知识或洞察。关系论取向的理论家则强调治疗作用存在于分析师与分析人从其关系中共同构建出的新的体验。对自身心理学家来说，治疗作用一般被认为源自自客体需求的提供，这种自客体需求的提供满足了分析人被挫败的发展性需要。阿特伍德和史托罗楼则认为，在被普遍运用的意义上，诠释是分析师向分析人沟通的解决方法。一方面通过向分析人传达其对认知的新的理解与诠释，分析师的认知洞察通过诠释程序传输进入分析人的心理功能；另一方面，强调治疗作用来自令分析人感受到被理解的自客体经验，进而获得自客体需求的满足。这两者同等重要，密不可分，它们共同构成了诠释治愈之所在。(Atwood & Stolorow，1984)

在对感染者的介入和干预中，A 组织从 X 的自身经历出发，提出了全程陪伴的介入和干预模式，包括对感染者的生命支持与生存关怀两个方面。在生命支持中，经由个管师的分析与讲述，纠正了感染者对艾滋病的错误认识，建构对向死而生意义的全新理解，达到对自我理解的重新认识，完善了感染者的心理功能。而在生存关怀方面，个管师言语与非言语的诠释响应，转变了感染者的错误归因，缓解了感染者对艾滋病的恐惧与阻抗，增进了与个管师的情感联结，获得了对感染者具有意义的认知与体验，通过共同建构的自客体功能，满足了感染者对镜映、理想化与孪生三个方面的自客体需求，形成统合的自身结构。

（一）病有所医：诠释导致自我理解的重新认识

沃尔夫对诠释下了一个非常宽泛的定义。他认为，诠释包括分析师从总体上带给分析人心理改变的有意义的活动。这种改变可能更好（即具有治疗性），但是也可能是失败的或甚至是反治疗性的。这个定义中所包括的诠释活动，指的是言语陈述以及任何其他由分析师有意识地指导的介入和干预，这也是分析人心理世界改变的原因。（Wolf，1993）显然，沃尔夫认为，具有治疗性的诠释被分析人体验为一种由分析师目标导向的介入和干预行为。

A 组织提出的生命支持，目的是解决与感染者生命相关的介入和干预事宜。首先要求每位个管师努力改变感染者对于艾滋病的理解与认识，减轻他们对艾滋病的恐惧，增强他们活下去的信念与决心。帮助感染者获取艾滋病的各种相关知识，纠正他们对艾滋病的错误认识，比如认为“艾滋病是一种遭人唾弃的传染病，是一种会死得很难看，很快就会死掉的绝症，等等”（个管师 Y），进而协助感染者正确看待自己的病情。笔者在 A 组织“同吃同住同劳动”期间，一个很大的感受就是个管师往往特别重视强化艾滋病的属性，强调艾滋病是一个“持续服药便可控制的慢性疾病”，强调要“活到抗病毒药物的研发成功”，而这已经成为众多感染者活下去的动力。其目的便是消除感染者对艾滋病的种种片面了解与歧视。让感染者坚信：艾滋病在某种程度上是可以等同于心脏病、糖尿病等慢性疾病的，为感染者正确应对艾滋病提供发生学的分析框架。在此基础上，个管师通过讲述自己的亲身经历或身边发生的真实事件，既坚定了感染者接受介入和干预的信心，又减轻了感染者对于艾滋病及其机会性感染的担心，特别是对于并发症的怀疑。

Y 总会讲 X 当年因为自我怀疑与否定而加重病情，因为担心发病而引起手抖的经历，最后在 Y 和众多感染者的支持关怀下，X 真正实现了对艾滋病的去特殊化，因恐惧所带来的病症也就烟消云散。“这个时候，最重要的就是对症下药，解释他对周遭各种关系的理解，打消他的顾虑。只有这样，才能帮助他接受感染的现实，树立对抗艾滋病的信心与信念。”（个管师 Y）个管师所做的便是改变感染者过去的经验组织原则，将感染者从过去的牺牲中解放出来，带给他们新的认知。经由个管师的诠释，新的认知被感染者作为对其内部经验有意义的构想而接受，许多感染者因此获得了宽慰，特别是那些疑病症的人群，因此也拥有了一种感到被理解的体验与满足。当然，A 组织的每一位个管师，都不会忘记去诠释感染 HIV 病毒的生命意义。自 X 在太平间隔壁“小住”了三个月之后，他提出的“向死而生”便成了 A 组织个管师对生命新的诠释。个管师们总会拿 X 的一段话与感染者分享：

> 其实，感染 HIV 病毒并不完全是坏事，也许是物极必反吧，我从来没有像现在这样看重健康，看重生命。不是有人说，要把艾滋病当作生命的礼物吗？感染之后才发现，艾滋病就是一块试金石，它试出了我的亲友圈，也改变了我的亲友圈，更改变了我对生命的态度。让我变得更加珍惜生命，而不是像以前那样，认为一切都无所谓。我有时觉得，只有现在，才是在享受生命的美好，我的愿望就是健康地活到抗病毒药物的研发成功。（感染者 X）

在调研中笔者发现，个管师始终不忘向每个感染者传递向死而生的生命理念，也就是带着 HIV 病毒从此走向一种新的生命体验，坚定了艾滋病人群活下去的勇气与决心，向感染者诠释了感染 HIV 病毒之后的生命意义。这虽不是 A 组织所要求的操作标准，进一步说，A 组织从来就没有什么执行手册，但这种理解与认识却深入到每一名个管师的内心。因为如果个管师的诠释要产生治疗效果，它就必须为感染者提供一种被深刻理解的新经验。个管师的诠释沟通，其对于艾滋病、对于生命的理解与感悟，有助于感染者产生新的或被增强的认知理解。这不仅为感染者提供前人的经验，而且促进了感染者自我理解的可能性。对感染者而言，当难以琢磨的过去和令人困扰的现在经由诠释变得可理解时，在原始自客体关系语境下，经由新的经验构造产生了对自我理解的重新认知。而新的自我理解促进历史性的自身连续性感受，人的当前经验构造与过去经验有意义地联系在一起，更为感染者做出改变提供了发生学上的可能，许多自身心理学家也都阐述了对这种经验治疗效用的重视。史托罗楼认为，当同调的诠释唤起、增强分析人的经验时，其治疗的主要作用便体现于此。（Stolorow，1993）博斯克（Buirski）等学者也提出了相似的论断，任何传递新的认知理解的诠释都被发现其治疗作用。也就是说，新的认知理解不仅满足了被理解的渴望，还满足了弄清人的全部生活经验的功能，并且促进了自我理解、自身轮廓、自身连续性以及自身内聚性。(Buirski & Haglund，1999)

（二）病有所治：诠释有助于自客体功能的共同构建

有些自身心理学的批评者错误地假定，自身心理学的治疗作用主要在于提供了对分析人的神入理解。因此，他们有些不屑一顾地断定，自身心理学是一种肤浅的治疗，因为它仅仅是不可信的矫正性情绪经验的另一个版本。批评者未能领会自身心理学治疗方法的丰富性与深度的原因之一，是认为自身心理学难以通过诠释而实现自客体的功能，实现对自客体需求的满足。

科赫特曾说，治愈的本质就在于以正确的诠释向分析人提供其需要或愿望的适度挫折，以增长其心理结构。（科赫特，1984）与科赫特关于治愈过程唤起适度挫折及变形性内化的观点相对照，巴卡尔等人提出，治愈过程涉及一种矫正性自客体经验。心理困扰起因于原始发展的渴望，通过修复所需要的自客体纽带，受挫败的发展性渴望将会在一个安全协调的自客体关系中被重新动员起来。因此，分析人对自客体经验（促进个体自我统合的经验）的内化就是在治疗过程中那些“正确的”和“有治疗作用的”经验的本质。(Bacal & NewGan，1990）博斯克等学者进一步指出，被提高的认知理解，感到被理解的经验，自客体功能的实现正是诠释在自身心理学治疗中的作用之所在（Buirski & Haglund，1999)，这刚好与阿特伍德等人的观点不谋而合。

在对感染者生存关怀的全程陪伴中，诠释既是一种方法，也是一门艺术，体现在个管师与感染者共同建立的介入和干预关系之中。对感染者的全程陪伴，少不了个管师与感染者一对一的面谈，目标是应对感染者所经历的自责、恐惧等挫败感，充分发挥个管师与感染者的主体性，建立一个共同应对艾滋病的协调合作机制。通过对其挫败感的共同讨论与重新诠释，调节与修复负性情绪所造成的自客体关系的断裂，共同形成基于个管师理解的，为感染者自身所接受的自客体体验，促进与内化个管师丰富的自客体功能，满足自客体发展的需求。

由于艾滋病与其他疾病相比有其特殊性，感染者往往会面临着法律、道德与伦理的批判，被社会大众视为“脏病”“见不得人的病”，等等。感染HIV病毒往往会被认为是其行为的不道德或是自愿，从而增加了公众对艾滋病人群的谴责与艾滋病人群负性情绪的产生，加剧了业已存在的耻辱感，使感染者产生自卑及自罪的归因心理。

> 这个时候，你就要改变他们对艾滋病的错误归因，其实这些认知不全来自他们自己，更多的是大众宣传的误导。所以，我们有必要与他们共同努力，首先关注感染者受伤的体验与感受，而非社会大众对他的评价……有的时候，真的是当局者迷，他们一下子涌出太多太多的问题，表现出强烈的自罪与自责。比如K，他确诊之后跟我说：“我对不起爹，对不起妈，对不起很多人。”那种愧疚的表现很明显。这个时候就要降低他的负罪感，告诉他，我能体会你面对这个世界的无助，但我更能体会到你的自责。希望你通过自己的努力，来重新收获他人的信任。感染HIV病毒并不应该是人生的终点，就像X那样，它应该成为你人生的另一个起点。而我希望，在这个过程中，我们能够互相合作。（个管师Y）

由此可见，Y能够从感染者的角度去理解K所遇到的危机，更能够准确地阐述与诠释K当下的情感体验，Y所关注的并不完全是K的自责与归因感受，而是如何将K的自责转变为自信。Y的目的是转变感染者的消极归因，通过情感给予协调响应，与他共同建构一种探索自信的成长之路。而正是这一过程，满足了感染者对于镜映需求的渴望。也就是说，个管师关注感染者与其建构的这个合作过程，而非结果。个管师鼓励感染者在面对面的谈话中发挥他们的主体性。在个管师与感染者的共同讨论中，从个管师与感染者的经验中构建出来的诠释，是一种信念体系。感染者接受了个管师的诠释，因为感染者将其体验为具有个人意义的，帮助艾滋病人群组织重构自己的经验。

在A组织，笔者也与许多感染者有所接触，特别是那些初筛呈阳性或刚刚确诊的感染者，他们认为已经被判定为慢性死亡，往往表现为强烈的恐惧感和濒危感。他们一方面会对疾病本身产生恐惧：害怕各种治疗对自己身体的不利影响，害怕因疾病而引起各种症状，他们更害怕由此导致的死亡，特别是害怕在孤独和痛苦中死去。另一方面，他们还对艾滋病的衍生事宜产生恐惧：对昂贵治疗费用的担心，对可能来自周围压力的害怕，对被家人嫌弃、遭亲友抛弃、受医生冷嘲热讽的顾虑。这些恐惧紧紧地围绕着艾滋病人群，使他们不知所措，夜不能寐。

在这个阶段，个管师的方法就是向感染者表达对他们恐惧的感受，让感染者从这些绝望、污名与恐惧中解放出来。个管师们首先会解决他最为迫切，最为恐惧，亟待解决的问题。通过个管师的诠释，从他们最担心、最恐惧的方面入手，改变感染者对艾滋病的刻板印象，感染者有意识的观念和错误知觉往往可以被个管师的诠释成功减轻。更为重要的是，在与感染者的互动沟通中，个管师会及时响应感染者的需求，通过诠释，解决感染者的首要问题，要让感染者认识到，通过他们的共同努力，可以及时有效应对艾滋病及其所带来的病症与恐惧，唤起感染者对自我的肯定。但是，要改变从过去经验转移而来的有意识或无意识的态度和焦虑就困难得多。

比如L，在确诊之后，他不能坦然接受感染HIV病毒这件事，更对艾滋病这个词产生膈应之感，甚至不能与他谈论艾滋病这个词。这个时候，我发现，L所表现出来的诸多恐惧，其实是借着恐惧，借着对包括艾滋病这个词的回避，形成一个保护伞，说白了是他还不愿意面对现实，他愿意在自己幻想的环境中躲避起来。因此，我转而去和他谈论健康与自我价值的实现。因为他是学习美术的，我便请他到我们的工作室教感染者绘画，邀请他参加我们的体育活动。他虽有所拒绝，但最后还是欣然接受了。在与感染者的接触过程中，他体会到了助人与受人尊敬的快乐。我记得他在讲课时，他第一次脱口而出了艾滋病这个词，而自己却并不知情，在之后我们的面谈过程中，我指出了他的进步，他才意识到，原来他一直不愿承认自己对艾滋病的恐惧。（个管师 Y）

可见，通过与 L 就恐惧等体验的共同建构与诠释，让 L 意识到，他的恐惧发挥了一面盾牌的作用，避开了对感染 HIV 病毒的漠视，并形成一个对抗威胁性世界的保护盔甲。这种恐惧对艾滋病人群初期的生存有一定的保护作用，但却将个管师等良好的自客体排除在一定距离之外，不利于艾滋病人群的长久发展。这个时候，一个能够始终如一、良善、懂得倾听且非道德化包容的个管师的全程陪伴，与感染者共同去建构他所认为的恐惧。站在他的角度去理解、诠释他的恐惧，更去诠释这恐惧背后的原因，将会钝化艾滋病人群的恐惧并满足他们及时获得帮助与理解的希望。

自弗洛伊德以来，分析师一直在质疑单独的语言诠释就能产生治疗效果。博斯克等人认为，非言语性相互作用对治疗成长也具有相当的重要性。而非语言表达考虑到有意识地承认和重估经验的原始构造以及新的组织原则的出现，是诠释的一个重要部分。通过用非语言诠释向分析人表达主观经验，分析师提供至关重要的自客体功能，促进自身内聚性和情感经验的整合。在对感染者的全程陪伴中，个管师不仅是一个发表意见的观察者，他还是一个负责任的行动和相互作用的参与者。在访谈中笔者发现，全程陪伴不仅只是陪伴，更是与感染者一起，共同对抗 HIV 病毒的过程。在这个过程中，感染者和个管师是一体的，个管师也从中主动承担着部分责任，这让感染者拥有了一种有效能的体验。这种体验与始终感到无助和无力的期待完全相反，不仅增强了感染者的自信心，还大大减轻了感染者的痛苦和耻辱感。通过言语与非言语的诠释，满足了感染者对于镜映和理想化需求的渴望。

感染者除了对艾滋病本身的恐惧之外，还有一种特殊的恐惧，即所谓的阻抗。正如沃尔夫所强调的，发动阻抗的并不是分析人对其自身、性欲、攻击或其他冲动的恐惧，而是对周遭的过去经验重复的恐惧。（Wolf，1993）感染者的拒绝与阻抗，主要表现在拒绝接受药物治疗方面。

对于拒绝接受药物治疗的感染者，说白了，都是从这儿从那儿听到或是经历过的一些说法或事情，引起了他们的害怕。比如很多感染者到了该服药的时候不敢服药，有可能会觉得，一旦吃上药，那就是一辈子的事。因为每天都需要定时定点吃药，万一忘了怎么办，会不会被别人发现什么的，他们会有更多的心理负担，然后也会担心去医院，担心使用医保会被别人发现，会不会被亲戚撞到，他们都会有这些顾虑。所以说，我会尽可能地帮他们打消这些顾虑。(个管师 Y)

但是，这些顾虑往往会和感染者之前的生活经历相呼应，要改变他们的担心，需要个管师与感染者共同努力。

比如在服药前的药物依从性训练；比如陪伴感染者申请药物，找医生拿药，服药后的体检提醒；比如他们服药的前期一段时间，需要频繁地去做体检，开始是半个月，之后是一个月、两个月，等等。当然，也包括万一忘记服药后的应对措施，等等。针对感染者的就医顾虑，我们也会开导感染者，告诉他们国家有对感染者的隐私保护措施，配套有专门的门诊、病房和绿色通道等设施，以减少他们的顾虑。(个管师 Y)

同时，需要改变感染者受挫败的发展性需要，改变感染者的组织经验原则，通过诠释，让感染者被理解的自客体体验得到满足。

M 刚确诊时 CD4 不足 350，对于未来，他表现出一脸的茫然，他说不知道自己该怎么做。他是第一次经历这么大的事情，他不是怕死，只是觉得上天对自己不公平，只是觉得，如果之前有人告诉他男男性行为会感染 HIV 病毒的话，也许他就不会感染了。可那个时候，根本没有人跟他说过。

我注意到 M 认为感染 HIV 病毒是上天对自己的不公平，又认为如果有人当初及时告知的话，也许就不会有后续事情的发生。他总将问题归因于外界，并没有从自身主动性方面去考虑如何应对。我就接着说，那么，如果现在上天给了你另一个机会，那就是接受我们的支持与关怀，加强锻炼，合理饮食，在必要的时候，接受抗病毒药物的治疗，你是否愿意？

M沉默了一会儿说，我觉得，很多人也这样说，上药后会有许多的副作用，而且会让人变得离不开药物，上药后就会有人把我们全部掌控起来，这是阴谋论，我不相信。此时我觉得，M对于感染HIV病毒的归因，并不一定是没有人告知，恰好是他不相信，或是自己抱有一丝侥幸心理的表现，认为一两次男男性行为也许没那么巧就刚好感染。这不仅仅是他一个人的表现，而是我们接触过的许多男同性恋感染者的通病。当然，这个时候，我并没有跟他去讨论是否获知感染途径这样一个已经完成的议题，这也许就是他的生活经验。而我所关心的是，他是否愿意接受我的干预，是否愿意上药。他现在对上药的拒绝，是否也同样是基于这样一种侥幸的心理，他不愿意服药，认为也许自己的CD4还会上来，认为自己没有那么倒霉。

所以，我以一种专业人员的身份告诉M，上药没那你听到的那么多的副作用，如果你不愿意上药，那么，当你有一天面临机会性感染时，也会像今天这样，懊悔不已。如果当初有人告诉你男男性行为会感染HIV病毒的话，也许你就不会感染。同样，如果今天你听我的话，选择接受介入与上药，经由机会性感染的可能性就会降低。M没有再辩解，我知道他相信我了，他向我询问了许多上药的问题，并接受了我们对药物依从性的训练，并在半个月后，由我陪同他完成了上药申请。（个管师Y）

在传统精神分析中，诠释源自一人立场，分析师是关于分析人内部经验真相的权威。而后现代思想强调个人意义的共建，重视诠释的准确性或精确性问题。正是在这个舞台上，历史真相与叙事真相的不同观点严重对立。众所周知，弗洛伊德追求历史真相。他运用考古学方法寻求发掘被埋藏的潜意识层面，揭露过去经验的真实记忆。发掘过去的重要工具是诠释或起源重建。现代关系思维抛弃历史真相观念，支持诠释学和建构论方法。正如米切尔所说的那样：

> 分析人的经验、联想以及记忆可以用无数种方式整合或组织。所得到的组织结构是一种双重创造，部分由分析人的资料塑造，但是又不可避免地由分析师的思维或理论模式所塑造。临床资料的意义并不存在，直到其被命名。这种意义不是被发现的，而是被创造出来的。(Mitchell，1993)

博斯克等人也指出，从这个观点来说，将准确性或精确性标准用于诠释或解释是没有意义的。由分析师向分析人做出的诠释，代表分析师关于分析人主观性的经验，这种经验通过分析师主观性（包括分析师的理论体系）的过滤。诠释是语境的产物，诠释在该语境下形成于分析师的内心。

因此，个管师与感染者共同建构的诠释，并非某种关于感染者经验的客观真相的表现，它是个管师在此刻、此地、此直接语境下对感染者神入的方式。这种特殊的经验必将随着介入和干预关系背景的改变而改变。在诠释学和建构论观点中，诠释不是关于分析人过去的真相的逐次趋近，而是关于分析人当前主观经验构造的解说。在对感染者的诠释过程中，诠释对感染者的意义取决于由该构想提供的自客体功能。我们判断一种诠释或解说的临床有效性，不是通过其接近于某种真相标准（比如感染 HIV 病毒的真正原因），而是通过感染者是否发现这种诠释具有个人意义（不接受上药是否会重蹈当初感染的覆辙），是一种对感染者具有意义的诠释，是一种将感染者引向构造其经验的新方式，即促进自客体功能实现的崭新的共建的诠释。

在生存关怀这个阶段，感染者往往缺少理想的自客体，因而无法满足他们缺失的自客体需求，反而带来自身的某种解体，并伴随着担心恐惧等挫折性负性情绪。在个管师全程陪伴的介入和干预关系中，作为一个关心和理解感染者的个管师，在介入和干预关系中充当着对感染者良好的自客体角色，促进感染者与个管师介入和干预关系的建立和联结，满足着感染者的自客体需求，进而完善自身的发展。个管师通过持续的神入探究，构建一种诠释，使得感染者深刻地体会到一种满足。感染者从其自身主体世界深处出发，把这种被神入的经验编织进其独特的被动员起来的自客体渴望织锦之中，使得遭到挫败的发展过程得到恢复。在这个阶段，诠释的作用便是提供这个自客体功能，满足感染者的自客体需求，并通过它恢复治疗过程。

由此可见，诠释在两个层次上发挥作用：一个是认知层次，个管师对于艾滋病，对于生命的新的认知被感染者所吸收，进而内化为感染者的自我理解；另一个是发展层次，感染者所需要的自客体功能通过与个管师共同建构，获得体验与满足。而且，在实际介入和干预的过程中，这两个层次并没有截然分开，而是捆绑在一起。诠释可以深化和巩固由神入分析带来的治疗效果。经由个管师的诠释，从发生学的角度进一步巩固了这个结构，使感染者在应对艾滋病的过程中能积极面对与理解这阶段类似的内心体验，在与个管师的共同努力下，既充分发挥个管师所带来的自客体功能，并借此发展完善自身的结构，形成重要的心理功能。

需要指出的是，神入分析之下的治疗之道，理解和诠释并没有如上文所论述的那样泾渭分明，各行其是。相反，在实际的介入和干预过程中，理解与诠释通常是相互结合，交错进行的。正是由于分析师时而理解，时而诠释，给分析人带来了适度回应的感受与体验，从而获得自客体需求的满足，实现了精神分析的治愈之道。

第三节　适度回应的效果分析

如果说神入是分析师通过转向其内部世界理解患者的过程，那么适度回应则指的是分析师向分析人传达其理解与诠释的行动，是基于分析师与分析人关系的治疗。（Bacal，1985）此处适度回应（optimal responsiveness）的概念是由巴卡尔经由适度挫折发展来的，适度挫折这个术语的起源尚不清楚。目前来看，科赫特是第一个将其用于精神分析过程的人。科赫特与塞茨（Seitz）将适度挫折界定为一种经验，它在本质上与治疗过程中的经验满足有关。（科赫特，塞茨，1963）由此可以认为，分析师与分析人之间的神入理解与诠释不可避免地会发生可管理的和较小的非创伤性失败，导致分析人的心理状态及需求未能获得及时准确的体察和满足，从而在其内心引发挫折感。科赫特将这些失败命名为适度挫折，认为这种适度挫折对分析人的成长是有益的，因为它引发分析人将原来由分析师发挥的自客体功能进行变形性内化，形成自己完整健康的自身结构。科赫特将适度挫折放在变形性内化过程的中心位置，视为分析治愈过程的本质。（科赫特，1971）科赫特之后，许多自身心理学理论家对适度挫折概念提出批评，并发展出更为准确反映治愈如何发生的其他概念取代适度挫折，其中最重要就是巴卡尔提出的“适度回应”的概念。

巴卡尔在适度挫折基础上提出了适度回应的概念，认为适度回应是指分析师的反映性，在特定分析人及其疾病的背景下的特殊时刻，具有治疗上最重要的作用。（Bacal，1985）巴卡尔认为，适度回应是分析师向分析人传达其理解与诠释的行动，由于每个人身上都存在一种朝向成长与发展的基本倾向，而来自自客体分析师的适度回应，为分析人的体验满足打开了一条新的道路。在分析情境中，和谐的或互惠的共鸣发生在分析师与分析人之间，分析人感到被这一回应所理解。“此刻我真的理解在分析人身上发生着什么，我也知道他真的理解我在做什么。”（Bacal，1985）分析师神入洞察的准确性，得到分析人对分析师此刻心理活动表达的确认。分析师的功能转变为分析人功能的过程就此开始。从分析师与分析人的观点来看，这种相互作用都是适度的，分析人以这种适当性的方式获得其需求的满足，而这个过程本身就是具有治疗性的。在巴卡尔看来，这个共同治愈的因素就是分析人对分析师适度回应的体验，是一种被深深理解的感受，是一种减轻挫折与紧张的感受，更是获得满足的感受。而此刻治疗关系的质量使得分析师确认他的回应对分析人来说是可用的，从而建立或恢复了和谐的自客体关系，满足了个体的自客体需求。(Bacal，1985）巴卡尔认为，这也是所有心理治疗（无论是否为精神分析治疗）努力基础的内隐假定。(Bacal，1985)

在自身心理学的分析过程中，深入理解分析师与分析人的关系在分析中变得日益重要。神入（包括理解与诠释）与适度回应这两个步骤的无数次重复，实现了分析人最终从早期原始自身-自客体联结走向与成人生活正常联系的更高形式的自身-自客体关系。用自身心理学术语来说，分析师的适度回应必须与分析人的自身构造、自身缺陷与不足程度相对应，以满足分析人的自客体需求为目标。

综观 A 组织对感染者生命支持与生存关怀的全程陪伴，除了神入的理解与诠释外，更少不了个管师的回应。而且，他们的回应是适度且有效的。因为人们在面对突发状况时很多时候都会感到手足无措，特别是对感染 HIV 病毒这样的大事。一旦感染，那就是一个面临生死的问题。虽然我们常说，HIV 病毒是不会很快要人命的，但许多人在获知感染或可能感染之后，会感到格外迷茫与恐惧，往往还会有逃避、决绝、反抗等行为。

首先，他们对艾滋病不了解或是有许多的误解，不知道这个病会给他们带来什么样的伤害，这个是病理方面的。而每一个感染者对自己的情况都有好多的疑问，可他们又不能一股脑儿地全去问大夫，一是时间上不允许，大夫也不会给你详尽的解答，二是大夫也不一定全都了解。

> 因为除了像 YD 这样的医院，其他许多医院的医生都是临时从别的科室转过来了，许多医务人员还不如 A 组织的工作人员知道得多。因此，在干预过程中，我们首先表达的就是我们的专业性，

要让感染者相信，我们组织中的每位个管师，都是专业的，都能对艾滋病的相关问题给予专业、全面的回应与解答。所以，我们干预的第一步就是帮助感染者了解各种艾滋病相关知识，协助感染者正确看待自己的病情。要让感染者认识到，艾滋病现在已经成为是一种可控制的慢性疾病，实现对艾滋病的去特殊化，消除感染者内心的恐惧。（个管师 Y）

可见，个管师对感染者的回应，首先体现在其专业性上，以专业化的知识回应感染者的困扰。而正是这种专业性和及时性，往往从一开始就获得了感染者的认可。因为在感染者看来，个管师的回应，对他们是有用的，也是适度的。

其次，由于感染者没有应对这方面的经验，而来自疾病、家庭、社会等等各方面的压力，会让他们感到更加束手无策，他们对未来充满了恐惧。

我们往往会选择身边活生生的例子来回应感染者对未来的恐惧。也许医生会和感染者说，艾滋病没什么，包括你们也许会讲许多的大道理，但我们，只给感染者讲身边的例子，如 X 和 Z 等等。要让感染者认识到：相信自己、坚持服药、加强锻炼、常回组织看看，就不用害怕艾滋病，就会像 X 活得一样好，比 X 活得更好。（个管师 Y）

而这个时候，包括 Y 在内的个管师，他们会使用更贴近感染者的语言和行动，去回应感染者的无奈，更坚定感染者的信心。让感染者相信，别人能做到的，他们自己也可以。

第三，因为感染 HIV 病毒是一件令人倍感羞耻的事，许多感染者都是偷偷地、一个人前来咨询、检测的，艾滋病人群往往隐匿着自己感染者的身份，他们比其他人群更具有敏感性，也许一不留神就会伤害到感染者，打破好不容易与感染者建立起来的信任及介入和干预关系。因此，A 组织提出了全程陪伴的介入和干预模式，由专门的个管师为感染者提供耐心细致的关怀与支持，感染者可以随时向个管师咨询、求助。这是一种陪伴，也是对感染者的一种适度回应。

比如对许多初阳的感染者，个管师需要帮助他们理清是生命危机还是影响生存的各类问题，要帮助他们减轻负罪感，与每一个感染者保持密切的联系，随时接受感染者的咨询。比如有时候感染者忘记上药了，也许那时候已经是晚上 9 点了，但他还是会给你打电话，还是需要你告诉他该怎么办。当然，因为我们的个管师有许多本身就是感染者，也需要一个合理的休息时间，所以，我们在一开始确定干预工作的时候就会和他们讲清楚，比如晚上 11 点了，你遇到紧急情况了，怎么办，可以来找我。我的电话是 24 小时开机的。也正因为如此，经 A 组织介入和干预的感染者中，有许多感染者的紧急联系人就是他们的个管师，且许多感染者（像 E、H 和 Z）在突发疾病时也是由其个管师和我送往医院急救的。（个管师 Y）

巴卡尔认为，自客体需求概念可以依据适度回应观念得到有效的重新检验。既然自客体需求的目标是锻造与自客体的联结，因此自客体需求可以被更好地理解为需求的创造性方面。事实上几乎每个感染者都是如此，但是对于经历机会性感染的个体来说尤为重要。在这些感染者身上，他们往往经历了九死一生的病痛折磨与少人关心少人问的关系缺失，他们自身的发展受到了严重阻碍。这些感染者有时围绕一个核心人物创造了巴卡尔所说的幻想自客体（fantasy selfobject），而这个核心人物的原始理想化或镜映功能在感染者此前经验中几乎没有对应者。但个管师的出现与全程陪伴关系的建立，特别是“当你需要时，我就在那里，认可你，接纳你，支持你，关怀你”（个管师 Y）的承诺，形成了感染者断裂自身的补偿性结构，恢复与发展着感染者的自身。

个管师对感染者全程陪伴中的适度回应，还可以有效缓解感染者所感到的一种极其痛苦的心境，并能增强他们应对感染 HIV 病毒所带来的特殊脆弱性的压力。以这种方式，感染者可能开始形成对一个“足够好”的自客体的信任；以这种方式，感染者对个管师的一种适度经验可以发生；以这种方式，感染者可以将这种经验用于自身结构的修补，新的自身结构得以建造。

沃尔夫曾对适度回应的分析方法做出如下描述，关于对分析人要求（被极其微妙或直接地经验）正确回应的决定，应当取决于对当前分析情境以及遗传背景的正确动力学理解。它因此与任何其他分析理解或介入和干预没有不同。是热情地接受还是不情愿地遵从，是坚定拒绝还是犹豫不决，或者根本不做回应，这些决定都属于分析人对分析过程全部理解所运用的可供选择行动的全部装备之列。（Wolf，1976）温尼科特则更早表达了类似的思考，他指出，分析师的真正功能并非提供正确诠释，而是可以用于对其分析人适宜和有效地理解加以回应。（Winnicott，1967）Y 正是看到 E 如此注重自己的外貌，神入到他真正活下去的信念可能是为了所爱的人，于是，在紧急送医前的一句怒吼“不要拿冥顽当性格，为了父母，为了所有爱你的和你爱的人，你必须活着!”（个管师 Y）起到了对 E 适度回应的效果，E 最终不再拒绝药物治疗。

温尼科特也曾提出，有些分析人拥有满意的早期经验，这些经验可以在回应中发现，有些分析人的早期经验存在缺陷或被歪曲，以至于分析师是其生活中第一个提供某种环境必需品的人。这两类分析人之间存在极大差异。（Winnicott，1967）可见，适度回应存在于任何一种分析情境中，当然也包括诠释的分析治疗。在认识到 X 手抖是由其对艾滋病及机会性感染的焦虑所引起，更是对自己作为一个公开身份的感染者，却被艾滋病吓得出现手抖问题，最后不得不需要用药物来维持时，Y 对 X 手抖的回应，准确诠释了 X 手抖的原因并建议 X 豁达地正视自己手抖的问题，不仅帮助 X 摆脱了对药物的依赖，而且成功克服了手抖的问题。可见，这种好的自客体的适度回应，在感染者自身焦虑或自身绝望时，通过理解和诠释过程得以表达，促使感染者通过变形性内化将个管师的自客体功能内化为弥补其自身的心理结构，形成健康统合的自身。

虽然在多数情况下，这些回应主要通过言语诠释得以传达。但是，适度回应的根本是触动分析人的内心，真正满足分析人的自客体需求，不论是镜映、理想化还是孪生，而回应的方式也应多种多样，既不是一种“嗯，是的，我了解你的担心与恐惧”等的略施口惠，也不仅仅局限于诠释的口头表达。在科赫特对病人伸出的两个手指和桑德拉[①]的案例中，他们都需要分析师以肢体触碰的方法表达其对于神入的回应。在科赫特为分析师提供空奶嘴的过程中，在卡尔顿（Carlton）为贝丝（Beth）提供毯子[②]时，或是分析师拿出一瓶饮料为分析人解决干渴等其他可能与自身的心理有关的需要时，这些对分析师的回应是言语诠释所无法提供的。在对感染者的介入和干预中更是如此，如说到伤心处，总会有个管师与感染者一起黯然落泪，抱头痛哭；在感染者不方便起身去卫生间时，有个管师的协助，在感染者突发疾病时，有个管师的紧急送医。而这些回应给感染者再一次的确定，他们并不孤独，如果他们去追求任何自己想要做的事情，个管师是不会因此而撇下他们，而且还会对他们的任何合理需求给予适度的回应。

总体来说，如果 A 组织个管师的回应是适度的，那么他们的努力将会是促进感染者成长的。随着介入和干预关系（自客体关系）的成熟，感染者的自身也将变得更强大、更自由、更灵活，并且更有弹性。但是，尽管理解与诠释是个管师向感染者传递适度回应的首要手段，但是它也并非在每种情况下都是充分或适当的，因此，这更需要经历长期的过程，这也正体现着 A 组织所强调的全程陪伴的理念，即从接案到生命的结束。

---

① 在《自身心理学理论与实务》一书中，White 和 Weiner 举了一个分析案例，其中桑德拉在给新男友打电话时，他跪在电话旁的地毯上，一只手握着分析师的手，另一只手打电话。

② Lucyann Carlton，是 IAPSP 现任会长，她曾讲到过一个自己分析的案例。在分析中，她的分析人（Beth）要求 Carlton 抱住、搂住或者圈住她，Carlton 说了很长一段话来解释这个要求，但均无果，最后，终于想到一个办法来解决问题，她帮 Beth 找了一个毯子，而这个毯子有人的抚触的质地。最后，Beth 把毯子带走了，并留言道：我紧紧地抱住那个毯子，它给我带来安慰。

第六章 借来的时间：在关系共建中重构自身

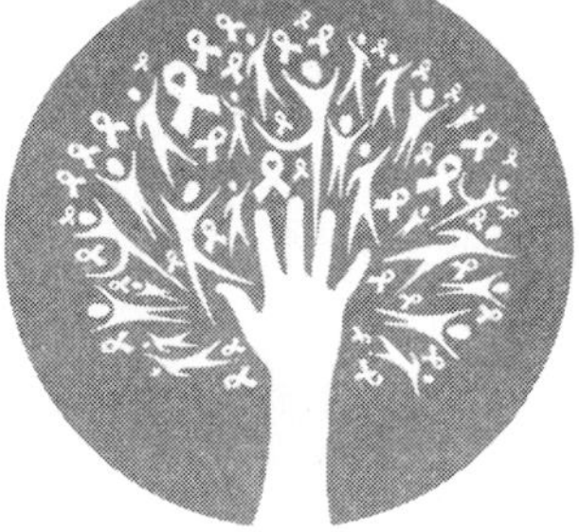

自身-自客体关系是所有人精神世界的本质，那些所谓的从依赖他人（共生）到完全独立的蜕变过程根本就不存在，甚至比生物界所谓的从需氧生物到厌氧生物的转变还要荒谬。

——科赫特

对心理治疗来说，最重要的就是分析人与分析师互动形成的特有的关系背景。对关系的探索、阐述以及咨询间的互动是分析人获得心理转化的重要基础。

——Buirski & Haglund

第一节　助人自助的主体感受

Z是2012年3月初筛阳性的，他之前听说过艾滋病，但总觉得那是一个“像鬼一样听说过但没见过的遥远的东西”，根本不会想到，艾滋病离自己这么近。用他的话来说，以前认为，艾滋病的宣传就像公园里发的传单一样，虽然知道，但没有人会看，也没有人会关注。人们可能永远意识不到，其实HIV病毒就在自己身边。

2011年12月1日是第24个国际艾滋病日，当年的主题是“行动起来，向‘零’艾滋迈进”（Getting to Zero）。照例，许多防治艾滋病的组织和机构都会开展艾滋病的相关宣传活动，A组织也不例外。他们此次的外展工作包括艾滋病预防宣传教育展、免费发放安全套和HIV病毒的快速检测（以下简称“快检”）等等。Z就在这次快检中呈阳性反应。

> 我当时刚好在夜店，因为快检是有礼品的，在一帮朋友的起哄下，就做了快检，结果却呈阳性反应。当时的工作人员建议我去做进一步的血液检测，也就是初筛，因为快速检测的出错率还是比较高的，被我直接回绝。得知我拒绝了他们的抽血检测时，X特意过来递给我一张名片，跟我说：“有什么需要，有什么疑虑，都可以给我打电话，随时都可以。”（感染者Z）

2012年的春节，Z过得并不开心，因为那次快检还是让Z心里咯噔一下，特别是结合自己的经历，Z开始担心起艾滋病来。尽管身体上没有任何不舒服，但内心还是有好多猜想，一想到艾滋病检测便惴惴不安。他在网络上查阅了许多艾滋病信息，结果发现繁杂的各类信息反而让他疑惑：当看到对快检的质疑时，他内心窃喜，希望自己就是那些被误诊中的一员；当看到感染HIV病毒的高危行为时，心中又不免起了疑虑。就这样挣扎了几个月之后，他重新购买了一张手机卡，拨通了X的电话，希望能在做咨询与检测的同时，很好地保护自己的隐私。

X告诉我，抽血初筛完全是匿名且免费的，我只要留一个手机号和代称就可以。手机号是为了告知结果，如果初筛是阴性，也就不必再这样担心下去；如果初筛是非阴性或阳性，则需要将血液送到确诊实验室，这个结果大概要一周时间。他建议我还是先来做个初筛，这样，对自己，对家人都是安全的。因为他们机构就可以直接抽血，因此也不必担心暴露的危险。（感染者Z）

Z听取了X的建议，因为X的一句“对自己，对家人都是安全的”打动了他。于是，Z选择在一个周三的上午，特意向单位请了假，他认为，周三应该是A组织中人员流动最少的时候。他是“全副武装”去的，走到A组织附近后，把准备好的墨镜、口罩统统戴上，拨通了X的电话。X亲自接他进去，他当时尽管对艾滋病有一定的了解，但还是深吸了一口气，进去之后，他说：“当时连呼吸都是格外地小心，生怕因此而感染HIV病毒。”

我记得当时他跟我讲了许多关于艾滋病、关于治疗、关于生存等方面的内容。其实印象最深刻的，反倒是他作为一名感染者，不仅自己十分健康，而且就是那次会谈中，他先后接了数个电话，不是感染者打来电话咨询，就是要为组织安排这安排那，总是不停地在忙。特别是一名外地感染者打来电话求助，因为当地医生对药物不了解，感染者已经出现严重肝损（伤），还在持续服用奈韦拉平（一种抗病毒药物）。X就建议他和医生沟通，说明自己的情况，要求换药。如果当地没有能力换药的话，X建议感染者来B市，由他负责联系YD医院的医生换药，并一再重申换药的重要性。我当时觉得，他特别专业，从抗病毒药物的服用，到感染HIV病毒之后的生活，他无所不能。更让我觉得，艾滋病好像并没有想象中那么可怕。而且，我还是有可能不被感染。在这样的情况下，我决定做阳性初筛。然而，尽管我内心不停地祈祷，但仍然无法改变阳性的命运。X当时建议我去做阳性确诊，因为这个要送确诊实验室，大概一周后才能出结果。我当时心想，这回真的完了，内心里那一丝侥幸也荡然无存。和许多感染者不一样，他们阳了之后，都曾想过，会不会是医院搞错了什么的，我那一刻就知道，我跑不了了。后来X跟我说了许多，当时都没听进去。X说他会帮我送确诊实验室，要我不用担心，多加强营养和锻炼，调整心态。有时间的话，多来参加他们的活动。但送确诊实验室一事被我拒绝，因为当时我明白自己已经感染，不再需要做什么确诊了，更不需要他们的帮助了，没有人能帮得了我。艾滋病是绝症，也是我的报应。（感染者Z）

我们常说，当局者迷，旁观者清。当Z还对不被感染HIV病毒抱有希望的时候，精神状态是乐观的。他不仅暗中佩服X的无所不能，也在一定程度上打破了对艾滋病的污名认识。起码在他眼里，X的样子并不是刻板印象中感染者那种瘦弱无力、奄奄一息的状态。然而，一旦得知初筛阳性，他便认定自己感染的事实。对自身和艾滋病的认识发生了巨大的变化，恐惧、绝望与死亡的念头则不停地在头脑中闪现。

其实，在回来的路上，我想到的就是死。我原认为自己很坚强，前期对艾滋病也有许多的准备，可没想到还没等到确诊，就怕得要死。我当时就想，现在就发生车祸吧，让车撞死我吧。我起码还能给父母留下一笔资金，留下一笔财产。下车之后我就拼命往家跑，到家以后一直坐在那儿两眼发呆。我每天饭量比较大，每次能吃两大碗米饭，可那天我一共吃了半碗。之后我就和我妈说："这碗以后谁也别动了，我就用这个碗。"我妈就看出来了，说："你有什么事吗？你有什么心事？"我说："没啥事。"我妈说："不对，你这个事可小不了。因为从小到大，没看过你有这种脸色。"完了我说："没事。"回到卧室，我就开始整理自己的东西，想给父母留下些钱，让他们能好好度过晚年。我是不会告诉他们的，就想自己一个人死去，我就抱着这样的心情。（感染者Z）

获知初筛阳性后的日子变得格外漫长，并一直让Z很煎熬。好在X时常会给他打电话，或是发QQ消息，找Z聊天，缓解他的焦虑。聊天内容基本不会涉及他可能感染HIV病毒的事，因为这个病就那么一点儿事，说几句就说完了，可X却能和Z聊好久，半小时一小时的。X向Z讲自己的经历，讲他在YD医院的太平间隔壁一住就是三个月，讲他曾经是被抬着送去医院的，讲原来吃的药都是那种像咖啡一样冲着很难喝的药，但是现在这些情况都已经改善了。目前他的身体状况很好，其实没有人们想象中或是媒体报道中那么恐怖。现在药物的服用也比较简单，副作用也较以前小了很多。艾滋病已经变成一种慢性疾病，从实质上讲与糖尿病、高血压没什么太大的区别。要Z放宽心，更要求Z来参加A组织举办的各种活动。虽然有X的安慰与鼓励，可自从初筛阳性之后，Z的心情变得时好时坏。有X消息的时候，觉得自己信心满满，认为自己也会像X那样，勇敢地面对艾滋病。因为他觉得，X是个值得依靠与信赖的人。可往往越是担心，就越想从其他各种渠道获取艾滋病的相关信息。特别是在网络上，面对铺天盖地的信息，让他对艾滋病产生了一分膈应之情。因为对艾滋病的担心与压力，他变得不愿去谈艾滋、听艾滋，讨厌甚至愤恨这个词。到后来，一听到与艾滋病相关的内容就怒气冲天，索性换掉了那个手机卡，切断了与X联系，也没有去参加A组织的活动，没有完成最终的确诊。可能正是由于对艾滋病的担心，击垮了Z的意志力，也破坏了他的免疫系统，不堪压力的他，最终还是病倒了。

> 我是2012年5月28日发病的，因为那时候心情不好，整天吃不下饭，心理负担也重，导致很快就发病了。2012年5月28日发的病，第一次住院，大便不畅，到医院住了28天。出院以后大便还是不那么顺畅，可是总体来讲肚子是不疼了。大小医院没少去，也没确诊是什么病，因为到医院咱也不敢说是这病。后来到8月6日，我记得特别清楚，8月6日的时候，那次发病是最厉害的。发病最初是高烧、肚子疼，一个星期也不大便，整个肚子鼓成一个大包。后来我就住院了。住在外科，当天晚上我就不想活了，当初是（住）在五楼。因为一直打着点滴，我说要上卫生间，我爸就给我拿着点滴瓶子，到卫生间以后，我直接奔窗户就去了。我就想跳楼自杀，把这个事隐瞒下去。一条腿已经上窗台了，我爸就给我拽下来了。我就在卫生间嗷嗷地哭。大夫全跑过来了，把我抬到抢救室

那屋，问我怎么了。我说："没怎么没怎么。"他们问得我实在受不了了。（感染者 Z）

就这样，在大家的追问下，Z 承认了自己可能感染 HIV 病毒的事实，给医院带来了不小的惊慌，更埋怨他对病情的隐瞒。本来已经安排了的手术，结果也变成了例行检查的抽血。"我当时就知道，他们这是在测我的艾滋病。"结果，第二天院方就跟 Z 说，建议他还是做保守治疗，可以考虑出院，并服用一些药物。"我当时听到这个消息后，真后悔没有早一点跳楼，后悔告诉他们感染 HIV 病毒的事，本来存有的一点希望，彻底破灭，最后一根可期待的稻草也就此覆灭。"（感染者 Z）

面对医院的变相推诿，拒绝治疗，在万般无奈之下，Z 想到 X 当初的话："有什么需要，有什么疑虑，都可以给我打电话，随时都可以。"于是再一次拨通了 X 的电话，请他帮忙。X 爽快地接受了 Z 的求助，并建议 Z 应该去 YD 医院感染科就诊，并表示会陪同前往。

X 听了我的病情之后，建议我去 YD 医院就诊，让我到医院后给他打电话，并为我提前联系了感染科的护士长。第二天，我在家人的陪伴下到了 YD 医院，那是我第一次去这个医院，心里还是有一种毛毛的感觉。到医院后，我给他打了电话，不到十分钟，X 和 Y 就出现在我们面前。在他们的陪同下，我入住了感染科病房，经外科、感染科专家会诊后，三天后就在 YD 医院实施了手术。其实手术很小，仅是一个腹腔镜的手术，只有一丁点儿的伤口，可之前的医院拒绝了我。

这次生病就医对我的影响和冲击很大，要不是 X 和 Y 的及时帮助，也许我的生命就此结束了。回想自己从怀疑感染到发病住院，前后不到半年时间，虽然前期有 X 的开导与帮助，但我总觉得，我是被艾滋病吓倒的。一是因为网络上繁杂的艾滋病信息干扰了我的判断，使我产生厌恶感；二是因为自己的担心害怕与绝望，进而主动选择与 X 失联，不仅无助于正确应对艾滋病，还差点耽误了治疗。（感染者 Z）

Z的手术很成功，术后恢复也不错。住院期间，X和Y曾多次前去看望Z，并向Z介绍了他们全程陪伴的介入和干预方式。请他有时间的话，多来参加一些活动，多和身边的感染者进行沟通，“你会觉得，原来感染HIV病毒根本没有想象中那么可怕，原来，只要接受我们的支持与关怀，坚持上药，就可以活得很好。活得很好的感染者，并不仅仅只有X这么一个”。（个管师Y）而A组织的工作人员更是无微不至地照顾着Z。虽然Z接受的是腹腔手术，但住在感染科病房，因此也接触了许多感染者。在住院期间，Z既感受到了X等人对感染者体贴入微地照顾，那是一种不是亲人胜似亲人的支持与关怀；也体察到了有人理解、有人支持的温暖，对艾滋病的膈应与恐惧在逐渐减少。

X送给我一份他们自己总结的应对艾滋病的相关资料，其中包括如何健康地加强营养与饮食，怎样进行锻炼，特别是其中还包括了许多应对艾滋病的专业知识。用X的话来说：“是我们精心整理的，每一处都经由艾滋病专家的确认。现在网络虽然是个好东西，但网络上艾滋病的相关信息太过繁杂，正确与否也不得而知。特别是对于同一个问题，往往有不同的甚至矛盾的解释，让人无从选择。我们深知，繁杂的信息是误人的，也是害人的。你（Z）上次来初筛时，因为不确定你是否感染，也不知你是否方便携带阅读，而你当时又执意拒绝确诊检测并匆匆离开，没有及时为你提供这些信息。不想，你失联后的这半年时间，经历了这么多的挫折与痛苦，承受了这么多的苦楚与委屈。”（感染者Z）

X的一席话让Z当时百感交集，他还没有来得及向他们诉说这半年来的艰辛与苦楚，X似乎已经了解得八九不离十了。Z便一股脑儿地向他们倾诉了自己这半年来担惊受怕的生活，讲述自己对艾滋病的厌恶乃至愤恨，面对网络上查到的各种不一致的艾滋病信息，引起了他极度恐慌。到最后，直接导致了他一听到“艾滋病”三个字就可能引起暴怒。

那天我们聊了很久，也很投缘，他给我最大的感觉就是值得信任。这不仅是因为他很专业，而且因为他能理解我。可能也是我自己这半年来真的压抑太久，一直找不到一个可以诉说的对象吧。X他眼睛很小，总是眯着眼，听我说的每一句话，好像我的经历他都知道，他都懂。那次聊天之后，特别是看了艾滋病的相关资料，我不再觉得艾滋病是那么可怕，那么让我反感。资料中详尽的知识给了我信心，而X的专业性，让我觉得他们是可以依赖与信任的。我当时如果有这样一份资料，也许就不会失联，就不会这么快发病。（感染者Z）

Z在YD医院住院23天后，因为病情得到了控制，术后康复也不错，便办理了出院手续，在家静养。当时Z的CD4值刚好在350左右，包括医师和X都建议他开始服用抗病毒药物。Z虽然十分感激X和Y的及时帮助，也体验到医疗救治的有效性，但对于服用抗病毒药物，Z的心中多少还是有些担心，害怕经年累月的长期服药所带来的负面影响，更希望通过自己的努力保持自身免疫系统的活性，便委婉地拒绝了上药的考虑。但他与A组织建立了全程陪伴的介入和干预关系，而且他的个管师就是X。在Z住院期间，X还专程与Z的父母就感染HIV病毒一事进行了沟通，打消了家人对艾滋病的恐惧与错误认知，并动员整个家庭投入到对Z的关怀照顾之中。相较于其他感染者，Z是幸福的，因为他的家庭并没有因此而抛弃他，他感染HIV病毒的事情也没有进一步扩大，休息一个月之后，Z回到了他的工作岗位，这期间也参加了A组织的几次活动，只是一直没有申请抗病毒治疗。

在2012年末的时候，因为单位的事情比较多，精力有些透支，有些累了。你要知道，我们这些人其实都是比较敏感的，也许平时的一些小的状况，都会让我们心惊。刚好那段时间，我总觉得十分疲惫，伸手摸摸自己的淋巴结，总是觉得比以前要大了些。因为第二天是周六，我便盘算着去医院查查CD4，虽然出院后几乎没怎么生病过，但心里多少还是有些疑虑。于是在晚上九点多给X打电话，诉说了我的担心。X说如果我有时间的话，可以先去A组织聊聊，如果有必要的话，他陪我去医院看医生。我当时很高兴，便约定上午在爱心家园见面（因为离YD医院比较近）。也许是因为疲惫，或是当晚的焦虑引起失眠，第二天将近中午我才醒来，也因此耽误了与X的约定。不想X一直在爱心家园等我，见面之后，X虽然依旧建议我开始申请抗病毒药物，但他更加强调的是："当你有一颗坚强的心的时候，HIV病毒反倒脆弱了。加强锻炼，合理休息，结构化饮食，并配合药物治疗，是治疗艾滋病最有效的方法。"他还向我讲述了自己被艾滋病吓得手抖的经历，要我不要凭空联想艾滋病的种种可怕。让我再回头想想自己曾经因对艾滋病的恐惧，从不知道时的健康如初到怀疑之后没多久的生病住院，不是HIV病毒打倒了我，而是被艾滋吓出了病来。说来也怪，也许是一晚休息得比较好，抑或是X的分析获得了我的认可，那天虽然错过了CD4检测，可当我再伸手去摸摸淋巴结时，好像又没有那么大了，我满血复活了。（感染者Z）

那一次面谈，X并没有仅仅去解决Z当下的问题，而是努力增强Z应对艾滋病的能力，目的是要让Z明白，治疗艾滋病的问题并不能简单地解决，更需要他的积极配合。虽然Z始终没有接受抗病毒治疗，却坚定了Z努力应对艾滋病的决心，不再对艾滋病产生各种莫名的恐惧。Z是2013年3月决定上药的，从出院到上药，他的CD4值一直保持在300到400之间，因为对艾滋病有了充分正确的认识，他不再像当年那样惶惶不可终日，再加上来自父母的悉心照顾与自己的合理锻炼，平时也会积极地参加X邀请的一些活动，与X保持着良好的介入和干预关系，Z这半年时间，几乎没有去过医院。只是在遇到艾滋病相关问题后，会选择与X共同讨论，共同面对，共同解决，其中就包括对上药相关事宜的讨论。

有一天晚上，我做了一个梦，我梦到我去医院检查身体，可医生看过之后，什么也没说就走了。不知怎么，我就从医院出来了。既没有回家，也没有去单位，而是发现自己坐在一架飞机上，去哪里不记得了。只是飞机突然开始降落，空姐们都很害怕，好像快要晕倒了。她们让大家都从座位下取出救生设备，好像飞机要坠毁了，要在哪里迫降。我不顾大家的阻拦，向驾驶室飞奔，可门是锁住的，我怎么拉都拉不开。后来我用脚踹，终于门开了，我看到飞行员已经病死了，就像是得艾滋病死的。我把他推开，自己开着飞机，开始时空姐还阻拦我，怕我开不了。后来，看我把飞机开得很稳，就放心了，当我把飞机安全着陆时，大家都向我鼓掌庆祝，包括飞行员，他也没事了。我一下子就成了英雄。我觉得，这个梦是告诉我，我要靠自己的努力，战胜病毒。（感染者 Z）

可 X 并不完全赞同 Z 的观点，他认为，感染者靠自己的努力是无可厚非的事，但是，应对艾滋病，并不能完全依靠自己，更少不了他人的关怀支持与药物的配合治疗。

其实我们感染者，平时都十分关注自己的健康，也相信通过自己的努力，可以有效提高免疫力。其实艾滋病这个事吧，特别是上药之后，你的病毒载量会降到很低，加之你平时注意，特别是在饮食和身体锻炼方面加强的话，是能达到一个比较好的健康水平的。当我们向感染者介绍如何提升自己免疫力的时候，我们自己也是忠实的执行者。我当年也有过和你一样的想法，但那时，一方面是因为从美国买回来的第一代药物太贵，副作用太多，才选择了依靠自己的锻炼提升免疫力，应对艾滋病。结果，一年之后，我差点抗不住，那才是九死一生，病危通知都下了两次。就像鸡尾酒疗法一样，治疗艾滋病不能单纯地依靠一种方式，而应多种方法相结合。在抗病毒药物方面是这样，在治疗方法的使用上，也是这样的，这一点不是巧合。就像我现在，每天上药，再加上自我调节，比感染前还健康，还注重健康。我们常说，有病三分治，七分养。但你少不了这三分的治，不治的话，光靠养是肯定不行的。就像你梦中一样，你想要获得拯救，首先你要有飞机开吧，不然，你怎么发挥自己的努力。（感染者 X）

可以说 X 最终改变了我对上药的理解，改变了我之前的所有经验，最后，我经过慎重考虑，还是决定上药。虽然上药多少是一件痛苦的事情，但我还是坚持了下来。（感染者 Z）

服药后，Z对药物的反应并不大，身体各方面均很健康，CD4值保持在540左右。他也更加积极地参加A组织的活动。半年后，Z便向X提议，希望成为A组织的一名志愿者，利用平时的闲暇时间，一方面助人，把自己得病生病的心得，分享给其他的感染者；另一方面也是为了自助，因为他在A组织体会到前所未有的爱，他已经离不开A组织，X、Y以及助人的过程使他得到了更大的支持与理解。

> 其实到了A组织我才发现，原来助人自助是有两层含义的。一方面是帮助需要帮助的人，帮助他们改变自己，就像我当年，要不是X的帮助，也许早就挂（死）了，我是在他们的帮助下才有了今天的向死而生。所以，我认为自己要活下去，结果也就活了下来。另一方面，我觉得，在我这几年的助人中，也帮助了自己。我想，这也许就是X这些年一直坚持做下去的一个原因吧。我现在对A组织，对X等人产生了一种依恋，这也实现了我的价值，更获得了别人的认可，而这一切，都源于和X的联结。（感染者Z）

Z在介入和干预过程中，既帮助了感染者，又提升了自己的能力。也许是因为自己总是从感染者的角度出发去思考、去体会，更是因为这个助人的过程，是一种不分彼此的升华。渐渐地，Z发现他开始爱上了这个助人的过程，爱上了与X的这份介入和干预关系，而且，Z说他现在特别自豪的一件事，就是经他介入和干预的感染者，都把他当作是最亲近的人。比如有的感染者不敢将自己的病情告诉家人，留在医院的紧急联系人是Z。出于对Z、对A组织的信任，将他们的档案资料都保存在A组织。可以说，Z在这份助人与自助的关系中，获得了成长，收获了肯定，实现了自己的价值，更重构了自身。

第二节　关系共建下的自身重构

精神分析学派自诞生以来，其理论和观点就被后来的实践者不断改进和修正。在精神分析学派发展初期，弗洛伊德曾指出，神经症的形成和“儿童期性虐待”有关，这为心理问题的产生与治疗发挥了十分重要的影响。用现代心理学术语来说，弗洛伊德的精神分析方法多被用来帮助那些创伤后应激障碍的分析人。然而，随着治疗经验的不断积累和细致的观察总结，弗洛伊德推翻了他自己先前有关神经症发病原因的假设。他认为分析人能够回想起来的“真实”经历，其实并没有真正发生，它们只是儿童期的幻想或者期望这个观念的转变，使神经症的发病理论由精神创伤论逐渐发展为“孤立心灵”理论。弗洛伊德认为，分析人记忆中的性侵犯事件其实都是他们儿童时期由于恋母或恋父而引发的幻想，并非真实事件。

弗洛伊德对理论观点的修正标志着“孤立心灵”理论的诞生。该理论关注并分析个体“孤立心灵”的内部期望与防御的冲突，对人际互动等问题关注很少，甚至认为对个体心理治疗来说，探讨关系、互动等问题是没有任何意义的。也就是说，该理论认为心理问题完全产生于“孤立心灵”的内部期望与防御的冲突，同不良的人际互动毫无关系。然而，从 20 世纪 50 年代开始，很多心理学家在费尔贝恩和温尼科特提出的客体关系理论的影响下，对关系问题进行了深入的思考。与此同时，美国心理学家哈利·斯塔克·沙利文（Harry Stack Sullivan，1981）提出人类精神或心理问题产生于不良的人际互动，这个观点无疑给传统的“孤立心灵”观点带来巨大的挑战。1988 年，随着米切尔的《精神分析中的关系问题》（*Relational Concepts in Psychoanalysis*）一书的出版发行，人际互动、关系等问题才受到广泛的接纳与重视。这本书的发行堪称精神分析理论发展过程中的革命性事件。该书以关系理论为基调，综合介绍了英国客体关系理论、人际关系理论、自身心理学等多个与关系问题有关的理论。随着对关系问题重视程度的加深，精神分析理论的基本观点和实践技术也发生了相应的变化。很多现代精神分析理论家都承认分析师和分析人之间的关系（本书称之为咨访关系[①]）的重要性，认为良好的咨访关系对于有效的心理治疗是不可或缺的。

科赫特对精神分析理论的发展做出了重要贡献。1971 年，他首次提出应该在坚持“孤立心灵论”和“本能驱力论”的基础上，将精神分析理论和技术应用到自恋式障碍的分析与治疗中，该理论为精神分析理论注入了新鲜的血液。科赫特认为，分析人一直渴望但尚未满足的自客体需求（镜映需求、理想化需求和孪生需求）存在于咨访关系中，借由咨访关系，分析人想要获得一种在婴儿时期没有得以实现的某种体验，而这种体验对于发展出健康的自恋特质是十分必要的。（科赫特，1971，1984）此后，科赫特又提出这样一个观点：所有人，无论心理健康与否，一生中都需要自客体需求的满足，以保持其自身统合感。（科赫特，1984）需要强调的是，科赫特和此后的很多自身心理学家都认为，个体如果想要发展出健康、统合、连续的自身，关系背景是十分重要的；只有在这个关系中自客体需求才能得以满足，个体才有可能重构健康成熟的自身。

为了能够准确描述自客体的关系本质，科赫特引入了自客体关系这个概念。对于逐渐长大的孩子来说，抚养者提供的自客体功能可以帮助孩子发展出统合的自身结构；而那些自客体经验不足的孩子和成人则更容易发展出不健全的自身结构。科赫特将自客体形容为帮助我们发展自身感的自己与他人的关系体验。（科赫特，1984）换句话说，自客体是这样一种客体，它可以为我们提供健康自身所需要的心理机能；而这些心理机能又可以促进自身统合感的发展或恢复。根据科赫特的观点，自身心理学认为自身-自客体关系是所有人精神世界的本质，那些所谓的从依赖他人（共生）到完全独立的蜕变过程根本就不存在，甚至比生物界所谓的从需氧生物到厌氧生物的转变还要荒谬。（科赫特，1984）

回观感染者 Z 从快检阳性到成为一名志愿者的历程，他与 X 的关系虽然

① 本文采用尹肖雯的译法，将其统称作咨访关系。

经历了一波三折，但通过X以神入为基础的理解、诠释与适度回应，最终建构了一种通力合作的全新的介入和干预关系，并将这份介入和干预关系发挥到针对更多感染者的支持与关怀之中。通过X等个管师的全程陪伴与支持关怀，共同理解感染者Z的内心感受，使Z重获新的关系体验，并调整了以前的经验组织原则，满足了Z的自客体需求，在关系共建中实现自身的恢复与重构。

一、关系共建下的“鸡尾酒介入疗法”

鸡尾酒疗法，原指高效抗反转录病毒治疗（HAART），是由美籍华裔科学家何大一博士于1996年提出的，通过三种或三种以上的抗病毒药物联合使用来治疗艾滋病。该疗法的应用可以减少单一用药产生的抗药性，最大限度地抑制病毒的复制，使被破坏的机体免疫功能部分甚至全部恢复，从而延缓病程进展，延长感染者的生命，提高生活质量。该疗法把蛋白酶抑制剂与多种抗病毒的药物混合使用，从而使艾滋病得到有效的控制。

而A组织针对感染者的支持与关怀的介入和干预之道，虽然没有一定的技术之规（在研究中笔者发现，他们并不强调技术规范，认为严格的技术规范反而限制了个人主体性的发挥），但在介入和干预实践中，朴素地将理解、诠释和适度回应的思想进行糅合应用，在神入的基础上践行着因人而异的介入和干预方法，通过共建全程陪伴的介入和干预关系，帮助感染者应对HIV病毒带来的生命与生存问题，实现艾滋病人群的社会回归。（详见本书第五章）因此，笔者在此将其称作“鸡尾酒介入疗法”。通过个管师对理解、诠释和适度回应的有效应用，在与感染者共建的介入关系中，缓解感染者的孤立与自责情绪，减少对艾滋病的恐惧与担心，最大限度地满足感染者的自客体需求，解决感染者的生命与生存问题，恢复其健康、统合与连续的自身。

（一）关系缺失引发自身崩解

自身心理学认为，自客体需求是与“关系”有关的现象。细心的抚养者会及时满足婴儿的需要；朋友或者亲人会如此对待他们所爱的人。分析师也会整合自己的理论假设及通过神入获得的信息，给分析人一个合理的诠释，并倾听分析人的情绪、识别他们的无意识活动、探寻自己同分析人的相似之处，企图从分析人的角度理解他们的内心世界。(Buirski & Haglund，1999）然而，这些活动并不一定会给分析人提供其所渴望的自客体需求，因为经验的本质还取决于分析人自己对这段体验的理解。也就是分析师的回应在分析人进行经验组织时是否适度。而这个过程中良好的转变到底能否发生，就取决于这个二元的动态系统——关系的建构与深化。

我们将那些能够促进情感整合和自身统合感的经验统称为自客体经验，自客体关系在本质上都是可以促进个体成长的，它们能够促进自身经验的转变，提高情感整合和自身统合能力。自身心理学与互为主体性理论的一个基本假设是人类都在追求一种健康协调的状态，即使是那些失调的或者适应不良的行为也都是分析人追求健康状态的一种表现形式。(Buirski & Haglund，1999）人们总希望投身于一段新的关系之中，从这段关系中体验到新的自客体经验，满足自己曾经渴望但没有实现的心理需求。这其实就是分析人追求健康协调状态的证据之一。对大部分分析人来说，他们没有退缩到抑郁或隔离的心理状态，而是选择与分析师建立新的关系，并从这段关系中寻找自己一直渴望得到的自客体经验。这种行为本身就是值得赞扬的，因为行为的背后是对健康的追求。

正如 Z 在 2011 年快检呈阳性之后，虽然他拒绝了 A 组织提出的进一步抽血初筛的建议。因为那时他对艾滋病还不了解，认为艾滋病离他很远，是一种“像鬼一样听过但没见过的遥远的东西”。但艾滋病毕竟是一种令人生畏的疾病，特别是与自己的行为产生联系之后，Z 的心中难免不产生忐忑。“当得知我拒绝了他们的抽血检测时，X 特意过来递给我一张名片，跟我说：‘有什么需要，有什么疑虑，都可以给我打电话，随时都可以。’”（感染者Z）可以说，X 当时对 Z 的回应是适度有效的，因为他能够理解 Z 在获知快检阳性后的反应，便将自己的名片递给 Z。正如上文所述，每个人都有着对健康的追求，Z 也不例外。唯一不同的是，因为艾滋病的污名与社会大众对其的恐惧，X担心Z真正想要重视、检测HIV病毒时会倍感无助。因此，他并没有急于强调Z需检测，而是通过递名片期待Z的主动联系。

正如X所预料的，Z在年后主动联系了他。X向Z介绍了初筛的相关事宜，特别是那句“对自己，对家人都是安全的”（感染者X），在一定程度上建立了Z对X的信任。因此，Z决定在周三上午去A组织看看，如果可能的话，进行初筛，以打消自己内心的不安。“因为他们机构就可以直接抽血，因此也不必担心暴露的危险。”（感染者Z）

可见，此时X对Z的神入与回应是有效的，尽管Z还是“全副武装”地来到了A组织，但X确实让Z消除了许多顾虑，这也刚好体现了X用生命影响生命的宗旨。更让Z感受到X的专业性：

> 我记得当时他跟我讲了许多，关于艾滋病、关于治疗、关于生存等方面。其实印象最深刻的，反倒是他作为一名感染者，不仅自己十分健康，而且，就在那次会谈中，他先后接了数个电话，不是感染者打来的电话咨询，就是要为组织安排这安排那，总是不停地在忙。特别是一名外地感染者打来电话求助……我当时觉得，他特别专业，从抗病毒药物的服用，到感染HIV病毒之后的生活，他无所不能。更让我觉得，艾滋病好像并没有想象中的那么可怕。并且，我还是有可能不被感染的。在这样的情况下，我决定做阳性初筛。（感染者Z）

在与Z接触后笔者发现，其实Z是一个办事十分小心谨慎的人。可他在与X的第二次接触时就接受了初筛，不得不说，X真正获得了Z的信任，而这份信任关系并非是制度信任，而是一种基于传统的人际信任。

A组织的介入和干预之道，特别注重他们的专业性。他们认为，专业性是与艾滋病人群建立关系的前提，是获得感染者信任、对感染者有效回应的保障。正如X所言：

> 在干预的过程中，我们首先表达的就是我们的专业性。要让感染者相信，我们组织中的每位个管师，都是专业的，都能对艾滋病的相关问题给予专业、全面的解答。要让感染者认识到，艾滋病现

在已经成为是一种可以控制的慢性疾病，实现了对艾滋病的去特殊化，消除了感染者内心的恐惧。（感染者 X）

可见，个管师对感染者的回应，首先体现在其专业性上，以专业化的知识回应感染者的困扰。正是这样一种非针对性的回应，让 Z 觉得，X 是可以依赖与依靠的，也就有了抽血初筛的决定。从这个角度看，X 的神入与回应是有效且适度的。

一些心理学者不屑地认为：想要让分析人从咨访关系中感受到其所需要的自客体功能，分析师就要假惺惺地、用一种虚伪的热情来关心分析人。其实，分析师真正要试着做的是被分析人体验为提供了必要的自客体经验。一般而言，这需要发展一个新的、可重复的自客体关系，通过保持一种情感协调状态，对分析人的情感给予协调的回馈。换句话说，分析师希望通过心理治疗让分析人感受到自己能够被他人理解与接纳。（Ryan & Buirski，2001）

Z 在初筛阳性之后，X 虽然神入地理解到 Z 的各种担心与顾虑，但他没有强烈要求 Z 去做阳性确诊，反而不时地与 Z 联系，邀请 Z 参加他们的活动，通过沟通，讲自己的故事，减轻 Z 的恐惧与担心。与 Z 建立起一种信任关系，让 Z 感受到自己能够被 X 所理解。正如 Z 所说，有 X 消息的时候，觉得自己信心满满，认为自己也会像 X 那样，勇敢地面对艾滋病，因为他觉得，X 是个值得依靠与信赖的人。（感染者 Z）由此笔者可以推断：X 通过识别、理解与回应的整合同 Z 产生联系，通过这些行为与 Z 共建了一种理解与信任的关系结构，为 Z 提供了一种可重复的自客体经验，有助于 Z 提升对自身的认识。

在笔者看来，X 的神入虽然缓解了 Z 的担心，但他的回应，总体来说，并不是完全适度的。他唤起了 Z 对健康状态的追求的同时，面对创伤体验的回避，引起了消极的治疗反应。首先是在 Z 初筛阳性之后，虽然许多感染者因为对艾滋病的恐惧，都会拒绝做进一步的确诊。但感染者一般也会对检测表示怀疑，包括 X 当年也是如此。然而，Z 不但拒绝了送确诊实验室一事，而且根据自己以往的组织经验原则认为："我明白自己已经感染，不再需要做什么确诊了，更不需要他们的帮助了。没有人能帮得了我，艾滋病是绝

症，也是我的报应。”（感染者 Z）

遗憾的是，X 当时并没有完全神入 Z 的内心体验，也没有从 Z 的角度去理解其所遇到的危机及对治疗关系的绝望。如果 X 能够准确诠释 Z 当下的情感体验，Z 也许就能感觉到自己被 X 理解。同时也会更自由地在更深的层次上审视关系中的其他方面，如 Z 对感染 HIV 病毒的归因问题等等。因为对分析人主观感受的关注，可以促进其自我防御的松懈，这个时候，其他那些不容易察觉的感受或想法就会浮出水面。(Buirski & Haglund, 1999)

其次，虽然 Z 坚信自己感染 HIV 病毒的事实，但内心还是对艾滋病格外地担心，并产生了自杀的念头。

> 其实，在回来的路上，我想到的就是死。我原以为自己很坚强，前期对艾滋病也有许多的准备，可没想到还没等到确诊，就怕得要死。我当时就想，现在就发生车祸吧，让车撞死我吧，我最起码还能给父母留下一笔资金，留下一笔财产……回到卧室，我就开始整理自己的东西，想给父母留下些钱，让他们能安度晚年。我不会告诉他们的，就想自己一个人死去，我就抱着这种心情。（感染者 Z）

随着对艾滋病的担心，Z 开始在网络上寻找各种与艾滋病相关的信息。虽然这期间 X 也会不时地联系 Z，给他安慰，但面对铺天盖地的信息，让 Z 对艾滋病产生了一份膈应之情。因为对艾滋病的担心与压力，他变得不愿去谈艾滋、听艾滋，讨厌甚至愤恨这个词。到后来，只要一听到与艾滋病相关的内容就怒气冲天，索性换掉了那个手机卡，切断了与 X 的联系，也没有去参加过 A 组织的活动，没有完成最终的确诊。

弗洛伊德曾观察到一个现象：当他给一些分析人提出所谓“正确”诠释的时候，分析人反而变得更糟糕。对于这个现象，不同的心理学家会给出不同的诠释。有些人认为分析人是在故意挫败分析师，有些人认为分析人内心深处有一种受虐倾向，或者这是一种无意识罪恶感的体现。（弗洛伊德，1932）然而，如果用自身心理学的理论看，从追求健康状态的角度探索分析人的这种消极的反应，就会发现，分析人有可能在所谓的“正确”诠释中体验到一些威胁，所以才会反应消极；而分析师对分析人的神入理解的不同调就有可能传达了这种潜在的危险。

Z 所产生的消极的治疗反应，抑或是因为 X 太过关注 Z 感染 HIV 病毒的事实，反而忽略了 Z 主体的感受，同时由于面对繁杂的艾滋病信息而无从判断，使 Z 对艾滋病产生了一份膈应之情。获取自客体帮助与需求的渴望不仅没有实现，反而主动切断了与 X 和 A 组织的联系。既中止了这份关系，又阻碍了自客体需求得以满足的途径。

科赫特将这一过程视作适度挫折，认为分析人可以经由适度挫折而完成变形性内化。巴卡尔认为适度挫折与创伤性挫折是难以区分的，认为适度回应才是治愈的关键作用。从自身心理学的理论来看，此时，或许 Z 的表现其实并不是对 X 的阻抗，它只是意味着，Z 在治疗中受到了一些创伤，这种受伤体验来自 X 无法以 Z 所理解的意义给予其理解的同调反应，在 Z 换掉手机卡的时候，也引发了支持关系的中断，进而带来了 Z 自客体纽带的断裂。

据此笔者可以认为，因为关系与纽带的断裂，Z 一度拒绝与 X 联系；又由于对艾滋病的担心，击垮了 Z 的意志力，也破坏了他的免疫系统，不堪压力的他，最终还是病倒了。而此时的 Z，既没有勇气向父母坦承，也不敢告知医院自己感染 HIV 病毒的事实，“大小医院没少去，也没确诊是什么病，因为到了医院咱也不敢说是这病”。(感染者 Z) 可面对医院的束手无策，面对疾病带来的身心困扰，Z 既不能向众人袒露自己可能感染 HIV 病毒的心声，又忍受着腹痛的折磨，他只能独自一人承受着对艾滋病的恐惧与机会性感染的病痛。Z 的周遭关系也不能给他提供更多对主观感受的支持与关怀，渴望的自客体需求依旧无法满足。Z 由此建构了自己的经验组织原则：“我感染 HIV 病毒是报应，罪有应得，我是没有价值的，不值得别人关心。”(感染者 Z)

现实生活中不仅仅只有好客体以及有益的自客体经验，还有坏客体和具有破坏性的关系，也就是说，现实生活中还有很多关系与分裂、创伤、防御有关。Z 自身在一系列创伤性挫折后走向崩解。不堪重负的他，在 2012 年 8 月 6 日选择跳楼来掩盖自己感染 HIV 病毒的事实，以结束这种与 HIV 病毒共生共存的身心折磨。然而，Z 在跳楼时被父亲拽了回来。在万般无奈之下，他终于承认了自己感染的事实，却也带来了医院变相推诿的拒诊。正如科赫特所言，那令人焦虑的、恐怖的、完全令人动弹不得的自身崩解可能出现在任何一个对个体自尊产生侮辱的情景中，甚至包括在心理治疗的情景中。(科赫特，1984) 而此时，Z 的自身出现了崩解。

自身心理学认为，自身的崩解与自客体需求缺失有关，正如 Z 的现状一样，他主动切断了与 X 的联系，失去了从这个介入和干预关系中获得理想化、镜映与孪生的需求。而他又不能，也不敢向家人、医院坦承自己感染艾滋病的事实，他的自身由自客体纽带的断裂走向了自身崩解的边缘，从而引发了他跳楼自杀的举动。在自杀未遂的情况下，他终于袒露了自己感染 HIV 病毒的事实，渴望因此获得关怀与照顾。然而，医院却因此变相中止了他的治疗，“最后一根期望的稻草也就此覆灭”。因为无法从别处建立有效的治疗关系，获取自客体体验。此时，Z 自身在关系的断裂中走向了崩解。

（二）关系重构实现自身统合

巴卡尔从温尼科特的主张“从来没有婴儿这回事儿，只有一对看护组合”出发，提出从来没有分析人这回事，只有一对分析组合的观念。如果将他们的话做进一步延伸，我认为：在 A 组织的支持关怀工作中，从来就没有感染者这回事，只有一对介入和干预组合。因为众所周知，艾滋病是一个世界性难题。用杰・利维（Jay Levy）教授[①]的话来说：经过三十余年的努力研究，我们目前（针对艾滋病的研究）也仅仅处于小学五年级的水平。艾滋病的医学治愈之道还很漫长，可能需要不止一代人的艰辛付出。而正如前文所述，艾滋病的防治，不仅是一个医学问题，更需要全社会的广泛参与。这其中个管师运用“鸡尾酒介入疗法”与感染者共建的支持与关怀的介入关系，在满足感染者的自客体需求、帮助感染者更好地应对 HIV 病毒方面有着不俗的表现。

---

① Jay Levy，加州大学旧金山分校教授，世界上较早分离出艾滋病毒的学者之一。

科赫特认为，人的一生都存在对自客体需求的追寻，渴望获得接纳与认同，进而促进自我接纳与认可；渴望通过自己与别人的连接而得到自身的保护与强化，更渴望拥有另一个自我，虽然互相独立，却心心相印、心有灵犀，可以完全了解自己所想（详见本书第四章）。作为感染者的Z，虽然经历了关系的断裂与自身的崩解，但他依然存在着对自客体需求的渴望，在万般无奈之下，Z想到X当初的话，“有什么需要，有什么疑虑，都可以给我打电话，随时都可以”。（感染者X）于是再一次拨通了X的电话，请他帮忙。X爽快地接受了Z的求助，并提出会陪他就诊。“到医院后，我给他打了电话，不到十分钟，X和Y就出现在我们面前。在他们的陪同下，我入住了感染科病房，经外科、感染科专家会诊后，三天后就在YD医院实施了手术。”（感染者Z）

Z的手术很成功，术后恢复也不错。住院期间，X和Y曾多次去看望Z，并向Z介绍了他们全程陪伴的介入和干预方式，请他有时间的话，多来参加一些活动，多和身边的感染者进行沟通。“你会觉得，原来感染HIV病毒根本没有想象中的那么可怕，原来，只要接受我们的支持与关怀，坚持上药，可以活得很好。感染者，并不仅仅只有X这一个。”（个管师Y）而A组织的工作人员更是无微不至地照顾着Z。在这种照顾关系中，Z既体会到了不是亲人胜似亲人的支持与关怀，又感受到了有人理解、有人支持的温暖。

由此可见，在Z自身崩解之后，X的及时出现与帮助，A组织成员的细致关怀，满足了Z“我需要你”的理想化需求。而X和Y对Z的神入倾听、理解与沟通，让Z觉得，自己不再孤单，原来有这么多的人与自己同在，从而缓解了Z对艾滋病的膈应之情，也改变了他擅长通过拒绝来保护自己的经验组织原则。但Z与X的介入和干预关系并没有就此建立。正如巴卡尔认为，分析师与分析人之间的良好匹配最初不必出现。它可以由分析师详查主体间性背景（他与他的分析人的相互作用在其中发生）的愿望而发展起来，还可以从其中以一种适当方式进行回应的能力中发展起来。(Bacal，1985)

一般而言，想要发展一个新的、可重复的自客体关系就需要分析师保持一种神入理解的状态，对分析人的情感给予协调响应。换句话说，分析师希望通过心理治疗让分析人感受到自己能够被他人理解与接纳。作为分析师，我们能做的应该是接纳他们的感受，接纳他们的言语表达，尽力去探索他们感受产生的根源。（Ryan & Buirski，2001）当初 X 认识到 Z 可能需要获取艾滋病的相关知识，却没有及时适度地给予回应。“我们深知，繁杂的信息是误人的，也是害人的。你（Z）上次来初筛时，因为不确定你是否感染，也不知你是否方便携带阅读，而你当时又执意拒绝确诊检测并匆匆离开，没有及时为你提供这些信息。”（个管师 X）从而使这段本可以建立介入和干预关系的事情因此而中断。“以至于你失联后的这半年时间，经历了这么多的挫折，受了这么多的苦楚与委屈。”（个管师 X）而如今借由 X 的神入，一方面满足了当你（Z）需要我时，我就在那里（随时可以联系我）的理想化的自客体需求，而且让 Z 感受到了接纳与认同，拉近了他们心灵之间的距离，让 Z 百感交集，便一股脑儿地向他们倾诉了自己这半年来担惊受怕的生活。而 X 的神入倾听、理解与感同身受的回应，更在一定程度上满足了 Z 对孪生需求的渴望。“因为他能理解我……听着我说的每一句话，好像我的经历他都知道，他都懂。”（感染者 Z）在 X 的神入与适度回应下，Z 接受了 A 组织全程陪伴的介入和干预模式，他的个管师就是 X。虽然 X 和 Z 的介入和干预关系就此建立，但 Z 始终没有接受上药的治疗。一方面是因为他对上药的恐惧与以拒绝形成的自我保护（这是他长久以来形成的经验组织方式），另一方面，他的自身仍处于崩解之中，还需要进一步的支持与关怀来统合自身结构。

Z 在住院 23 天后选择了出院，此刻，他的生命已无危机，A 组织对他的介入和干预转向生存关怀与陪伴方面。X 意识到，Z 的行事原则中，拒绝是其首要表现，从快检时拒绝抽血，抽血后拒绝确诊，病发后拒绝治疗，直到对介入和干预方式和上药的拒绝，拒绝是他形成自我保护的有效手段。为了改变 Z 的习惯性拒绝，尽快上药以避免后续的机会性感染，X 一方面与 Z 的家人沟通，消除了他的家人对艾滋病的恐惧与错误认知，并动员整个家庭投入到对 Z 的关怀照顾之中，建立良好的家庭关系。通过家人的照顾，提升 Z 的免疫力与自信心。另一方面，通过对 Z 的支持与关怀，最重要的是让 Z

感受到“在一起”的新的体验，感受到陪伴的介入和干预关系，单这一点就已经超越了所有其他的技术与实践。此刻的陪伴则需要X调动自身所有的心理能量，改变Z的主观认识。X意识到，要改变Z的主观认识，首先要确认对方的主观感受，仅仅依靠提建议、说教或者提供艾滋病知识的培训，并不能够真正促进Z的改变。关键要让Z和自己共同理解他自己的感受，体会到X对其的神入，认识到自己不合理的经验组织原则，接受X的诠释与回应，并且学会从新的视角去理解自身与过去的经验，在关系中通过对自身的理解帮助他形成新的经验组织原则。

Z是2013年3月决定上药的，从出院到上药，他的CD4值一直保持在300到400之间。因为对艾滋病有了充分正确的认识，不再像当年那样惶惶不可终日，再加上来自父母的悉心照顾与自己的合理锻炼，平时也会积极地参加A组织开展的一些活动。Z在这半年时间，几乎没有去过医院。可以说，Z的自客体关系在这半年里一直是和谐的，既有家人的照顾，又没有影响到自己的工作。更为重要的是，X的神入理解与诠释，带给了Z更加坚定的信心，X的回应更是适度且有效的。但始终没有改变Z拒绝上药的行事原则，直到Z与X对一个梦的探讨。

从自身心理学的角度来看，Z的这个梦显然是未经防御的、带有渴望的夸大性以及拯救幻想的梦境。Z无意识认为，对艾滋病的治疗，就像将要坠毁的飞机一般，即使是专业的医生和护士（飞行员和空姐）也一样是无能为力的，只有依靠自己，而且，他的勇敢和英雄般的拯救功绩更会赢得别人的称赞。而X的诠释起到了很好的适度回应的效果。“我们常说，有病三分治，七分养。但你少不了这三分的治，不治的话，光靠养是肯定不行的。就像你的梦一样，你想要获得拯救，首先你要有飞机开吧，不然，你怎么发挥自己的努力。”（感染者X）随着X对Z的回应，改变了Z以前不合理的经验组织原则。无论是对艾滋病问题的共同探讨，还是对梦的解析与诠释，通过这些行为，Z感到自己的感受能够被人接纳与理解。他与X并不是一种简单的咨询与建议的关系，更是一种共同应对艾滋病的合作关系。随着介入和干预的继续，Z不断体验到自己能够被X所理解。这种感受有助于促进Z自身认知能力、情感整合能力的提高以及自尊与自身统合感的强化。Z 最终决定上药，因为这种合作的介入和干预关系，让 Z 感受到 X 视如己出的理解与支持，满足了 X 孪生的自客体需求。

这种好的自客体的适度回应的陪伴，很有可能是婴儿如此需要的、如此认可的、充满爱的人类的力量，也是许多成年人在他们自身焦虑或自身绝望时所需要的。正是这种理解、诠释和适度回应的介入和干预方式，共建着和谐的介入和干预关系，促使 Z 通过变形性内化将 X 的自客体功能内化为弥补其自身的心理结构。同样事实也再次证明，X 的理解是对的，对 Z 的回应更是适度有效的。上药后，Z 的 CD4 值有明显的上升，达到了普通人的一般水平。这更加坚定了 Z 对抗艾滋病毒的信心与成为像 X 和 Y 这样的人的想法。

博斯克等人认为，分析师更多地关注分析人的主观感受，分析师试着诠释自己对分析人的理解，试着用语言将分析人的内心感受说出来，并给予认同、诠释或探索。分析师的回应完全可以改变分析人旧有的经验组织方式。(Buirski & Haglund，1999) 通过这种行为，分析人体会到自己的感受能够被他人接纳与理解，自己也可以去接受别人的帮助。并且这种互助关系是共同建构的，自客体需求也是共同满足的。

博斯克等人进一步认为，自身价值的转变需要以自客体关系为背景，在这一背景中，一定有一个人能够理解分析人的主观感受并且给予回应。通过这种方式，分析人才有可能感到自己被他人接纳；通过对分析人经验组织原则的阐述，也促进了分析人自身理解。而所有的治疗关系都需要自客体和发展空间的存在。介入和干预关系中的自客体是指分析人需要在介入和干预关系中感到自客体需求的满足，在介入和干预中，自客体需求的关系一旦建立起来，心理发展和转化就有可能发生。(Buirski & Haglund，1999) 正如温尼科特所说，要控制并利用环境 (Winnicott，1965)，治疗关系中的自客体为分析人提供了情感协调的关系体验。一旦建立起来，自客体就成了分析人主观体验的背景。这也刚好符合 A 组织的介入和干预重点：共建全程陪伴的介入和干预关系。也只有这样，感染者的心理转化过程才会发生。

二、 助人自助 “关系” 的新体验

肖恩夫妇认为，咨访关系可以让分析人有机会获得新的关系体验。(Shane，M. & Shane，E.，1997）他们在新的关系中感觉自己能够被他人理解与接纳。这种全新的体验促进分析人新的经验组织原则的形成以及情感整合能力的提高。因为咨访关系是共建的，在咨访过程中，分析师同样也会获得新的关系体验。在应对艾滋病的过程中，Z 不仅改变了旧有的作为感染者的经验组织原则，而且还深受 X 和 Y 的影响，最终也走上了影响他人的角色，成为一名个管师志愿者，以新的身份感受着“助人自助”的关系体验。

半年后，Z 便向 X 提议，希望成为 A 组织的一名志愿者，利用平时闲暇时间，一方面助人，把自己得病生病的感受，分享给其他的感染者；另一方面也是为了自助，因为他在 A 组织，在这样的介入和干预关系中，体会到前所未有的爱，他已经离不开 A 组织，X、Y 以及助人的过程使他得到了更大的支持与鼓舞。

在介入和干预过程中，新的关系体验也带来了新的感受，让 Z 发展出新的经验组织原则去理解这些感受。当他感觉到 X 能够理解并接纳自己的时候，他新形成的组织原则是这样的：“看来并不是所有人都排斥我，总是有人能够接纳我，我并不需要通过拒绝来保护自己。”（感染者 Z）而在 Z 的助人过程中，这更是一种全新的助人自助的体验，不仅帮助了曾经如他一般的感染者，而且在助人过程中，实现了自己的镜映需求。

> 其实到了 A 组织我才发现，原来助人自助是有两层含义的。一方面是帮助需要帮助的人，帮助他们改变自己，就像我当年，要不是 X 的帮助，也许早就挂（死）了，我是在他们的帮助下才有了此后的向死而生。我认为自己要活下去，结果也就活了下来。另一方面，我觉得，在我这几年的助人中，也帮助了自己。我想，这也

许就是X这些年一直坚持做下去的一个原因吧。我现在对A组织、对X等人产生了一种依恋，这也实现了我的价值。在对别人的介入和干预中得到了认可，收获了新的体验。(感染者Z)

Z在镜映需求的满足以及新的关系体验下，改变了旧有的经验组织原则，并发展出新的经验组织原则："我是有价值的，我可以帮助更多的人。"(感染者Z) Z在介入和干预过程中，既帮助了感染者，也提升了自己的能力。也许是因为自己总是从感染者的角度出发去思考，去体会，更是因为这个助人的过程，是一种不分彼此的升华，渐渐地，Z发现，他开始爱上了这个助人的过程。Z说，他现在特别自豪的就是，经他介入和干预的感染者，都把他当作最亲近的人，比如有的感染者不敢将自己的病情告诉家人，留在医院的紧急联系人是自己，出于对自己、对A机构的信任，感染者将自己的档案资料都保存在A机构。

显而易见，Z缺失的自客体需求在介入和干预关系的共建中完全得到了满足，而他自身的重构，更离不开关系的共建。在介入和干预关系中，镜映与理想化等需求转变为Z的补偿性结构，Z不仅实现了自身的重构，更实现了助人自助的价值理念。Z在A组织做志愿者快两年了，现在经他接手的感染者已有五人，因为他平日还有工作上的事情，对感染者的关怀照顾，多数只能利用周六、周日的时间。笔者询问他这样满负荷的工作，是否会对自身的健康有所影响，毕竟听起来一周七天都在工作。可他的回答着实让笔者意外，在他看来，周六、周日与感染者之间的互助，是他最为放松、最为快乐的时光。他现在所考虑的反倒是是否应该辞去那份工作，全身心地投入到介入和干预工作之中。因为自己平日的工作并没有让他获得成就感，而且在他看来，周六、周日的关怀照顾，在助人中也实现了对自己的帮助。正如博斯克等人所言，个人的身心最好的状态，便是尝试去理解和关怀另一个人，并且能够从适当的自客体身上寻找到同样的回应。(Buirski & Haglund，1999)

在与感染者的交往中，我经常反思自己，反思如何更好地开展干预工作，特别是遇到那些和我曾经很像的感染者。比如今年，有个感染者T，在YD医院住院，他就特别地不配合。他是一检测出来就住院了，有很强烈的药物反应，也没有通知任何家属，其实医生护士们对他还是很照顾的，可他就是闹着要出院，不愿意治疗，寻死觅活的。一般情况下，医院也没什么办法，刚好我去看望一名感染者，护士长就跟我说了这件事，我一看他那个状态，心里就明白了许多，这不就是当年的我吗？对于突如其来的感染事实，一时根本无法接受。我很自然地就想到了我当年跳楼的情景，但当年，我迫于无奈，说了自己感染 HIV 病毒的事实后，都没有护士大夫愿意为我包扎伤口，更谈不上治疗。于是我走上前跟他说："几年前我和你一样，感染了艾滋病，却没有医院敢收我，为此我也曾跳楼自杀过，只是没有成功。幸亏 YD 医院为我做了手术，A 机构给了我不一样的关怀，我才能活到今天。我现在也在做感染者的关怀服务，你有什么需要都可以找我，我非常愿意为你服务。不过，如果真的不想接受治疗的话，那你就办理出院手续吧，也不用这么折腾，就你这个状况，不上药也坚持不了多久，回去准备准备吧。也可以把资源和机会留给愿意治疗的人，有好多人等着了。"他突然不闹了，看着我说："这个病能活多久？"我说："活多久我不好说，这个病传入中国也才二三十年，但活个十几二十年的我见过不少，而且目前个个都很健康。"他不说话了，也不闹了，我把名片递给了他，我知道，他肯定会来找我的，结果没过多久，他就给我打电话了，成为我的一名干预对象，因为担心家人知道，他请我帮他保守感染 HIV 病毒的秘密，并将我的名字写在了医院的紧急联系人一栏中。

事后我也在想，如果我当年真的跳楼了，我的家人该有多么伤心痛苦，如果我感染 HIV 病毒的事暴露了，那么，他们又将如何在社区中生活。感染者不能仅仅用死来解决一切，相反，只有你很好地活下去，才是对自己，对家人最好的回报。我总会把这些感受和其他的感染者分享，也总会想起 Y 曾经对一名感染者说过的那句话："不要拿冥顽当性格，为了你爱的人，为了爱你的人，你也

要选择活下去。”（感染者Z）

在助人自助的过程中，Z对其他感染者的神入与适度回应，帮助他挑战了自己旧有的经验组织原则，更有助于他建立新的健康组织原则。在介入和干预过程中，Z发展出的新体验更带来了新的感受，当他感觉自己能够理解并接纳别人的时候，更体验到了别人对自己的理解、接纳与认可。

我们虽常常说“教学相长”，但之前对于助人专业的理解总是局限为“授之以渔”，可Z告诉我，他在对别人进行介入和干预的时候，自己也总会有许多收获，而这种收获，又可以及时地回馈给别人，这是一个互动的过程。他觉得，开导别人也是在关怀自己，他总是在对别人的支持中坚定了自己活下去的勇气，更可以将自己的这份体验与信心，传递给前来接受介入和干预的人。也正因如此，这些年，接受A组织帮助的许多感染者，也纷纷成立了自己的组织，加入到助人自助的介入和干预工作之中。

就在笔者整理访谈资料的时候，接到了Z的电话，他告诉我，明天是他的生日，邀请我参加。就这样，在爱心家园，我有幸参加了他们为Z庆生的活动。Y一大早就张罗着买肉买菜，X亲自下厨为大家做饭。因为空间、场地、桌椅等设施有限，大家把几张桌子拼接在一起；因为没有那么多椅子，大家通通围着桌子站立。因为拼接的桌子太长而不方便吃饭，大家就围着桌子，边走边夹菜，边走边吃，边走边聊天。Z当场许下了三个愿望：一是希望抗病毒药物没有那么多的副作用；二是希望艾滋病能早日治愈；三是希望X、Y及在场的所有人都长命百岁。他说的时候，在场的很多人都哭了，因为他们知道，这些年来，没有A组织，没有X、Y等人的付出，许多人可能早已逝去。X、Y等人不仅帮助感染者树立了信心，还改变了他们应对艾滋病的方式，更是他们战胜病毒的心理与精神支柱。Z说：“在与大家交往过程中，我们是在传递着一份爱，传递着一份把彼此视如己出的关怀。让每一个感染者觉得，我们与你同在。”（感染者Z）

而回观Z自身从崩解到重构的历程，在笔者看来，是由于自客体需求的缺失引起了创伤性挫折，而经由神入的理解、诠释与适度回应三者的多次重复，Z实现了自客体需求的满足，形成了补偿性结构，完成了自身的重构。

而这一切，都离不开共建的介入和干预关系。正如在感染者之间流传的一句话，其实没有一个感染者不想活下去，有事找 A（A 组织名称），信 X 哥，得永生。因为在 A 组织，在包括 X、Y 和 Z 在内的个管师，他们为感染者所提供的，不仅仅是对个体疾病的关注，更是对他们健康乃至个人生活质量的追寻，以提升感染者的幸福感作为他们介入和干预的核心价值理念。

第七章

自身重构与介入机制再探索

研究是一门手艺——不是像一门手艺，就是一门手艺。

——H. Russell Bernard

精神分析作为一门艺术，其进程是一个不断自我创造的过程，精神分析是一种亲历的情感体验（lived emotional experience）。这种体验无法翻译，无法抄录，无法录音，无法理解，也无法用语言表达。体验就是体验。但我相信，关于这种亲历的体验，我们还是能够讲出很多有价值的东西——我们仍然能够去思考分析师和分析人之间在参与精神分析时所发生的一切。

——Thomas Ogden

从事心理治疗（特别是精神分析）的人都知道，心理治疗的掌握和应用并非易事，需要分析师进行大量的学习和体验，而参与心理治疗的分析人，他们问题的改善也非朝夕之事。在学习心理学之前，笔者一直认为心理治疗的过程跟下象棋很相似，可以见招拆招，从容应对。进一步学习之后才发现，其实不然，因为象棋比赛开局清晰、行棋规则确定，而心理治疗的开始、过程和结尾都是不可预知的。再权威的著作恐怕也不能清楚地讲明心理治疗到底是如何一步步展开的；但即便如此，也并不能表明，心理治疗是一种几乎没有任何现成机制可循的个人发挥，毕竟从弗洛伊德创建精神分析之日起，对机制与模型的探讨就从未停止过。因此，本章试图对感染者在介入和干预关系中向死而生的自身重构机制，进行一定的探讨，算是对理论到实践过程机制的抛砖引玉，让这种机制可以在其他的助人专业工作中发生，更是给自己的一个交代。

第一节　自身重构的机制探索

长久以来，艾滋病人群的心理状况是一个现象，可以被包括医学、心理学、社会学与社会工作等学科广泛讨论，却从来不是一个问题，没有得到足够的重视与研究，特别是运用精神分析的相关理论解决艾滋病人群的心理困扰与心理不适，目前在理论与实践方面还相对空白。从自身心理学的视角来看，个体在获知自己感染 HIV 病毒之后，所经历的恐慌、忧虑与周遭关系断裂所带来的伤害，往往会引发自客体纽带的断裂，打破感染者自身内在的平衡，造成自身的暂时性破碎与崩解，进而阻碍感染者应对艾滋病的主动性与创造性，更影响着感染者的治疗效果与全社会共同努力“迈向零艾滋”目标的实现。因此，探索感染者自身从崩解到重构的心理动力机制，在理论发展方面，扩展了关系论自身心理学的应用范围，发展出针对感染者特有的自身变化体系。在实践方面，有助于建构一条针对感染者支持与关怀的介入和干预之道，有助于感染者更好地接受介入与治疗，更有助于感染者的关系重构与回归社会。更重要的是，将这种自身重构置于介入和干预关系及更宏观的社会环境之中，进一步深化了对关系的理解及对治疗的支持，也可以发展到更多的助人工作之中。

科赫特认为，自身的发展与自客体具有密不可分的关系。自客体为自身的维持、调节、修补与重构提供动力学分析，因为每个人终其一生都始终需要积极的自客体体验，而且科赫特“变形性内化”的概念更为自身的重构提供发生学基础，为个体提供寻求新的精神平衡之路上的一个驿站。科赫特设想，变形性内化是一个发展过程，在这个过程中，自客体的原始功能（无论是在童年早期，还是在分析治疗背景中）被转化成自身的心理结构。虽然在感染者向死而生的介入和干预过程中，作为个管师的自客体并不具有原始特性，而且感染者之前往往拥有一个成熟的自身结构，但是，正如科赫特所强调的，即使是成熟的自身也要依赖他人获得自客体需求，用于维持正常和充分的自身内聚、活力和主动性功能水平。因此，只有具有充分内化的成熟自身结构的人，才能够坦然面对感染 HIV 病毒的现状，而应对 HIV 病毒也就成为感染者必须处理的一项心理工作。

本节所进行的自身从崩解到重构的机制探索，深受海格门（Hagman）关于哀伤模型的影响。海格门拓展了肖恩夫妇的研究，从自身心理学立场出发，提出关于哀伤的理论模型，将哀伤过程分为休克阶段、寻找阶段、心理解体、心理重组和新的认同等五个阶段。海格门认为，哀伤本质上是已丧失自客体结构和功能的变形性内化，哀伤工作的基本目标是对已丧失自客体的功能进行转换。（Hagman，1995）因为它恰好建构了一个经由外界刺激引起自身由崩解到重建的过程，更为艾滋病人群的自身重建提供了指导模型。

在海格门哀伤模型的启发之下，笔者以纵向时间为轴对感染者“向死而生”的介入和干预历程进行分析，认为感染 HIV 病毒可以被感染者体验为一种自身危机，当个体因感染 HIV 病毒而出现心理困扰时，感染者的自身可能被体验为受到较大的损伤，会体验到一种心理代谢的失调，在某些情况下甚至会产生抑郁或自杀等行为，从而造成自客体关系的断裂与自身的崩解。无可否认，即使自身持续内聚，感染者还是会体验到强烈的痛苦。而感染者向死而生的过程从本质上讲是自客体功能变形性内化的过程。在与个管师共同建立的介入和干预关系中，通过自客体需求的满足而发展出补偿结构，从而将自客体功能内化为自身的结构，最终实现自身的重构。据此，本书提出自身从崩解到重构要经历螺旋式变化的五个不同阶段，这五个阶段以及发生变化的方式如图 7-1 所示。

首先，在笔者看来，自身的崩解与重构并非线性或函数关系，而是一种螺旋式变化过程。其次，因为个体感染 HIV 病毒之前一般都拥有一个较为成熟的自身结构，而且自身一般都具有自发的修复功能，因而获知感染并不一定立刻且直接导致自身的崩解。因此笔者认为，感染初期的自身状态刚好处于螺旋式变化的中间阶段，在图 7-1 中体现为“由此进入”。个体既可能直接向上发展进入恢复与稳定的自身修复阶段，也可能向下跌落进入崩解阶段，再经由变形性内化向上发展形成完整的自身结构。最后，虽然该模式各个阶段似乎有着明确的划分并分开讨论，但在笔者看来，自身在实际发展中并没有如此鲜明的界限，也不可能以一种固定的方式通过这些阶段，而是以该模型作为指导进行自身的发展与重构。

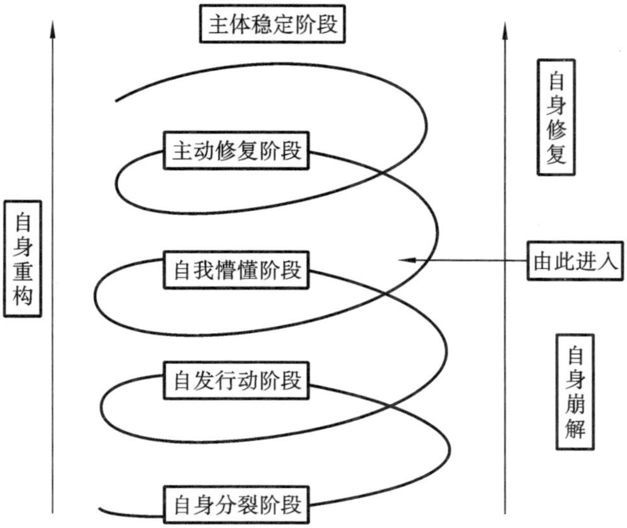

图 7-1　自身从崩解到重构的五阶段模型

一、 自我懵懂阶段：自客体纽带的断裂

获知感染 HIV 病毒的消息，个体往往会感到震惊、怀疑和麻木。感染者通常感到头脑中一片空白，像五雷轰顶一般。有的感染者可能很快承认这一事实，像 Z 在初筛阳性之后说："明白自己已经感染，不再需要做什么确诊了，更不需要他们的帮助了，没有人能帮得了我。"（感染者 Z）但是也可能会有否认现象的存在："谁说老子有艾滋，你才有艾滋！"（感染者 E），或者从心理上一时还难以接受，而是怀有些许的侥幸心理，"后来，我又去省 CDC（当时叫防疫站）重新做了检查"（感染者 X）。因为对艾滋病的模糊了解与恐惧，感染者此刻处于一种懵懂的状态，而对感染 HIV 病毒的接受程度，将直接决定这个阶段的长度。此时，感染者内部平衡被冻结了，自身的体验被担心、忧虑与恐惧所支配："我感受到一种濒临死亡的无助与恐惧。"

（感染者 X）“我不会告诉他们的，就想自己一个人死去，我就抱着这样的心情。”（感染者 Z）但这个阶段，自身的断裂和崩解尚未发生。实际上，为了响应这种紧急的创伤，自身体验中可能出现一种增强的组织感和集中感。因为感染 HIV 病毒导致了自客体纽带的断裂，如 X 不仅被逐出了家门，还要在太平间隔壁体验孤独与寒冷的向死而生之感受，而 Z 一方面主动切断了与 X 的联系，另一方面在隐瞒自己感染 HIV 病毒的情况下默默地承受着身心折磨。此时，感染者与健康联结的体验得到强化，努力去处理许多与健康相关的实际事务：X 开始积极寻找抗病毒药物的治疗，变卖房产从美国购买药品；而 Z 则在网络上寻找艾滋病的相关信息，以寻求内心的平静。总体来说，感染者一方面需要面对艾滋病所带来的恐惧与死亡的威胁，另一方面内心尚存着被救治的希望。这一阶段的自身状态可以描述为，自身为响应对其完整性攻击的反身强化。（弗洛伊德，1933）最终，正常情况下，感染者会以此来努力唤起对健康自身的习惯性回应，于是进入下一个阶段。正如上文所述，只有拥有成熟且充分内化的自身结构的人，才能够坦然面对感染 HIV 病毒的现状，如图 7-1 所示，才会主动向上寻求自客体需求的满足与自身的调节。而对于懵懂期的大多数感染者，他们往往会自发地向下行动，试图修复或建立与自客体的联结。

二、 自发行动阶段：自客体联结的修复

承认现实和面对死亡促使感染者出现维持或恢复自客体联结的紧急努力。当感染者尝试努力修复与自客体关系时，会表现出原始情感状态。号哭、尖叫和抽泣是个体原始自身对自客体的最初恳求。“数不清多少个夜里，我都是抱着棉被哭着睡着的。”（感染者 X）“我就在卫生间嗷嗷大哭。大夫全跑过来了，把我抬到抢救室那屋，问我怎么了。我说：‘没怎么没怎么。’他们问得我实在受不了了。”（感染者 Z）尽管很痛苦，但是这些情感状态（依据自身经验）仍然是感染者为修复自客体联结所做出的努力。个体虽然

可能回到更为原始的情感表达模式，但渐渐地，自客体不可再用的经验和缺少回应导致恢复联结努力的减少，对现实的接受开始到来。“人们都在追赶我，不让我停下来，我就一直跑啊跑。好不容易快到家了，却像‘鬼打墙’一样，有家不能回，遭世人的唾弃。”（感染者 X）“我当时就知道，他们这是在测我是否有艾滋病。”（感染者 Z）因为在绝大多数情况下，核心自身的内聚性是相对稳定的，不易受到太多的影响。（科赫特，1982）所以，个体会自发地行动起来，渴望与理想客体融合，幻想一个可敬的、可爱的客体的在场，希望以此唤起所需要的来自他人的回应。通过自发投入到自身修复的过程之中，以维持自身的结构完整。如 X 自发地与病友结成了良好的互助团体，在病友的帮助下，最终挺过了这次机会性感染，“一个半月后，我居然活了过来，还长胖了许多”（感染者 X）。而 Z 则没那么幸运，他终于鼓足勇气承认了自己感染 HIV 病毒的事实，却遭到了医院的变相拒诊。这个阶段的自身状态可以描述为，回应认识到自身伤害的强烈痛苦（悲痛）并自发地采取行动。感染者通过情感表露（哭泣、悔恨、绝望）和诉诸行动（建立互助关系与坦承事实）实现的紧急努力以修复自客体联结，但自身体验的单一化与不稳定性可能带来自身最终的分裂。

三、 自身分裂阶段：自身结构的崩解

自身崩解是指个体在人生的某个时刻体验到的“我要崩溃了”的感觉，诚如 X 的那种支离破碎感。个体的自身被体验为耗竭和空虚，可能会出现自身的暂时性破碎乃至最终的崩解。他的自客体关系因为感染 HIV 病毒而发生断裂，其维持自身的功能已经丧失。感染者体验着沮丧、弥散性焦虑、失眠、疑病、困惑等，“（我）有一种要支离破碎了的感觉……最后变成对药物产生了依赖，人变得更加封闭，不再愿意与外界联系，所经营的生意也损失惨重，最后不得不转让给他人”（感染者 X）。“我当时听到这个消息后，真后悔没有早一点儿跳楼，后悔告诉他们感染 HIV 病毒的事，本来存有的一

点儿希望彻底破灭，最后一点希望的稻草也就此覆灭。”（感染者 Z）在这段时期，自身的状态，因为自客体关系的断裂和自客体需求未被满足而受挫。此前曾包容和调节情感结构的完整性受到扰乱，试图平静接受感染 HIV 病毒的事实和积极对抗 HIV 病毒的决心被悲痛、恐慌和愤怒的风暴粉碎，自身由此走向了崩解，个体也因此走向了人生的最低谷。但一般来说，在感染 HIV 病毒的经历中，自身崩解只是部分的和暂时的，个体最终将主动地投入到对自客体需求向上的追寻过程之中。

四、 主动修复阶段： 自客体需求的追寻

自身的修复是指通过自客体关系的建立，该自客体能够继续提供未被满足的自客体需求（镜映、理想化、孪生需求），这与个体之前的自客体的功能相一致。诚如 X 所获得的被其他感染者所认可的镜映需求与及时获得帮助的理想化需求，得到 Y 协调理解的孪生需求。再如 Z 满足于 X 所提供的理想化与孪生需求，又在助人自助中收获着镜映需求一般。正是通过新的自客体（个管师、其他感染者或他人）的支持与关怀，该自客体功能逐渐被完全内化进入感染者自身体验的构造之中。由个管师等自客体提供的支持与关怀，共建了与感染者的自客体关系，满足了感染者的自客体需求，并提供了一种具有维持和修复感染者当前自身状态的动力学功能。渐渐地，这些已丧失的自客体功能因与个管师介入和干预关系的建立而得以恢复，感染者在自身-自客体关系中获得了新的体验。

该阶段的终极目标不是满足感染者的自客体需求（尽管介入和干预的目标之一是提供缺失的自客体需求），而是在自身结构中通过转换和适应自客体及其功能，修复自身的内聚性和活力。最终，自客体功能被整合进入自身结构之中并保持与恢复其自身的完整性。需要说明的是，除非自身结构在感染 HIV 病毒之前有成熟的发展，存在预先形成的对特定融合的接受能力，而且介入和干预过程发生在一种反应性自客体关系和自客体环境背景中，否

则这种内部心理工作无法完全成功。比如存在严重自身缺陷的精神病患者，即使他们感染 HIV 病毒，也不可能单纯通过支持与关怀的介入和干预模式实现精神分析的治愈之道，他们更需要接受专业的精神科医师的治疗与帮助。

五、 主体稳定阶段：自身构造的重建

用自身心理学术语来说，感染者向死而生的过程，是其自客体变形性内化进入永久自身结构的过程。自客体需求在调节自身与情感中发挥了关键作用，随后又帮助构造叙事及其整合进入自身的整体结构。（科赫特，1984）科赫特及其后继者提出的三种自客体需求最终被微观内化为自身的一部分或成为其持久的有意识的意象，实现了自身构造由崩解到重构的过程。

此时，感染者已经在介入和干预关系中形成补偿结构，为自身的重构提供了发生学的基础，重获因自客体关系断裂而丧失的自客体功能，积极投入到新的自客体环境中并重构自身。正如 X 在 Y 与其他感染者的帮助与认可下，最终成立了 A 组织，以自己的生命经历影响着其他感染者，Z 也积极投身于志愿者个管师的行列，在助人中践行的自助的生命体验。重新建立的自身愉快地投入到新的体验和主动行动中，个体拥有了一种更具稳定性的情感，获得了更具活力与内聚性的自身体验，并保持了主体自身体验的完整性。

当自身再一次被体验为内聚和充满活力时，并不意味着介入和干预过程的完结，也不代表着感染者因此走向了心理的完全健康。实际情况远非如此简单，因为感染者自身的重构并不是线性的单向发展，而是一个周而复始螺旋式变化的过程。如图 7-2 所示，感染者经由懵懂期进入自身重构的过程中，一般会经由自发行动期、自身分裂期与主动恢复期，最终达到主体稳定期。但是，当感染者再次面临不一样的自身危机时，又可能重新坠入行动与崩解期，形成一个循环过程。例如，许多感染者会面临机会性感染的折磨与

恐惧，以及身份暴露所带来的关系断裂等生命与生存危机，并因此退回到自身的暂时性破碎乃至崩解阶段。虽然补偿性结构可以很好地应对这一局面，但需要指出的是，这是一个需要时间积累并持续发展的过程。特别需要注意的是，感染者经历的每一次自身危机，并不是一种完全退化，相反，反复是一种规律。大多数感染者在自身重建中都会出现反复，有的甚至会多次反复。但介入和干预关系中的每一次反复对他们都是有所帮助的，都会提升感染者应对心理困扰的能力。也就是说，反复并非一个新的死循环的开始，而是个体在反复过程中实现心理动力量的积累，以达到自身重构的质的改变的过程。这也恰好符合 A 组织全程陪伴的助人模式，真正实现对感染者支持关怀的介入和干预之道。

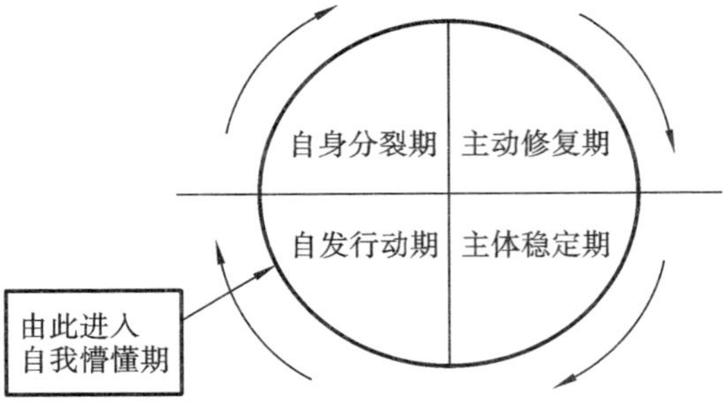

图 7-2　自身循环变化的截面图

综上所述，本节以感染者的生病历程为基础，借鉴科赫特及其后继者的理论发展，提出自身在关系中由崩解到重构的动态变化机制。笔者认为，自身作为个体心理的核心，其发展与变化影响着个人的身心健康，虽然个体一般具有较为成熟的自身结构，但这并不能避免外在环境变化所引发的自身危机。当自身经历危机后，自身的三级结构可能发生改变，也许会迅速导致自身的崩解，但这个过程更有可能会持续数日乃至数年。自身危机首先体现为自客体纽带的断裂，个体一般会处于懵懂阶段，对突如其来的危机表现出不知所措、震惊与怀疑。但紧接着，个体就会自发地投入到对断裂自客体纽带的搜寻之中，尝试建立联结。如果个体不能因此而建立联结，或这种联结根本无法建立时，个体就会进一步坠入自身的崩解阶段，体验到一种支离破碎的感觉，或感到处于人生的最低谷。从自身结构来看，自身的崩解可能发生在自身三级结构中的任何两级或整个三级的完全崩解。而自身的三级结构对应于三种基本的自客体需求，当有两种及两种以上的自客体需求得到满足，就会形成补偿结构，从而修复断裂的自身。因此，自身的修复，往往体现于一定的自客体关系之中。这种关系既可以是之前存在的原生关系，也可能是最近发展建立的新生关系。在这些关系中，好的自客体获得未被满足的自客体需求。而这个自客体，既可能是个体，也可能是个体之外的他者。最终，通过自客体关系的建立与补偿结构的形成，实现了断裂自身的重构。需要说明的是，第一，自身的崩解与重构是一个螺旋式变化的历程，在持续不断的介入和干预关系中，反复是一种由量的积累走向质的改变的过程。第二，自身的崩解与重构并不存在既定的变化轨迹。第三，在这个变化过程中，自客体及自客体关系为自身的重构提供了动力学的可能与发生学的基础。第四，这个过程，更体现了对自身主要病理的关注，即聚焦于自身的结构与模型而非内容。将该模型应用于其他的助人专业之中，既打破了传统自身心理学仅对原始自客体需求的追寻，又可以通过关注自身结构与模型，使对心理困扰与不适的治疗迈向对成熟自身结构的建构之中。因此，自身的危机更是一种自身结构的危机，而自身的重构是在自客体关系中，使自客体需求得到满足，使自客体功能得到内化，从而再次走向完整的自身结构。

第二节 “向死而生”介入机制研究

在前文提到的螺旋式循环上升的模型中，反复一定与自客体需求的实现密不可分。而个管师在其中所发挥的作用直接影响着感染者自身的重构。因此，除了纵向以时间为轴探究感染者的自身重构机制以外，还需要以横向空间为发展线，分析个管师的介入和干预方式如何与感染者建立介入和干预关系，如何满足感染者缺失的自客体需求。从自身心理学的治疗理论看，以神入为基础的理解、诠释和适度回应的“鸡尾酒介入疗法”，改变了感染者对艾滋病的认知，满足了感染者的自客体需求，并内化为感染者统合的自身结构。

自身心理学认为，在自身的发展过程中，如果与某种自客体的联结出现断裂，自身结构会因此而存在缺陷并导致其最终的崩解，但个体会因此转向其他自客体，试图通过与其他自客体的联结获得自客体需求的满足，强化自身结构的其他成分，并恢复自身的活力。被强化的其他自身成分就是补偿结构。如果成功形成补偿结构，就会恢复或重构自身；如果补偿结构的形成也具有缺陷，同样会导致自身的崩解与自身出现障碍。在关系论取向的自身心理学治疗中，分析师注重与分析人建立与发展出新的自客体关系，运用神入和适度回应等治疗方法弥补自身结构的缺陷。如果取得成功，自身障碍也会得到治愈，自身也会恢复活力与实现重构。

以此理论为指导，本书通过对 A 组织提出的针对感染者向死而生 (dying to live) 的介入和干预方法进行分析①，认为感染 HIV 病毒不应该是生命的终点，感染者不应该从此与死亡相伴。正如从医学上讲从来没有 AIDS 病人一样，对于感染者，HIV 病毒也许是上帝的礼物，为他们开启了

---

① “向死而生”是受访者 X 所用的词语，但在本书中，这一说法揭示了本研究整套理论到实践的意义所在，因此就被取用来作为重新诠释这套机制的“术语”了。

人生的另一扇窗，使他们敢于面对死亡，勇敢走向抗病毒的爱之路、生之路。因此，笔者试图在自身五阶段螺旋式变化模型的基础上，以横向空间为发展线对个管师的介入和干预过程提出动力学分析与发生学转化的观点，发展出一套解释感染者向死而生介入和干预机制的自身系统与心理动力模型，如图 7-3 所示。分析在对感染者的介入和干预过程中，个管师如何充当着感染者的自客体，又发挥了怎样的自客体功能，神入与适度回应在满足感染者的自客体需求方面，提供了怎样的动力学与发生学机制，促使感染者通过变形性内化，把个管师所发挥的自客体功能转变成相应的补偿结构，最终实现自身的功能恢复与重构成熟自身。

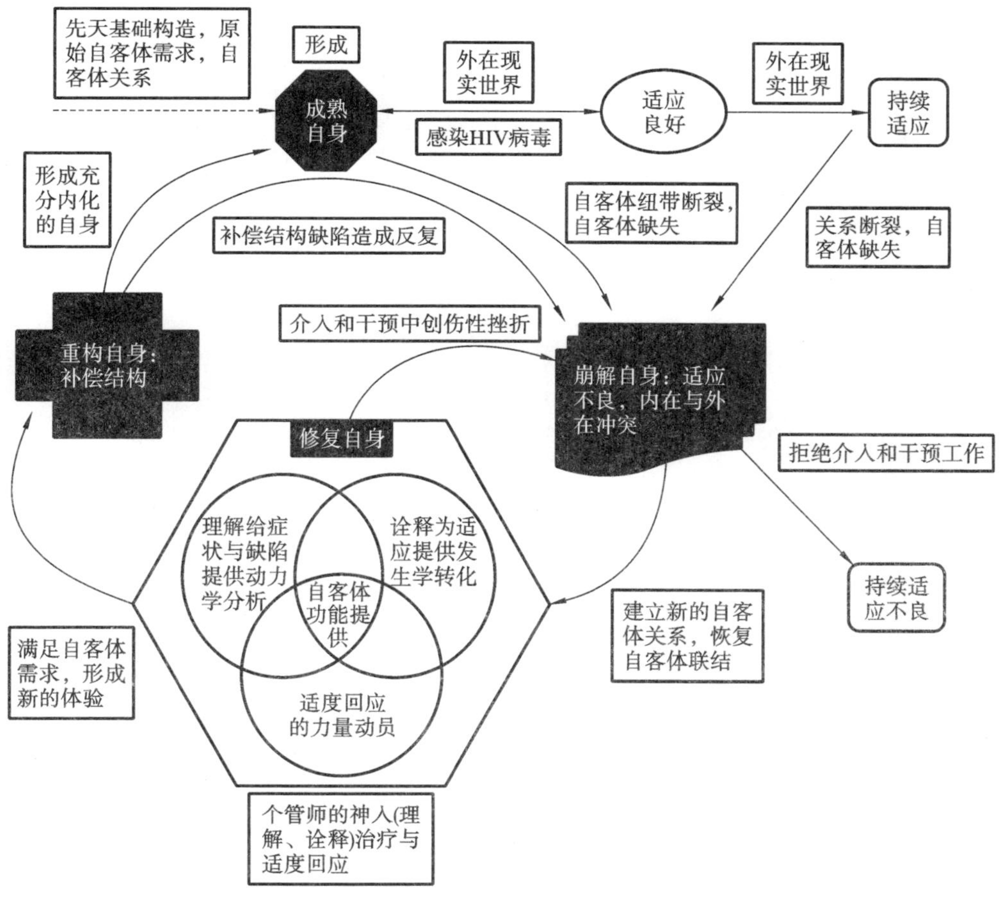

图 7-3　感染者向死而生介入和干预机制的自身变化系统

一、 成熟自身：适宜的介入对象和最终的介入目标

科赫特认为，自身是最核心的心理构造，其形成与损毁位于成长与发展的中心。(科赫特，1971）从自身心理学对自身的形成与修正过程的发展线来看，成熟自身一般形成于先天的基础构造与身体需要，通过原始自客体关系的建立获得自客体需求的满足。因为自身会伴随着个体的一生，成熟自身也可能在自身的发展过程中，面对外在现实世界的冲突而引发崩解。科赫特及其后继者认为，自身结构的缺陷导致了许多人的心理困扰与心理障碍，而治疗的实质是使分析人有缺陷的自身能够发展并形成成熟的自身结构。(科赫特，1982）因此，成熟自身还可能形成于新建的自客体关系中，通过自客体需求的满足与补偿结构的发展，实现对有缺陷或崩解自身的充分内化，重构出成熟的自身结构。而成熟自身有助于个体在应对外在现实世界时保持良好的适应状态，而所形成的适应良好状态又进一步巩固了个体所形成的自身结构，最终达到持续的适应与自身的平稳发展。

A组织针对感染者所开展的介入和干预工作，其适宜的介入和干预对象是在感染HIV病毒之前，个体拥有较为成熟的自身结构，否则这种介入和干预工作无法完全成功。虽然A组织提出了全程陪伴的一体化服务，介入和干预对象包括从初筛阳性的HIV病毒携带者直到发生机会性感染重症住院的“艾滋病病人”。从生理病理上来说，覆盖了感染HIV病毒的各个阶段。但从心理治疗的角度来说，毕竟包括X和Y在内的个管师都没有接受过系统的心理治疗培训，而是一种从自身体验出发，摸着石头过河的经验总结，更无法对严重的精神类问题进行分析与治疗。只是朴素地执行着神入与适度回应的介入和干预疗法，用自己的生命影响、感染着每一位接受帮助的感染者，帮助他们摆脱心理困扰与心理不适。此外，在感染HIV病毒之前已具有严重自身缺陷的感染者，通常在介入和干预过程中无法形成对特定融合的接受能力，因此，在介入和干预对象的选择方面，个体之前较为成熟的

自身结构有利于自身的重构，有利于介入和干预工作的有效开展，更有利于感染者的向死而生与回归社会。就这一点而言，很多个管师的体会是：对于某些感染者来说，获得与个管师的神入联系是久旱逢甘霖；而对于另一些感染者来说，则仿佛面临溺水之灾。前者会在个管师面前稳定地成长，后者则茫然以对，似乎对个管师的话充耳不闻。还有些人甚至做出厌恶的回应，对抗、撤退或者直接拒绝介入和干预工作，从而走向持续的适应不良。

A 组织虽然提出了终生陪伴的介入和干预方法，为感染者提供生命支持与生存关怀等服务。但每一位个管师更加注重发展感染者的主体性，在关注感染者自身感受的同时，通过与感染者共同建立和谐的介入和干预关系，通过对神入的理解、诠释与适度回应的综合应用，满足感染者的自客体需求，发展出相应的补偿结构并将其内化，重构因感染 HIV 病毒而破碎或崩解的自身，形成充分内化的成熟自身。并可以因此良好地适应感染 HIV 病毒的外在现实世界，形成持续的适应状态。

二、 崩解自身：适应不良和内外冲突

前文已对“我要支离破碎了”的自身破碎与崩解之感做了详尽的论述。然而，需要强调的是，自身的崩解并不仅仅发生于成熟自身的挫折之后。一般而言，崩解自身发生于适应不良和内在与外在的冲突之下。（White & Weiner，1986）可能由自客体纽带的断裂与自客体关系破裂或丧失促发，或者它可能由一种正向积极作用（如神入或适度回应）的丧失促发，或者当建立心理结构的正常过程不够完备时（如形成补偿结构的缺陷），导致一种暂时性内聚性丧失、耗竭或者分裂，引起自身的破碎与崩解。

对于感染者而言，当个体感染 HIV 病毒这一外在现实世界发生改变后，带给感染者的将是自客体纽带的断裂与可用的好的自客体的缺失。因为自客体环境的改变和丧失，往往造成感染者自身经验的削弱或解体，从而导致自身的直接崩解。但在针对感染者的介入和干预中，许多自身的崩解并没有直

接发生于成熟自身之后，因为自身往往会自发地试图修复或建立自客体联结。比如X在九死一生中与其他感染者病友结成了互助小组，不仅得到了感染者病友对其日常生活的照顾，还成功地活了下来。此刻，自身的发展变化刚好处于螺旋变化的自发行动期。而X自身的崩解发生于补偿结构的缺陷所造成的反复中，虽然X在一定程度上获得了病友的认同与Y和其他感染者的及时帮助，但当时并没有形成完善的补偿结构，并因为自客体需求的缺失而造成自身的崩解。当然，自身的崩解还可能直接发生于神入和回应的介入、干预之中，如Z在X神入失败的情况下，表现出对艾滋病的膈应之情，最后，切断了与好的自客体的联结，最终导致自身的崩解。此外，即使感染者在一定程度上可以很好地适应艾滋病的影响与侵害，但面临机会性感染等突发情况时，还可能直接导致自身的崩解。

综上所述，自身的崩解可能发生于任何适应不良或内外冲突之下，如果此时感染者仍然拒绝一切介入和干预工作，那么将会导致感染者走向持续的适应不良，无法真正应对艾滋病带来的困扰，无法真正实现回归社会。因此，所有个管师都试图寻求理解、诠释与适度回应在引起自身崩解方面的治疗作用。此时感染者与个管师的关系就发挥着一种桥梁作用，神入的探究模式与适度回应的表达被用于决定与感染者的介入和干预关系，恢复自客体功能，从而有助于自身修复到先前的健康状态。

三、 修复自身： 神入与适度回应的有机结合

科赫特及其后继者纷纷承认神入广义的治疗作用，即以神入为基础的，由分析师产生的理解与诠释，构成了治疗的基本单元。而分析人对分析师适度回应的体验，是一种被深深理解的感受，是一种减轻挫折与紧张的感受，更是获得丰富和满足的感受。完整的治疗过程包括以神入为基础的理解与诠释和对分析人的适度回应这三个步骤。唯有将神入与适度回应贯彻于整个介入和干预治疗的全过程，才能建立或恢复和谐的自客体关系，满足个体的自

客体需求，形成新的体验，精神分析的治疗才能取得成功。

在针对感染者的介入和干预过程中，以神入为基础的理解与诠释和适度回应的一系列有机配合，可从以下四个方面展开对自身的修复。

（一）理解为症状与缺陷提供动力学分析

一般来说，自身心理学家将分析人的症状视为其保护脆弱易碎的自身免受再度创伤的最佳工具，或者复活和重组耗竭、破碎自身的最佳工具。从自身心理学的角度看，个体在感染 HIV 病毒之后，感染者所呈现的症状表现出了其自身内聚性或活力的缺陷或丧失，也反映了修复或重组被削弱自身的努力。此时，个管师的神入理解，表达了从其行为水平（如感染者拒绝服药）向动力学水平（如感染者具有一种经验组织原则，缺乏对其他资源的信任）的转变。当然，个管师在对感染者症状与缺陷的理解，还包括确定其所面对的是暂时性症状还是持续性缺陷。而此时的神入是有帮助的，通过神入理解感染者的自身经验，分析哪些缺陷对感染者是显而易见的，这些缺陷是急性还是慢性。换句话说，个体曾经是否获得维持自尊和调节情感所需要的自身抚慰和调节功能。对这些问题一如既往的思考，神入的理解至关重要，促进了好的自客体的形成。

（二）诠释为适应提供发生学转化

自身心理学认为，分析师需要了解分析人如何设法补偿其自身的缺陷。也就是说，分析师需要知道分析人的防御性适应、补偿性结构的范围，以及如何处理其所体验到的任何创伤和自客体失败。绝大多数人拥有特定的应对方式，维持内聚性、胜任力或者适应性机能，避免焦虑。这些处理烦恼，维持可行的自身体验的方式，既包括内部机制（自身的结构），也包括外部支持（所需要的由个管师提供的自客体功能）。

同样，感染者前来寻求治疗，往往是因为某种因素触发了他们的无能感。通常，触发事件是一种重要自客体的丧失或者应对 HIV 病毒时面临的一个新的挑战。这种促进性压力破坏了感染者先前的适应性，并对其过度使用，直到这些适应无法支撑。尽管通常的防御努力会加倍运行，但是这种紧急手段最终还是会失败。此时，潜在的问题更多进入治疗视野，并因此可能成为治疗的焦点。换句话说，个管师必须在当前问题（由某种压力促发）与感染者从前生活中发生的事情之间建立发生学的联系与转化。当这种构想可以根据对感染者的诠释性回应得到改变，它就为治疗创造了焦点。正如肖恩夫妇所说，治疗的焦点不是问题，而是诠释该问题的构想。（Shane，M. & Shane，E.，1993）经由个管师的诠释，对感染者暴露出的结构缺陷进行改变，完成了对适应的发生学转化，有助于形成新的自身体验。

（三）适度回应的力量动员

在介入和干预过程中，关注感染者的力量至关重要。关注感染者在过去用于维持或修复活力和内聚性的东西是什么，目前感染者仍在哪些领域继续展示出这种力量。对于个管师而言，需要特别强调引发和培养感染者的力量，聚焦于力量如何不再服务于感染者，而不是聚焦于对感染 HIV 病毒归因方式的探讨。从个管师的角度看，感染者拥有应对其问题的资源，个管师的工作就是通过适度的回应动员这些资源。把感染者描述为当前改变的发动者，而不仅仅是过去的牺牲品，将感染者的力量视为帮助其解决问题的杠杆。正如巴施（Basch）所认为的那样，分析人之所以前来治疗，是因为其力量不再发生作用。（Basch，2014）这种将促进感染者自动复原作为治疗目标的观点，也得到其他自身心理学家的重视。

与此相一致，个管师应该重视感染者做得正确的事，并且予以适度的回应。对感染者希望从个管师这里获得的需要进行回应，对明确感染者自身的资源和局限都是有用的，并会强化作为积极合作者的感染者的努力行为。有时候，适度回应的力量还牵涉重新构造先前经验，而不是与之重建联系。对于自身心理学家来说，适度回应是一个熟悉的过程，适度回应的体验有助于修复已破裂自客体的联结，促进分析师与分析人在共建的关系中逐步发展其自客体需求并强化自身。正如谢尔比（Shelby）所指出的，分析师不仅是自客体关系重建过程的促进者，更是该过程必不可少的参与者。（Shelby，

1993）这对于理解感染者在提供一种促进性和支持性自客体关系中的作用来说非常重要，是否有这种关系可以利用是感染者成功向死而生的先决条件。

（四）神入与适度回应使自客体产生变化功能

个管师以神入为基础的理解、诠释和适度回应的介入和干预方法，为感染者的自身重构提供了重要的自客体功能。首先，个管师的神入为感染者的向死而生过程提供了动力学的分析与发生学的转化。如果不进行动力学分析和发生学转化，理解就不够彻底，诠释就不够深入。而经由个管师的理解与诠释，既能深化感染者对自己的理解，接受自己的思想、情感，又能使感染者认识到个管师对自己的理解与诠释所达到的深度和广度，从而确信自己和个管师之间建立以神入为基础的介入和干预关系。其次，因个管师的理解与诠释而形成的心理结构，往往比较脆弱。而个管师深思熟虑的适度回应，可以巩固因理解与诠释而形成的心理结构，使感染者在后期修复过程中，时时回想起个管师对自己的回应，从而形成补偿结构。这样，在后期应对艾滋病的过程中，如果产生与前期相似的内心体验和情感反应，感染者就能积极面对，减少对个管师的依赖，更多地发挥原先由个管师代为发挥的重要心理功能。

总之，在对感染者的介入和干预过程中，治疗的重要作用就是通过个管师的神入协调，以理解与诠释作为治疗的基本单位，以适度回应作为个管师向感染者传达其理解的行动。在介入和干预关系中，将个管师的焦点放在个体继自身的破碎与崩解之后的调节、维持和修复之中，而感染者不仅在个管师的神入理解与诠释下，投入到转变自客体功能的过程之中，并内化适度回应分析关系的支持性氛围，与感染者共建和谐的介入和干预关系，通过个管师发挥的自客体功能，满足感染者的自客体需求，促进感染者补偿结构的形成。

四、 重构自身：聚焦于自客体需求的满足与补偿结构的形成

在任何治疗中，考虑到有限的资源，分析师都必须决定将其治疗精力放在哪里。所有形式的治疗都以此或彼的方式处理这一问题。从自身心理学视角来看，在针对感染者的介入和干预过程中，个管师的焦点必然放在感染者的新的体验上，放在作为一种新的自身-自客体单位的感染者与个管师的介入和干预关系上。这种自客体关系是发生改变的基质。而治疗的成功更取决于好的自客体的内化与自客体需求是否能在适当的位置被迅速地满足。此处所谓的自客体需求，指的是感染者依赖个管师支持和关怀的潜能。而自客体需求在介入和干预关系中的满足程度，更有助于促进补偿结构的形成，为自身的发展与重构成熟自身提供了另一条道路。

关注补偿结构的形成可以修补自身潜在的缺陷或近期的伤害所造成的自身崩解，因为感染者在自客体关系的满足中倾向于重新启动曾遭到挫败的自客体需求。感染者在自客体关系的满足中将个管师作为其弥补自客体经验的来源，个管师作为好的自客体将神入和适度回应指向可能的治疗焦点，从而形成完整的补偿结构并通过充分内化而实现成熟自身。

当个管师肯定并满足于介入和干预关系中出现的任何合理的自客体需求时，感染者的自身将得到加强。当个管师没有做到这一点时，感染者的自身会受到威胁，症状可能会恶化。自客体需求未得到充分满足将导致补偿结构的形成存在缺陷，这些缺陷可能会造成不稳定自身的再度创伤，从而反复退回到自身的崩解状态。但正如前文所述，此处的反复并非一种纯粹的介入和干预失败，而是为由量的积累（形成补偿结构）到质的改变（自身重构）所做的准备。

综上所述，尤其是透过图 7-3 的汇总，笔者可做出总结：感染者向死而生的介入和干预过程与感染者所在的介入和干预关系具有非常紧密的联系。成功的自身重构发生在一种反应性、支持性和促进性的自客体关系中。在这

种自客体关系中，体现着感染者与个管师互为主体性的分析与治疗，问题的解决不再是个管师或感染者彼此独立的工作，而是在他们相互建构的主体间场域中，得到神入的理解、诠释与适度回应。如果没有神入的氛围和适度回应的主体间场域，一直忍受创伤性自身伤害的感染者可能无法投入到前文所描述的反复过程之中。实际上，当个体在缺少重要自客体情况下诉诸防御性手段以支持自身时，可能存在一种对自身发展的抑制和扭曲，最终造成自身的破碎与崩解。而以互为主体性的介入和干预关系作为一种促进性环境，为感染者提供了神入的理解、诠释和适度回应的支持和关系体验。从自身心理学观点来看，针对感染者的介入和干预目标是在一种基本的自客体联结破裂后对自身的修复与重建。感染者努力转变与已丧失自客体的联结，以保护其自身的调节功能。在关系的深化中实现其自身重构。同时，通过充分内化的成熟自身应对包括感染 HIV 病毒在内的外在现实世界，以达到持续的适应状态，而这种持续的适应状态，更形成且保持于自客体关系之中。

H. 罗素·伯纳德（H. Russell Bernard）说，研究是一门手艺——不是像一门手艺，就是一门手艺。(Bernard，2002）针对感染者的介入和干预工作也是如此，它是一门艺术，而不仅仅是一种技术。在此，笔者也不提倡用“技术”两个字，因为技术往往意味着固定的标准和步骤，强调一板一眼的程序化。在针对感染者的介入和干预机制的探索中，虽然将感染者的自身重构与介入和干预过程分为若干步骤与等级，但事实上，整个介入和干预过程并非如此清晰。各个阶段之间并没有严格的区分。因此，笔者虽然对介入和干预机制进行探索，关注的却是治疗的过程，既非具体的细节，也非单纯的结果。因为关注过程比关注结果更重要，这才是治疗性介入和干预的精髓。

参考文献

References

著作

[1] Bacal H A, Newman K M. Theories of object relations: bridges to self psychology [M]. Columbia: Columbia University Press, 1990.

[2] Greenberg J R, Mitchell S A. Object relations in psychoanalytic theory [M]. Cambridge: Harvard University Press, 1983.

[3] Mitchell S A. Hope and dread in psychoanalysis [M]. New York: Basic Books, 1993.

[4] Wolf E S. Treating the self: elements of clinical self psychology [M]. New York: Guilford Press, 2002.

[5] Stolorow R D, Atwood G E, Orange D M. Worlds of experience: interweaving philosophical and clinical dimensions in psychoanalysis [M]. New York: Basic Books, 2002.

[6] 保罗·普吕瑟. 宗教的动力心理学 [M]. 宋文里，译. 台北：联经出版事业公司，2014.

[7] 巴史克. 心理治疗实战录 [M]. 寿彤军，薛畅，译. 北京：中国轻工业出版社，2014.

[8] 巴史克. 心理治疗入门 [M]. 易之新，译. 成都：四川大学出版社，2005.

[9] 彼得·A. 莱塞姆. 自体心理学导论 [M]. 王静华，译. 北京：中国轻工业出版社，2014.

[10] 博斯克. 主体间性心理治疗——当代精神分析的新成就 [M]. 尹肖雯，译. 北京：中国轻工业出版社，2014.

[11] 海因茨·科胡特. 自体的重建 [M]. 许豪冲，译. 台北：心理出版社，2002.

[12] 海因茨·科胡特. 自体的分析 [M]. 刘慧卿，译. 台北：世界图书出版公司，2012.

[13] 海因茨·科胡特. 精神分析治愈之道 [M]. 重庆：重庆大学出版社，2016.

[14] 怀特，韦纳. 自体自体心理学理论与实务 [M]. 林秀慧，译. 台北：心理出版社，2002

[15] 米尔顿，波利尔，法布里修斯，等. 精神分析导论 [M]. 余萍，周娟，译. 北京：中国轻工业出版社，2014.

[16] 托马斯·奥格登. 精神分析艺术 [M]. 张旭，译. 北京：北京大学出版社，2008.

[17] 西耶哥. 汉斯·柯赫与自体心理学 [M]. 叶宇记，译. 台北：远流出版事业股份有限公司，2005.

[18] 车文博. 弗洛伊德主义论评 [M]. 长春：吉林教育出版社，1992.

[19] 蔡飞. 自身心理学——科赫特研究 [M]. 福州：福建教育出版社，2008.

[20] 郭本禹. 当代心理学新进展 [M]. 济南：山东教育出版社，2003.

[21] 潘绥铭. 艾滋病时代的性生活 [M]. 广州：南方日报出版社，2004.

[22] 王丽斐. 精神分析讲台：自体心理学（之一）[M]. 台北：学富文化事业有限公司，2003.

[23] 王丽斐. 精神分析讲台：自体心理学（之二）[M]. 台北：学富文化事业有限公司，2004.

[24] 王丽斐. 精神分析讲台：自体心理学（之三）[M]. 台北：学富文

化事业有限公司，2005.
[25] 王丽斐．精神分析讲台：自体心理学（之四）[M]．台北：学富文化事业有限公司，2006.
[26] 王丽斐．精神分析讲台：自体心理学（之五）[M]．台北：学富文化事业有限公司，2007.
[27] 王丽斐．精神分析讲台：自体心理学（之六）[M]．台北：学富文化事业有限公司，2008.
[28] 王丽斐．精神分析讲台：自体心理学（之七）[M]．台北：学富文化事业有限公司，2009.
[29] 王丽斐．精神分析讲台：自体心理学（之八）[M]．台北：学富文化事业有限公司，2010.
[30] 王丽斐．精神分析讲台：自体心理学（之九）[M]．台北：学富文化事业有限公司，2011.
[31] 王丽斐．精神分析讲台：自体心理学（之十）[M]．台北：学富文化事业有限公司，2012.

学位论文

[1] 陈碧珍．出死入生——药瘾戒治者生命转化的心理动力探究 [D]．新北：台湾辅仁大学，2013.
[2] 陈静．艾滋病患者的自我身份认同研究——以鄂西北 HL 村艾滋病患者为例 [D]．武汉：华中师范大学，2013.
[3] 房静静．情感跌宕：艾滋病人在困境中寻求支持 [D]．长沙：中南大学，2008.
[4] 宋煦．超脱与沦陷：艾滋病患者情感调适研究——以武汉市为例 [D]．武汉：华中师范大学，2012.
[5] 魏宏波．从一种理论走向多种取向——新自体心理学研究 [D]．南

京：南京师范大学，2011.
[6] 王国芳. 克莱因的对象关系理论研究［D］. 南京：南京师范大学，2000.

期刊

[1] Lewis Aron. The patient's experience of the analyst's subjectivity [J]. Psychoanalytic Dialogues, 1991 (1).
[2] Lewis Aron. A meeting of minds: Mutuality in psychoanalysis [J]. Proteomics, 1996 (8).
[3] Maratos J. Structure of Subjectivity: Exploration in Psychoanalytic Phenomenology [J]. Group Analysis, 1985 (1).
[4] Bacal H A. Optimal responsiveness and the therapeutic process [J]. Goldberg Arnold Progress in Self Psychology, 1985 (1).
[5] Basch M F. Psychoanalytic interpretation and cognitive transformation [J]. International Journal of Psychoanalysis, 1981 (2).
[6] Goldberg A. A fresh look at psychoanalysis: The view from self psychology [J]. American Journal of Psychiatry, 1989 (7).
[7] Guntrip H. The concept of psychodynamic science [J]. International Journal of Psychoanalysis, 1967 (1).
[8] Heath J, Rodway M R. Psychosocial needs of women infected with HIV [J]. Social Work in Health Care, 1999 (3).
[9] Hoffman I Z. The patient as interpreter of the analyst's experience [J]. Contemporary Psychoanalysis, 1983 (3).
[10] Irwin Z. Hoffman. Discussion: Toward a social - constructivist view of the psychoanalytic situation [J]. Psychoanalytic Dialogues, 1991 (1).

[11] Kohut H. Introspection, empathy, and psychoanalysis; an examination of the relationship between mode of observation and theory [J]. J Am Psychoanal Assoc, 1959 (7).

[12] Kohut H. Forms and transformations of narcissism [J]. J Am Psychoanal Assoc, 1966 (2).

[13] Kohut H. The analysis of the self: A systematic approach to the psychoanalytic treatment of narcissistic personality disorders [J]. Journal of Nervous & Mental Disease, 1973 (6).

[14] Milton J, Polmear C, Fabricius J. A short introduction to psychoanalysis [J]. Theory of Computing Systems, 2011 (1).

[15] Mitchell S A, Black M J. Freud and beyond: A history of modern psychoanalytic thought [J]. American Journal of Psychotherapy, 2015 (4).

[16] Ogden T H. The analytic third: Working with intersubjective clinical facts [J]. International Journal of Psychoanalysis, 1994 (1).

[17] Ogden T H. This art of psychoanalysis: Dreaming undreamt dreams and interrupted cries [J]. International Journal of Psychoanalysis, 2004 (4).

[18] Orange D M, Atwood G E, Stolorow R D. Working intersubjectively: Contextualism in psychoanalytic practice [J]. Psychoanalytic Psychology, 1999 (2).

[19] Palombo J. Parent loss and childhood bereavement: Some theoretical considerations [J]. Clinical Social Work Journal, 1981 (1).

[20] Schafer R. A New Language for Psychoanalysis [J]. International Journal of Psychoanalysis, 1976 (10).

[21] With Adolescents and Young Adults [J]. Social Service Review, 2006, 147 (6).

[22] Stolorow, Robert D, G. E. Atwood. Contexts of being: The

intersubjective foundations of psychological life [J]. American Journal of Psychiatry, 2015 (1).
[23] White M T, Weiner M B. The theory and practice of self psychology [J]. International Journal of Group Psychotherapy, 1999 (3).
[24] 白维仁. 艾滋病对社会经济发展的影响 [J]. 兰州大学学报, 1996 (3).
[25] 蔡飞. 自身心理学：精神分析的新范式 [J]. 南京师大学报（社会科学版），2000 (4).
[26] 蔡飞. 论科赫特的精神分析方法论 [J]. 南京师大学报（社会科学版），2001 (6).
[27] 陈晓. 艾滋病患者社会支持状况分析与护理对策 [J]. 中国护理管理，2008 (1).
[28] 何义林. 农村地区艾滋病防治工作社会支持模式的探索 [J]. 中国艾滋病性病，2007 (3).
[29] 金芳，白立石，李红霞，等. HIV/AIDS 家庭社会心理状况调查 [J]. 中国公共卫生，2007 (9).
[30] 姜亚伟，任学锋，温泉信，等. 艾滋病综合防治信息交流利用的调查研究 [J]. 河南预防医学杂志，2006，17 (4).
[31] 蒋忠亮，向青青，李松. AIDS 患者抑郁状况心理干预前后比较 [J]. 昆明医科大学学报，2009 (7).
[32] 李幻，石柳春. 艾滋病合并抑郁症的临床特点和护理对策 [J]. 检验医学与临床，2012 (19).
[33] 李慧，罗玫，何景琳，等. 以社区为基础的关怀与支持活动 [J]. 中国艾滋病性病，2004，10 (3).
[34] 李宁. 中国艾滋病防控中 NGO 的成功与瓶颈：理论研究及案例实证分析——以中国"爱之关怀"为例 [J]. 中国医学伦理学，2010 (3).
[35] 刘宏伟，孙茗达. 艾滋病防治中的"社会排斥"问题与政府干预研

究——以 HIV/AIDS 人群及其高危人群为研究对象 [J]. 中国卫生事业管理，2005 (6).
[36] 刘能. 艾滋病、污名和社会歧视：中国乡村社区中两类人群的一个定量分析 [J]. 社会学研究，2005 (6).
[37] 潘绥铭. 艾滋病研究给社会学提出的新问题 [J]. 社会学研究，2001 (4).
[38] 潘绥铭，黄盈盈，李楯. 中国艾滋病“问题”解析 [J]. 中国社会科学，2006 (1).
[39] 任学锋，姜亚伟，邵安娜，等. 社会多部门参与艾滋病防治信息需求与供应现状的评估 [J]. 现代预防医学，2005 (9).
[40] 宋文里. 叙事与意识：另一个对话的位置 [J]. (台湾) 应用心理学研究，2002 (16).
[41] 石川，于欣，吴尊友，等. 中国 HIV/AIDS 患者神经心理学初步研究 [J]. 中国心理卫生杂志，2005，19 (5).
[42] 徐勤，伍小兰，朱昊. 艾滋病流行对人口与社会经济的影响 [J]. 人口学刊，2005 (3).
[43] 徐晓军，屈媛媛. 乡村艾滋病人印象管理的路径分化逻辑——湖北 XY 市艾滋病村庄的实践 [J]. 湖北社会科学，2013 (6).
[44] 王德平，叶海辉，叶恒波. 血液安全与艾滋病问题的调查分析 [J]. 临床血液学杂志：输血与检验，2007，4 (5).
[45] 王名，刘求实. 艾滋病防治领域 NGO 的发展及相关政策建议 [J]. 江苏社会科学，2006 (4).
[46] 王瑞，董丽芳，李恒新，等. 西安市社会组织参与艾滋病防治工作现况 [J]. 中国艾滋病性病，2013 (11).
[47] 王若涛，张有春. 艾滋病引起的社会学问题 [J]. 中国党政干部论坛，2003 (3).
[48] 汪伊娜，刘菁萍，徐群英，等. 非政府组织对男男同性恋人群健康教育效果评估 [J]. 现代预防医学，2011，7 (13).

[49] 武英，张福杰，金水高．HIV 感染者心理咨询前后抑郁状况比较［J］．中国艾滋病性病，2005（4）．
[50] 武英，张福杰，金水高．心理咨询对 HIV 感染者生活质量及社会支持状况的效果［J］．医学争鸣，2005（14）．
[51] 武俊青，杨瑛，李文英，等．HIV/AIDS 患者的心理需求调查［J］．中国公共卫生，2004（7）．
[52] 向德平，陈琦．艾滋病患者的社区支持［J］．学术论坛，2004（3）．
[53] 于欣．HIV/AIDS 相关的精神卫生问题［J］．中国心理卫生杂志，2000（4）．
[54] 周家荣．艾滋病高危行为的伦理分析与公共伦理政策选择［J］．伦理学研究，2008（4）．
[55] 张宁，武沐．社会组织参与防治艾滋病问题述论——以甘肃省为例［J］．中国社会组织，2012（6）．

后记：我与自身

Postscript

书稿的修订已接近尾声，从写作的角度看，作为一名研究者，我不追求冷眼旁观与价值中立，只希望从具有个人意义的角度去共建艾滋病人群自身由崩解到重构的历程，更能对他们“向死而生”的介入机制进行探索，分析自身系统的构成形式与变化模型。应该说，行文至此，可以“落笔为安”了。但对于我自己而言，却似乎有些意犹未尽。

我与艾滋病研究相遇至今已有十余载，也参加了许多大大小小的研讨会。但对自身的认识与思考源于 2013 年在台湾辅仁大学读博期间的因缘际会。现在看来，是时候对我与自身进行一番思考了。相信这对自身重构机制的探索也是有所裨益的，并借此对关系论自身心理学研究取向与治疗领域进行思考。因为从自身系统的构造形式或模型来看，许多个体在心理困扰与心理不适方面的“主要病理”可能是一致的，即自客体关系的改变与自客体需求的满足程度对个体的自身结构产生影响，从而导致或治愈了个体的心理问题。这将扩展自身心理学的适用范围，发扬其从创立之初就宣称的对“不可分析性”的挑战。

我不止一次与众人谈起，如果不是来台湾辅仁大学攻读双联博士学位，我也许会有两种结果，要么轻松毕业，要么顺利退学。而正是辅大之魅力，让我在学习与论文写作之时，总会不时地反省自我。也许，这也是辅大特色之所在。如同个管师必须通过贴近感染者体验的神入理解，基于自己的日常生活去感受艾滋病人群的生病历程，我在论文写作过程中所感受到的正是如此之体验。倒不是说我正经历着类似的自身崩解与重构，仅是因为这恰是神入之真正体现。虽然我无法想象感染 HIV 病毒对艾滋病人群会是一种怎样的打击，但我能感受到那是怎样一种丧失感，并反思这种丧失感于我自身的意义之所在。

来辅大之前，受限于科学主义的影响，我对精神分析的了解还停留在误解阶段。初识精神分析之时，我是懵懂的，当时个人状态是："一步之遥：从精神分析到精神分裂。"这只是我拿自己开玩笑，可经由宋文里老师的点拨，我逐渐体会到自己对弗洛伊德精神分析思想的误解竟如此之深。更因为师从宋老师学习关系论精神分析等课程，我开始了对自身的思考与建构之旅。

我是带着一个研究主题开始学习的，但具体要如何开展研究，特别是如何从心理学领域看待感染者的生病历程，我的内心还是比较忐忑的。宋老师以助人者的方式，点破了我的困惑，让我了解到是"心理动力"与"心理治疗"让感染者获得了新生。

然而，初期我对于心理动力与心理治疗依旧不了解。正如心理治疗已有两百余种疗法一般，如何选择，选择什么，我不知所措，无从下手。恰逢我的第一篇导读文章是讨论自身及其在关系中的变迁，学者 Fosshage 对科赫特提出的自身及自客体等概念进行了梳理，提出自身心理学应以强调"核心自身"的独特性为根本。初读文章时我感到比较迷茫，导读时也只能就字面意思进行表述，而宋老师的补充与点拨，让我大有渐入佳境之感，也让我认识了科赫特所论述的自身之崩解与重构。我突然觉得，感染者的向死而生，恰恰符合科赫特所分析的自身经由崩解到重构的历程。这一念头着实让我兴奋了许久，不久我便一头栽进了对科赫特自身心理学的学习之中。

我从图书馆借了科赫特的三部曲，《自体的分析 》《自体的重构》《精神分析治愈之道》，却发现这三本大部头对我而言，一时间根本啃不动。幸好我又找到了怀特和韦纳合著的《自体心理学的理论与实务》与王丽斐主编的《精神分析讲堂：自体心理学》系列，它们被我请回宿舍，从此我开始了漫长的阅读与理解。

关于自身心理学的理论，科赫特讲述了对自恋型人格障碍者的分析，打破了弗洛伊德所提出的“不可分析性的”假说，认为个体自身的缺陷而非冲突是导致其产生心理困扰的主要原因，而这个自身缺陷形成于原始的自客体需求的未获满足。而在后期的分析治疗中，分析师充分发挥了其自客体功能，满足了分析人原始的自客体需求，弥补了分析人自身结构的缺陷，实现了精神分析的治愈之道。然而，在发现分析人的心理困扰多形成于童年期原始自客体需求的未获满足，明白了分析人自身是如何走向重构之后，这引发了我的焦虑。

根据我的最初设想，我希望借用科赫特自身重构的思想，来分析感染者“向死而生”的过程与介入机制——如果自身的缺陷仅仅来源于原始自客体需求的缺失，那么我的体验将格格不入。曾经与感染者相接触的经历让我相信，艾滋病人群的心理问题并非来源于原始自客体需求的未获满足，他们在感染 HIV 病毒之前大多都曾拥有一个成熟的自身结构。

难道我是拿一个理论去套用来解释一个现象？那么这个手套（理论）与手（现象）是否合适，就显得异常重要。抑或仅仅是因为我最了解的便是自身心理学，它似乎又是一把我刚刚拿到手的电动螺丝刀，看到任何螺丝的突起都想小试一二？此时，我的自身与自身心理学这个自客体之间的联结发生了断裂，我也因此产生对自我的怀疑。当然，这种感受的产生，也与自己的现实情况有关：希望在台湾地区的两年时间内，既完成心理系博士班的学业，又可以开启博士论文的写作。而好不容易找到一个研究的契合点，结果，这种联结的断裂，让我体会到了一种压力与丧失感。此时的感觉，恰好印证了那句“昨夜西风凋碧树。独上高楼，望尽天涯路”的第一境界，我有一点迷茫。遥远的天涯路尽在眼底，无尽的迷惘在心怀荡漾。

然而，正如科赫特所言，核心自身都具有稳定的内在结构，都会自发地进行与自客体纽带的修复与重建。在内心的不甘与进一步学习之后我发现，原来自身伴随着个体的一生。终其一生，每个人都需要积极的自客体体验来维持自身的完备。戈尔德贝尔格（Goldberg）指出，心理治疗分为两个层次，自身心理学之前的精神分析过分专注于次要病理，也就是过分关注由自身结构产生的内容或意义，如关注俄狄浦斯冲突存在的种种方式。戈尔德贝尔格主张，这种对内容的关注是不合时宜的，值得我们注意的是高阶的理论形式或模型，也就是与自身的整合性有关的主要病理的关系。他主张：“自身的整体形式才是自身结构的实质，它由各种自身-自客体关系所构成。”(Shane，1991) 而我所理解的自身心理学对于自恋型人格障碍者的治疗，恰好是在治疗中过多地关注了次要病理，而忽略了对自身系统构造的形式或模型这一主要病理的关注。从主要病理来看，无论是自恋型人格障碍者还是HIV 病毒感染者，他们自身系统的构造形式与发展模型是相通的，是值得进一步研究的。

此时此刻，我在论文写作中的顾虑似乎均有所解决。这其中的解决之道恰与感染者相似，在关系中寻得自客体的联结，进而去发展自身结构。于是我再次拾起科赫特的三部曲及众多自身心理学家的经典著作，他们因此成为我的自客体，总会在我写作卡壳之时自发地产生各种联结。

更重要的是，在田野调查过程中，我与感染者有过不少接触，也曾和他们同吃、同住、同劳动。在相处过程中，我发现 A 组织在感染者中有着极好的口碑。用感染者的话来说就是，“我们找到组织了”。与此相对应，在感染者组织林立的 B 市，还存在着对组织及工作人员截然相反的评价，如“所谓干预，就是登记、吃饭加拍照”“其实你不懂我的恐惧”。我不禁要问，这其中的支持，就是几次会谈，一些医药信息，几句安慰的话以及类似于“大家都如此”“我理解你的感受”的“同理心”(empathy)，这就能起作用吗？如果不是，那又会是什么？如果是 A 组织坚持了神入的介入和干预之法，那么这种介入和干预方法是如何实现的？并没有接受过专业训练的个管师又是如何将神入这种精神分析方法运用自如的呢？

为了探究这其中的可能，我暂时抛开心中与神入理论的联结，投入到 A 组织的田野调查中去，希望与他们建立新的关系，去感受、去体验到底是什么影响着感染者，到底是什么让 A 组织可以优于其他组织，并获得感染者如此的认可。

在田野调查过程中，我学会了一个词叫“走心”，强调在与感染者的介入和干预过程中，做到对感染者的真正理解。而这其中所体现的便是一种用心与情感投入。正如在《人体异形》这部经典的科幻电影中，人类被他们的复制品控制着，复制品在各个方面都与本人相似，包括他们自己的记忆、脸部特征，以及喜好，但它们缺少“人性”。在电影中，第一个注意到主角具有这些特点的小女孩对这种感觉进行了描述。她（主角的侄女）将这种情况解释为“乔治叔叔看起来像是乔治叔叔，不过他不是，他说的内容都对，做的事情也都对，但是缺少了什么。他看着我的样子和乔治叔叔不一样。他看不到我，他不是乔治叔叔”。电影中的“新”人类缺乏人性，因为他们缺少情感，缺少爱。当人们问及爱和欢乐时，他们的回答是，没有这些感受也能活着，这些感受反而会给他们带来烦恼。但没有这些情感，人与人之间也就不再存在信任，不再存在认同、帮助及理解，不再存在科赫特所论述的自客体需求和情感。

现在回想起 X 所说的“走心”与 Z 曾经的抗拒，X 所采用的方法中最基本的、也最能体现治疗性价值的，就是对感染者的情感表达，包括理解、接纳、肯定与回应。而这些情感是人性最基本的东西。他不仅关注感染者的情感，更投入自己的感情。正如我们常说，家是港湾，因为家能给我们提供情感的支持，而不仅仅是需要的帮助。X 不是在道德层面上排斥感染者所表现出来的不成熟和让人难以接受的行为方式，而是试着去理解他们，无论这个过程有多么令人不悦。特别是无论感染者在医生或者其他人那里觉得多么沮丧，但在 X 这里，他仍然能够享受 X 对他的理解与认同。这也许是个管师往往会被感染者认为“不是亲人甚似亲人”，而且是他们最可爱、最值得依赖的人的缘故吧。

在 A 组织，我采取参与的观察这一研究方法，一方面帮助他们处理一些文书与项目的工作；另一方面也注重与个管师和感染者关系的建立，体验并思考着这个介入和干预工作是如何实现的，也在完善着我与他们的咨访关系，这也成为我论文写作的另一个自客体纽带。在与 X 的聊天中我感受到，情感的体验与表达是获得感染者认可的第一步，感染者真正前来寻求的，更是一种信任、认同、陪伴与关系的建立。回想起与 Z 建立信任的过程，除了 X 和 Y 之外，我原本的第三个选择对象是 H 哥，可从台湾回来后才发现，

H 哥已住院近半年，患病原因并非机会性感染，而是一种罕见的病症。我去看望 H 哥的时候，他的身体状况并不好，只能简短地说几句话。去台湾之前，我还专程去找他聊天，谈我的论文选题，不想再次见面的时候，他已病重住院。因为身体原因，H 哥无法接受我的访谈，我更希望他能够安心养病。但 H 哥还是十分支持我的工作，Z 便是经由他的推荐。Z 答应接受我的访谈，只是说时间再定。那个时候，我隐约地感觉到，与 Z 的访谈，也许并不会特别顺利。因为随着人文社会科学研究介入艾滋病领域，访谈渐渐被许多感染者所“喜闻乐见”，而 Z 的不冷不热也确实让我有所担心。之后的一个偶然机会，我在 A 组织遇到了 Z ，而一个细节拉近了我们的距离，使我获取了他的信任。中午吃饭的时候，他端起刚倒好的茶水敬我，却在碰杯之际，故意向我的杯中倾倒了一点儿他的茶水，看我的反应。我一饮而尽，他哈哈大笑，把手搭在我的肩膀上，从此和我无话不谈，还邀请我参加他的庆生活动。现在想来，Z 所做的这一试探性动作，应该具有深刻的意义。他仅仅是想要吓跑我吗？我想不是，如果他不愿意接受访谈的话，完全可以直接拒绝我。抑或只是要试探我对他有没有歧视？我觉得更不是，起码像 Z 这样，已经走出来的感染者或志愿者，所关注的不再是我一个旁人的看法。那么，Z 之所以如此，一方面是因为他很敏感，想要更好地保护自己；另一方面，更体现的是一种对关系的考虑，也就是说，我是否值得他信任，我与他关系的亲疏远近，我能否成为他差序格局中的圈内人。如果我对他真心相待，我又是 H 哥真诚之推荐，那他可以与我推心置腹，否则，他也可以直接拒绝我，而访谈最终会变成一种表态。而这与介入关系的深浅是异曲同工的，想要获得感染者的信任，首先要与他们建立深受他们信任的专业关系。不仅需要走心，还需要真诚；不仅需要体验到他们的感受，还需要获得他们的认可；不仅需要语言表达，还需要行动响应。而这一切的前提，就是“士为知己者死”的信任关系。

正是这一基于信任关系的田野实践，总让我与感染者和个管师间真情互动的场景时有发生。也正是这些理解、诠释与适度回应，不断潜移默化地感动着艾滋病人群，促使他们重构自身获得新生。如果再用王国维先生的诗词来形容的话，那便是“衣带渐宽终不悔，为伊消得人憔悴”的第二境界。于我如此，于感染者亦是如此。

其实我们每个人的自身都有可能失去平衡，走向崩解，引发心理不适与心理困扰。当个体的自身面临丧失平衡的危险时，有些人自身具有较强的康复能力，可以在现实生活中找到好的自客体，通过自客体功能的内化实现自身的重构。而有的人没有办法找到这种让自身平衡的自客体，寻求支持与关怀的感染者正是如此，他们需要寻找一种自客体联结以帮助他们走在自身发展的道路上。而A组织全程陪伴的介入和干预方式，提供了这样一种启动感染者自身康复的治疗模式，在此模式中，感染者可以逐渐获得自客体需求的满足，实现自身重构。

然而，无论是针对感染者的介入模式还是我与自客体的联结，都离不开双方对于关系的维持。比如打乒乓球，除非是比赛，否则参与双方都会尽可能不让乒乓球落地，以维持一种持续相互击球的状态。而这个过程与介入工作的开展及我与自客体的联结都是相似的，由于参与双方的技能可能参差不齐，如果一方球员技术欠佳，不能很好地掌控球拍，另一方会根据他的水平调整自己的击球方向和强度，让球刚好落在对方的击球区域，以不至于落地。因此，为了游戏的维持，为了双方都能参与享受其中的乐趣，参与双方必须完美互动。更有趣的是，随着双方技艺的提高，游戏难度也会增加。既然游戏的目的是不让球落地，所以当一方感觉到对方与自己不配合或者一方明显想要炫耀自己而看不起对方的时候，游戏就趋近结束了。

而在介入治疗中亦是如此，如果个管师不能与感染者建立合作的介入和干预关系，个管师不能同步地体验和表达对感染者的理解，不能做出相应的诠释与回应，那么就无法调动感染者的积极性，介入和干预过程也将无法维持下去。而且，在这个介入和干预过程中，关注过程比关注结果更重要。对自身感受的理解发生于个管师与感染者的互动过程中，个管师需要对感染者的情感体验做出协调的倾听与适度的回应，而不仅仅是“无心”地询问“你感觉怎么样？”。因为这种问法会让感染者觉得个管师并不理解他们，从而影响介入和干预关系的建立。正如史托罗楼所说，当我们在自己的情感经验中寻找与分析人情感体验匹配的经验时，我们或许并不能做到准确地理解他们。如果我们认为自己已经了解了分析人的情感体验，我们就会用语言表达出来，而这有可能得到分析人的肯定、否认或补充。（Stolorow，1993）也就是说，个管师关注的重点是将他们对感染者主观感受的理解表达出来，并在关系中实现自身的重构。

于我自身而言也是如此，关系的建构与维持不仅需要学与思的交替进行，更需要学习与实践的知行合一。本书虽然是在博士论文的基础之上进行修订，但依旧存在一些需要日后进一步讨论的议题。正如许多感染者所言，艾滋病作为上帝的礼物，虽然让他们罹患疾病，但也让感染者重新审视自己的健康与周遭关系，那么，艾滋病本身是否也可以成为一个自客体，它对感染者自身的解构与建构过程又发生了怎样的作用，这值得进一步的讨论。

此外，在我看来，对于艾滋病的治疗，更应该体现的是一种去特殊化操作，而非现在的谈艾色变。我所接触的 A 组织的感染者，他们有一个小目标，就是要活到抗病毒药物的研发成功。如果真有一天艾滋病可以治愈了，也许就没有艾滋病问题了，就像历史上发生过的天花与疟疾一样。但我相信，这个对抗艾滋病的过程，这个介入和干预过程中产生的专业关系，这个包括个管师以及更宏观的对生活质量比如幸福发展与追求的自客体是不会消失的。这也正是“文化心理学”所体现的，也是我愿意为之努力的方向。

所以，我最后写下的，不应该是一个句号，而应该是一个新的开始。对于我自身而言，这同样不是终点，如我在图 7-3 中所画的那样，自身的构建是一个螺旋变化的过程，它应该是我持续适应的新起点。对于我的学术与人生的整体而言，正如王国维先生所说，需要用一生去追寻那“众里寻他千百度，蓦然回首，那人却在灯火阑珊处”的第三境界，也正如感染者和个管师需要用一生来实现与 HIV 病毒的共生共赢。

行文至此，我知道，必须用一番话来平复我波澜起伏的情感了，那就是对我这一路走来，给予过支持与帮助的自客体们道一声感谢。首先，再次表达对宋文里教授的感激。对于宋老师，我是先闻其名，方见其人。经由何春蕤教授引见，我方拜入宋老师门下，开启了与老宋[①]的遭逢。我每学期跟老宋学习三门课，本科、硕士和博士各一门，所读文章主要以英文为主，当然也包括古文。老宋很博学，往古了讲，精通甲骨文；往外了讲，英文自然不在话下，法文、德文和俄文也总会时不时地脱口而出。老宋讲课很投入，常常讲到头上“青筋暴露”，嘴角“泛起白沫”。他常常讲到忘记下课，我们总是听得入神，不愿下课。每当台湾同学听闻我的指导教授是老宋之时，总会投过来几分赞许与钦佩的目光。用大家的话来说就是：“我们和老宋没有距离，但和老宋的学识很有差距。”

其次，我还要感谢在本书写作与修订过程中提供帮助的老师和同学。感谢李维伦教授、王行教授、何东洪教授和陶蕃瀛教授对我论文提出的宝贵意见。感谢夏林清教授、丁兴祥教授、翁开诚教授对我的言传身教。感谢辅大心理系的美君老师、若欣老师和宗荣老师对我的照顾。感谢心理系本硕博各班的同学，感谢大家给我带来了欢乐。特别感谢我们“艺疗四人帮”的小组成员：林美丽帮主、瑄惠、晓菁及我。我们四人曾经开展了一个学期的艺疗工作坊，在219室那个小小的研究室里，我们无话不谈，一起作画，一起歌唱，一起分析，一起探讨，一起成长。还要感谢慧玲学姐、芳萍师姐、Color老姐，感谢燕堂、道渊和高清等台湾同学，感谢定睿、先鸿、林楠等众多的同学们，感谢你们对我在台期间的帮助与陪伴。

感谢台湾“中央大学”的何春蕤教授与宁应斌教授，中国人民大学的潘绥铭教授和廖菲教授，他们是我来台湾学习的引荐人。而潘绥铭教授更是我在中国人民大学的导师，是我步入学术殿堂的引路人和努力奋斗的榜样。

感谢A组织的创始人X、个管师Y和志愿者Z以及众多HIV病毒感染者，感谢你们允许我走进你们的生活，是你们的支持与信任，才有了我这本

---

① 老宋是大家对宋老师的尊称，也因为宋老师被学生们称为辅大五老之一。但对我一个大陆学生而言，在自己的博士论文之中如此称呼自己的导师，实属大不敬。但我始终觉得，还是老宋这个称呼更加亲切。也许看来略有不妥，但在我看来，实为最大的尊敬。

书的翔实资料，更有幸能与你们一起重构自身。尽管在文中不能如实列出你们的名字，但我相信，你们能感受到我的真挚谢意。此外，还要感谢已故的HIV病毒感染者组织活动家H哥，他是我的艾滋病研究的全力支持者和领路人，也给我的本书写作带来了诸多益处。相信天堂没有病痛，H哥一路走好！

感谢华中科技大学出版社的张馨芳老师和李文星老师。正是在张老师的帮助之下，才有了本书的出版。坦诚地说，博士研究生毕业之后，我多少有些倦怠，博士论文也因此而在家中封尘久已。要不是张老师的大力支持与奔波忙碌，估计这个“婴孩”还要在我的电脑中长驻。而李老师细致入微地修改、校订稿件，不仅帮我更正了诸多错误，更令我受益匪浅，收获良多。

此外，还要感谢内蒙古科技大学的领导、老师对我的支持与关怀。感谢朱海珅教授的关照与提携，感谢李永林教授的帮助与解惑，感谢王力平教授长久以来的支持与认可，感谢社会学系各位老师的理解与帮助。

最后，还要感谢亲朋好友长久以来的照顾与帮助，特别感谢爸爸、妈妈、姑姑、姑父和姐姐这些年来对我的培育和付出，你们的理解与帮助是我前进的动力。更要感谢我的妻子高培英十多年来的相知相伴，同时也并以此书献给我们的孩子侯昀熙小朋友。

由于学术研究需要，个别资料存在重复引用的现象，可能无法完全做到前后一致，敬请读者谅解。

侯荣庭

2017年11月于东亚世纪城